普通高等学校"十三五"省级规划教材
普通高等医学院校规划教材

# 医学细胞生物学

主　编　廖亚平　刘长青

副主编　鲍明升　唐宝定　李姝婧

编　委（以姓氏笔画排序）

| | |
|---|---|
| 付应霄（蚌埠医学院） | 白春雨（济宁医学院） |
| 刘长青（蚌埠医学院） | 李　强（蚌埠医学院） |
| 李中文（蚌埠医学院） | 李姝婧（蚌埠医学院） |
| 李蕾娜（蚌埠医学院） | 吴明彩（皖南医学院） |
| 张利平（安徽医科大学） | 陆涛峰（贵州中医药大学） |
| 唐宝定（蚌埠医学院） | 鲍明升（蚌埠医学院） |
| 廖亚平（蚌埠医学院） | 魏美丽（蚌埠医学院） |

U0258974

中国科学技术大学出版社

## 内 容 简 介

本书是一本图文并茂的教材。全书共 12 章,主要内容包括:绪论,细胞的概念与分子组成,细胞膜与物质的穿膜运输,细胞连接与细胞外基质,细胞的内膜系统,线粒体,细胞骨架,细胞核,细胞信号转导,细胞增殖与细胞周期,细胞分化,细胞衰老与细胞死亡。

本书可供高等医学院校基础、临床、护理、预防、口腔等医学专业的学生学习使用。

**图书在版编目(CIP)数据**

医学细胞生物学/廖亚平,刘长青主编. —合肥:中国科学技术大学出版社,2020.8
ISBN 978-7-312-04853-1

Ⅰ.医… Ⅱ.①廖… ②刘… Ⅲ.医学—细胞生物学—医学院校—教材 Ⅳ.R329.2

中国版本图书馆 CIP 数据核字(2019)第 295322 号

医学细胞生物学

YIXUE XIBAO SHENGWUXUE

**出版** 中国科学技术大学出版社
安徽省合肥市金寨路 96 号,230026
http://press.ustc.edu.cn
https://zgkxjsdxcbs.tmall.com
**印刷** 合肥市宏基印刷有限公司
**发行** 中国科学技术大学出版社
**经销** 全国新华书店
**开本** 787 mm×1092 mm　1/16
**印张** 17.25
**字数** 431 千
**版次** 2020 年 8 月第 1 版
**印次** 2020 年 8 月第 1 次印刷
**定价** 68.00 元

# 前　言

细胞生物学是生命科学的基础学科和前沿学科,也是现代医学的基础学科和支柱学科。医学细胞生物学是医学院校学生的重要基础医学课程之一。为适应学科的发展和普通医学院校医学细胞生物学教学要求,我们根据 20 余年的教学实践和教学改革经验,借鉴国内外优秀教材,编写了此书。

全书共 12 章,比较系统地介绍了细胞生物学的基本理论和知识,以及近年来细胞生物学的研究进展,同时注意其与医学科学间的密切联系。本书为了避免知识的重复,基本不涉及分子生物学的内容,尽量做到简明扼要,以适应多数普通高等医学院校医学细胞生物学教学课时不多的现状。

另外,我们尝试将概念图应用于本书。概念图将有助于读者很快理清每一章的脉络,便于学生复习和掌握所学知识点。

在本书的编写过程中,我们广泛参阅了多种教材,学习和借鉴了相关优秀教材的经验和做法。陈昌杰教授和吴守伟副教授为本书的编写提出了许多有益的建议;中国科学技术大学出版社为本书的出版提供了全方位的出版服务;蚌埠医学院的各级领导为本书的编写给予了大力支持,在此一并表示感谢!

由于编者的水平有限,本书难免有疏漏之处,敬请广大师生和读者批评指正,以便再版时更正。

编　者

2019 年 8 月

# 目　　录

# 第一章
# 绪　　论

　　自然界中的生物有几百万种,小至微生物,大到花草树木、鸟兽鱼虫直至人类。虽然在宏观上它们的结构千差万别,但是从微观来看,在显微镜下,这些千姿百态的生物的基本结构是相同的,都是由细胞(cell)构成的。25亿~39亿年前,地球上出现了原始细胞,现存的生物是原始细胞经过数亿年进化的结果。人类对细胞的研究至今已有300多年的历史,逐渐形成了一门学科即细胞生物学(cell biology)。细胞生物学发展迅速,已经成为21世纪生命科学中非常活跃的学科之一,其对细胞的结构与功能、重大生命活动及其分子机制的研究日趋深入,产生的新知识和新技术直接并强有力地影响和改变着人类的生活。细胞生物学的研究成果向医学领域渗透,为人类认识疾病的发生机制、获取疾病的预防、诊断和治疗措施奠定了坚实的实验基础。

## 第一节　细胞生物学概述

### 一、细胞生物学的概念及主要研究内容

　　细胞生物学的研究对象是细胞,而且主要是真核细胞。自从人类发现细胞以来,从未间断过对细胞的观察和研究。早期通过普通光学显微镜和相关技术对细胞的形态结构、化学组成、功能及生命活动现象进行观察和研究,形成了一门学科即细胞学。随着科学技术的进步,特别是电子显微镜和分子生物学技术方法的发展和渗透,人们对细胞的研究不断深入,传统的细胞学逐渐发展成现代细胞生物学。一般而言,细胞生物学的学科概念,就是指运用现代物理学和化学的技术成就以及分子生物学的概念与方法,从显微水平、亚显微水平和分子水平三个层次,研究细胞的结构、功能和生命活动规律(图1-1)。

　　在研究策略上,现代细胞生物学已不再孤立地研究单个细胞、细胞器或者某种生命活动

现象,而是关注细胞结构和功能的整体性,关注细胞与细胞、细胞与个体、细胞与环境的相互关系。在研究层次上,现代细胞生物学侧重以细胞是生命活动的基本单位为出发点,从分子水平探索和揭示细胞的生命活动规律。应该说无论是对细胞结构和功能的深入研究,还是对细胞基本生命活动规律的探索,都依赖于分子生物学的新理论和新技术,在分子水平上进行研究。因此,现代细胞生物学可以称为分子细胞生物学或细胞分子生物学。现代细胞生物学的主要研究内容包括生物膜与细胞器的分子组成、结构和功能研究,细胞信号转导分子机制及信号网络研究,细胞骨架系统与细胞生命活动关系,细胞核及遗传物质的结构、功能研究,细胞增殖及调控研究,细胞分化及干细胞研究,细胞衰老与死亡研究,细胞工程等。

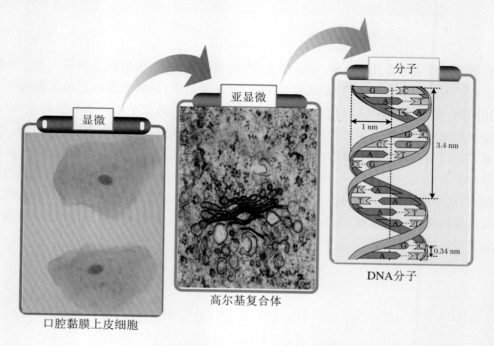

图 1-1 细胞生物学的三个研究层次

## 二、细胞生物学的学科地位

细胞生物学是现代生命科学的基础学科,也是前沿学科。生命的物质基础是糖类、脂类、核酸和蛋白质等生物分子,这些生物分子必须严整有序地组成一定结构,形成细胞这样一个有序功能体系才能表现出生命。即使是介于生命和非生命之间的病毒也只有在细胞中才能表现出生命现象。生命起源于原始细胞,生命的基本特征如生长发育、繁殖、遗传和变异、新陈代谢、应激和运动等都体现在生命的基本单位——细胞上。

从学科角度看,细胞生物学是生物学一级学科下属的二级学科。生物学(biology)亦称生命科学,是研究一切生命和有机体的发生和发展规律,研究生命的物质基础、起源和进化、繁殖、生长、发育、遗传和变异、衰老、死亡等生命活动机制和规律的一门科学。在我国基础学科的发展规划中,细胞生物学、分子生物学、神经生物学和生态学并称为生命科学的四大基础学科。

在研究层次上,细胞生物学介于个体生物学与分子生物学之间。个体生物学是研究个体层次生命过程的学科,分子生物学是研究分子层次生命过程的学科,细胞生物学是生命科学微观和宏观研究的一个汇聚点。不论是从个体、细胞整体行为和表型特征水平入手研究生命现象的分子机制,还是从核酸或蛋白质等生物大分子入手研究其参与生命过程的机制,最终都会汇聚到细胞这个基本点。细胞生物学也是一门迅速发展的前沿学科,其研究内容和范畴与生命科学的其他学科存在广泛交叉,甚至目前很难给细胞生物学划分出一个明确的范围。

细胞生物学和分子生物学是现代生命科学的基础,其研究方法和成果广泛渗透到生物学的其他分支学科,如神经生物学、遗传学、发育生物学、免疫生物学和肿瘤生物学等学科领域。从 20 世纪中期到 21 世纪初不到 100 年的时间里,生命科学取得了长足的发展。从分子水平上研究生命活动本质的细胞生物学,无疑发挥了重要作用。细胞周期调控机制的揭示、细胞死亡分子机制的逐步阐明、干细胞自我更新和分化机制研究的进展以及动物无性克隆技术的发展都为生命科学的发展添上浓墨重彩的一笔。许多科学家曾预言,21 世纪是生命科学的世纪,细胞生物学及分子生物学近些年的研究进展已充分表明,其将是今后相当长的一段时间的生命科学的主流研究学科。

# 第二节　细胞生物学发展简史与发展趋势

生物科学同其他自然科学一样,是在人类的生产生活实践中产生,并伴随着社会生产力和整个科学技术的发展而发展的。而细胞生物学则是伴随着整个自然科学的发展而发展,由不断产生的新技术和不断创新的理论推动的。

## 一、细胞的发现

细胞的发现与显微镜的发明是分不开的。16 世纪末,第一个复式显微镜(双透镜)是由荷兰人 Z. Janssen 发明的,从此,人类的视觉延伸到一个从未打开的世界。根据英国学者 R. Hooke 于 1665 年发表的《显微图谱》中对细胞的首次描述,人们一般认为细胞是由 R. Hooke 发现的。这位 27 岁时就是英国皇家学会的实验室管理者,用锋利的笔刀把软木塞切成薄片,用自制的显微镜观察,发现了很多小孔(或者叫小室,图 1-2)。他把这样的小室称为细胞(拉丁文 cellar,后演变成 cell)。实际上,R. Hooke 所观察到的是植物死细胞的残留细胞壁。

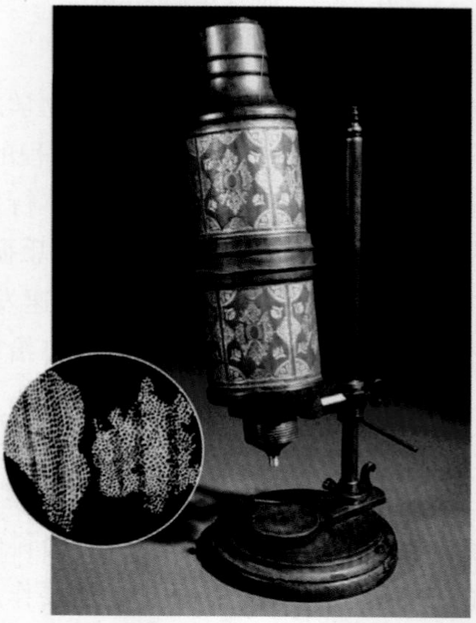

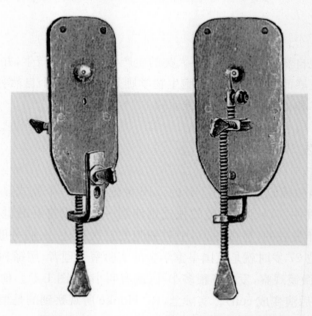

**图 1-2　R. Hooke 所用显微镜及观察到的植物组织细胞壁**

与此同时，荷兰科学家 Anton van Leeuwenhoek 使用自己发明的放大倍数约 270 倍的单透镜显微镜（图 1-3）观察了很多动植物活细胞和原生生物。Anton van Leeuwenhoek 好奇地用显微镜观察池塘水，惊奇地发现很多微小的"微生物"来回穿梭在他眼前。他甚至观察了牙垢，从而发现了各种各样的细菌。1674 年，他观察并描述了鲑鱼的红细胞及其细胞核。此后，虽然人们对细胞描述的资料不断增多，但是由于实验技术没有更大改进，在长达约 170 年的时间里对细胞的研究和认识并没有取得突破性的进展。

**图 1-3　Anton van Leeuwenhoek 研制的显微镜**

## 二、细胞学说的建立

直到19世纪30年代，人们才普遍认识到细胞的重要性。德国植物学家 M. J. Schleiden(1838年)和动物学家 T. Schwann(1839年)，根据前人的工作及自己的研究成果，提出了细胞学说(cell theory)，即"一切生物，从单细胞生物到高等动物和植物都是由细胞组成的；细胞是生物形态结构和功能活动的基本单位"。1855年，德国病理学家 R. Virchow 提出"细胞只能由原来的细胞分裂而来"的观点，对细胞学说做了重要补充。他还提出，机体的一切病理现象都基于细胞的损伤。

细胞学说的建立使人们对细胞及细胞与生命关系的认识上升到一个新的高度。细胞学说对生物科学的发展具有重大意义。F. Engels 把细胞学说、能量转化与守恒定律和达尔文的进化论并列为19世纪自然科学的三大发现。细胞学说通常也被认为是现代生物学的三大基石之一（与达尔文的进化论和孟德尔的遗传学理论并列）。

## 三、经典细胞学时期

细胞学说的提出，有力地推动了人们对细胞的观察和研究。这一时期，研究的主要手段是应用细胞固定和染色技术，观察细胞的形态结构和生命活动。很多细胞器及细胞分裂活动相继被发现。这一时期被称为经典细胞学时期，主要是指19世纪最后二三十年。

19世纪40年代，生物学家 J. Pukinje(1840年)和 H. von Mohl(1846年)首次将动植物细胞的内含物称为原生质(protoplasm)。1861年，M. Schltze 提出了原生质理论(protoplasm theory)，即组成有机体的基本单位是一团原生质，这种物质在各种有机体中是相似的。原生质理论出现后，生物学家们又提出了细胞质(cytoplasm)和核质(karyoplasm)的概念。1841年，R. Remak 观察到鸡胚血细胞的直接分裂；1882年，W. Flemming 首先发现细胞的间接分裂过程，并命名为有丝分裂(mitosis)，而把细胞的直接分裂称为无丝分裂(amitosis)。之后，动植物细胞减数分裂(meiosis)相继被发现(van Beneden，1883年；Strasburger，1886年)。随着细胞固定和染色技术的进步，1890年，van Beneden 和 Boveri 在观察细胞分裂时发现了中心体。随后，线粒体(R. Altmann，1894年；C. Benda，1897年)、高尔基体(C. Golgi，1898年)也相继被发现。该时期人们对细胞的认识大大地增加，但仍限于用显微镜对细胞形态结构的观察。

## 四、实验细胞学时期

从20世纪初期到20世纪中叶这段时间，细胞学的研究发展到采用多种实验手段和分析方法对细胞及其结构的生化代谢和生理功能进行研究的阶段。同时细胞学还与生物学其他领域相互渗透而形成一些重要的分支学科。

这一时期的科学家们对动植物的受精现象和染色体进行了深入的研究，1902年，Boveri 和 W. Suttan 把染色体的行为与 G. Mendel 的遗传因子联系起来，提出了遗传的染色体学说。1909 年，W. Johannsen 把遗传因子命名为 gene(基因)。1910 年，T. Morgan 根据他和合作者的大量实验工作，建立了"基因学说"，证明基因是遗传性状的基本单位，且直线地排列在染色体上。上述工作把细胞学与遗传学结合起来，为细胞遗传学奠定了基础。

1909 年，R. Harrison 创立了组织培养技术，为研究细胞的化学组成和生理活动奠定了基础。1943 年，A. Claude 应用高速离心机从活细胞中分离出细胞核和各种细胞器，如线粒体、叶绿体和微粒体(内质网的碎片)，然后再进一步研究它们的生理功能、化学组成和各种酶类在细胞器中的定位等，由此，细胞学与生理学相融合而形成了细胞生理学。

1921 年，R. Feulgen 发明了对细胞内脱氧核糖核酸(DNA)特异性的检测方法，即福尔根反应(Feulgen reaction)。1940 年，J. Brachet 建立了用甲基绿-派洛宁(Unna 染色技术)检测细胞中的 RNA。同年，T. Casperson 采用紫外光显微分光光度法检验了细胞中的 DNA 含量。他们的工作还提示蛋白质的合成可能与 RNA 有关。这些工作开启了对细胞化学(cytochemistry)的研究，时至今日，细胞化学这一分支学科仍然保持着强劲的发展态势。借助分光光度法、核酸分子原位杂交技术和免疫荧光技术、激光共聚焦技术，人们对细胞生物大分子的定性、定位、定量及跟踪研究达到了前所未有的精确性和直观性。

实验细胞学分支学科的研究进展大大地丰富了细胞学的内容，至今仍然是细胞生物学的重要组成部分。

## 五、细胞生物学时期

1933 年，E. Ruska 等人发明了第一台透射电子显微镜。之后，随着电镜超薄切片技术的发展，一个崭新的微观世界呈现在人们眼前——细胞超微结构。电镜技术的不断革新，放大倍率从最初的一万倍达到几十万倍，分辨率由最初的 50 nm 提高到零点几纳米。电子显微镜的应用使细胞的形态学研究达到亚显微水平，人们发现了一些新的重要细胞结构，如内质网(K. R. Porter，1945 年)、溶酶体(de Duve，1956 年)、核糖体(Robertis，1958 年)；也更加明确了以前光学显微镜看到的高尔基体(A. J. Dalton 等，1953 年)和线粒体(G. E. Palade，1953 年)等细胞器的精细结构。电子显微镜技术对细胞超微结构的研究为进一步研究细胞结构与功能的关系奠定了良好的基础。之后，人们逐渐应用生物化学和生物物理学等学科手段，使细胞膜的特性、功能以及各种细胞器的化学组成、特性及在细胞中的功能逐步得到阐明，这些都为细胞生物学的形成奠定了基础。

自 20 世纪 50 年代以来，分子生物学进入一个快速发展的阶段。1953 年，J. Watson 和 F. Crick 发现了 DNA 分子双螺旋结构。1958 年，Crick 提出了遗传信息流的"中心法则"(central dogma)，即 DNA→RNA→蛋白质。1961 年，M. Nirenberg 和 Mathaei 依据从核糖核酸实验获得的结果，发现了 DNA 中编码每一种氨基酸的"密码"。这些研究成果及后来建立的分子生物学研究技术，如 DNA 重组技术(P. Berg，1968 年)、DNA 序列分析技术(F. Sanger 和 W. Gilbert，1975 年)等不断地渗透到细胞学各领域。正是由于分子生物学的概念及技术的渗透，细胞的形态结构和生理功能的研究达到分子水平。这样，在 20 世纪六七十年代形成了从分子水平、亚细胞水平和细胞整体水平来探讨细胞各种生命活动的学科，即细胞生物学。

20 世纪 70 年代以后,分子克隆技术、转基因技术和单克隆抗体技术的建立,特别是八九十年代以来,模式生物及其突变体的建立和分析、基因打靶技术、DNA 测序技术和基因芯片技术的快速发展,都极大地推动了在分子水平上细胞的基本生命活动规律研究,细胞生物学得以快速发展。从 20 世纪 70 年代开始,细胞生物学一系列重要发现和理论成果如雨后春笋般涌现。细胞膜结构的流动镶嵌模型(fluid mosaic model)的提出成为目前研究许多细胞生物学行为的基础;分泌性蛋白合成和运输的信号肽假说(hypothesis of signal segaenre)的提出开启了细胞内蛋白质及膜囊泡运输研究的新篇章;驱动蛋白(kinesin)的发现让人们了解到细胞内物质运输、细胞器定位和分布以及细胞分裂过程中染色体运动的机制;整联蛋白(integrin)的发现使人们认识了细胞连接的分子基础,也揭示了细胞外基质与细胞骨架的联系;成熟促进因子 MPF(maturation promoting factor)和细胞周期素(cyclin)的发现为细胞周期的研究奠定了基础;原癌基因(proto-oncogene)的发现成为打开人类肿瘤发病机制研究之门的一把钥匙,也丰富了人们对细胞周期调节机制的认识;非洲爪蟾的细胞核移植实验的成功证明了已分化的细胞核仍然保持着分化的全能性;克隆羊多莉(Dolly)的诞生证明了动物克隆技术几近成熟,在细胞工程学领域前景无限;细胞衰老的"端粒钟"(telomere clock)学说的提出和程序性细胞死亡(programmed cell death,PCD)机制的阐明,进一步在分子水平上揭示了细胞的衰老和死亡;小鼠胚胎干细胞系的建立促进了整体水平的基因操作(如转基因小鼠)技术在细胞分化与发育及人类疾病(动物模型)中的研究进展。这些研究成果奠定了现代细胞生物学的基础,可以看出现代细胞生物学更强调在分子水平甚至深入到纳米层次进行研究,同时分子水平的相关研究成果会回归到对细胞及个体的水平进行验证。

细胞生物学自诞生以来,以其迅猛的发展态势进入到一个新的阶段,即分子细胞生物学或细胞分子生物学。近几年,一些新技术和新概念的引入势必会推动细胞生物学更进一步发展。例如,CRISPR 基因编辑技术成为人类基因功能和细胞生命活动研究的新武器;新一代测序技术为进一步解码人类基因组奠定基础;灵长类动物克隆技术的发展拓宽了人们对动物模型的研究领域,在医学上将为一些世界难题如阿尔茨海默症、自闭症等疾病以及免疫缺陷、肿瘤、代谢性疾病的机理研究、干预、诊治带来前所未有的光明前景。总之,细胞生物学的发展已进入一个全新的阶段,揭示细胞重大生命活动规律仍然是主要研究内容,多层次、多领域和多学科的交叉研究成为细胞生物学研究的重要特征。

# 第三节　细胞生物学与医学

细胞生物学与医学的关系非常密切。美国生物学家 E. B. Wilson 曾经说过:"一切生命的关键问题都要到细胞中寻找答案。"医学也毫不例外,医学要解决的问题,是阐明人的生、老、病、死等生命现象的机制和规律,并发展对疾病进行诊断、治疗和预防的方法和措施。人体由细胞组成,人类配子发生、受精、生长发育、衰老、死亡等过程都是以细胞为单位进行的。无论是环境、社会、心理因素对机体的影响还是机体内部环境紊乱，最终都会导致细胞正常结构的改变和功能障碍，而参与疾病发生和发展的过程。许多疾病的研究和治疗最终都必须回归到细胞水平，细胞的病变是诊断疾病最有力的证据，也为治疗指明正确的方向。

## 一、细胞生物学与基础医学

细胞生物学的研究内容不断地与医学发生交叉和联系，从而产生了医学细胞生物学（medical cell biology）。医学细胞生物学主要以人体细胞为研究对象，探索人体细胞在生理和病理过程中的生命活动规律，以期揭示人的生命和疾病本质及规律，并为疾病的诊断、治疗和预防提供理论依据和策略。

在我国的学科分类中，医学细胞生物学归为医学门类下基础医学一级学科的下属二级学科。在医学教育中，我国早已把医学细胞生物学与人体解剖学、生理学及生物化学等课程并列为医学生的生物医学课程。在研究和学习内容上，医学细胞生物学和组织胚胎学、生理学、遗传学、病理学、生物化学等学科关系非常密切。学好医学细胞生物学可为学习其他学科打下基础，而学习其他相关学科知识的同时又可转到医学细胞生物学中获得更进一步的解释。例如，在医学细胞生物学中学习的细胞膜及跨膜物质运输等相关内容将为学生学习生理学中细胞的电活动及肌细胞的收缩等内容打下基础。同时，学生在生理学中学习神经调节、体液调节产生的生理效应等内容时，又可以转到医学细胞生物学的细胞信号转导机制内容，并从中得到进一步解释。因此，对于医学生来说，学好细胞生物学不仅可以为学习其他医学课程打下基础，而且有助于培养学生学习过程中融会贯通的能力，提高学生发现问题、分析问题和解决问题的能力。

基础医学是研究人的生命和疾病本质及规律的自然科学，而疾病的发生有其细胞学基础。因此，想要阐明人的生命和疾病本质及规律，离不开细胞生物学对细胞的"解剖"和对细胞生命活动的"解读"。低密度脂蛋白（LDL）受体广泛分布于肝脏等组织细胞膜的表面，LDL 受体的基因缺陷会造成受体功能缺陷或数目减少，是家族性高胆固醇血症的发病原因。$\alpha$-1,4-葡萄糖苷酶位于溶酶体内，其基因发生突变导致溶酶体内糖原分解障碍，是 II 型糖原累积病（又称 Pompe 病）的原因。癌基因和/或抑癌基因的突变、膜组分发生改变、接触抑制和黏着作用消失是肿瘤细胞生长、侵袭和转移的基础。程序性细胞死亡（programed cell death）也称细胞凋亡（cell apoptosis），是机体生长发育的必要事件，细胞增殖和细胞凋亡共同维持组织器官、细胞数目的稳定。个体发育过程中该凋亡的细胞未发生凋亡，会导致如并指/趾症等疾病的发生，而组织器官中 DNA 损伤细胞未发生凋亡则可能发展成肿瘤细胞而引发肿瘤。另一方面，凋亡过度也会引起组织器官的功能受损。研究表明，乙酰胆碱能神经元的凋亡是阿尔茨海默病的发病机制之一。遗传性疾病的发生也有其细胞学基础。如 21 三体综合征，其病因主要是卵子发生过程中 21 号染色体未分离。

## 二、细胞生物学研究成果向临床转化

近些年,细胞生物学在基因组学、蛋白质组学及信号转导分子机制等方面的研究进一步揭示了很多疾病的分子机制。生物医学的基础研究取得了长足进展,虽然科学家们发表了许多学术论文,获得了许多关于人类生命的新知识,但为什么疾病依旧存在、病痛仍未解除,值得我们深思。由此,转化医学(translational medicine)作为一种新理念被提出来。所谓转化医学,简而言之就是指从实验室到临床(bench to bedside)、从临床到实验室(bedside to bench)。其主要目的是研究或推动实验室成果转化为临床应用的产品与技术,同时也促进来源于临床的问题在实验室中得到更深入的研究,建立基础—临床—基础的紧密联系。

根据基础研究中阐明的分子机制和靶点,研制能在临床使用的诊断试剂或治疗靶点是转化医学研究的主要内容。实际上,细胞生物学的研究方法和成果向临床的转化从未间断过。在疾病诊断技术的发展中,细胞和分子生物学扮演了重要角色。高效液相层析、酶学检查技术、酶联免疫吸附测定、单克隆抗体技术、聚合酶链反应、生物芯片等技术的建立,使测定体液或组织中的微量物质、免疫抗体、微生物 DNA 或 RNA 等成为可能,大大提高了疾病诊断的敏感性和特异性。在疾病治疗领域,细胞治疗、体外受精-胚胎移植技术、干细胞和组织工程技术等方面很多研究成果的转化堪称转化医学的典范。例如,正是著名的美籍华裔科学家张民觉等在实验室中成功完成了兔子的体外受精实验,才推动了英国剑桥大学 Edwards 教授开始了人的体外受精-胚胎移植研究工作,最终这项工作走向临床。因此,可以说细胞生物学的研究为转化医学奠定了基础。

生命科学的发展推动着现代医学发展进入一个新的阶段。近些年提出的精准医学是未来医学的一个发展方向。2015 年,清华大学精准医学论坛提出精准医学是"集合现代科技手段与传统医学方法,科学认知人体机能和疾病本质,以最有效、最安全、最经济的医疗服务获取个体和社会健康效益最大化的新型医疗"。细胞生物学在疾病分子机制、细胞治疗、细胞工程及疾病基因组学和蛋白质组学等方面的研究为精准医学的发展奠定了基础。例如,在肿瘤的靶向治疗方面,通过基因测序找到肿瘤病人基因突变的靶点,给予靶向药物,监控相关肿瘤标志物的变化,结合高分辨影像学检测,精准跟踪治疗效果,并随时根据靶点的变化调整方案。

细胞生物学在许多研究领域发展迅速,其新概念、新理论、新技术与其他基础医学学科不断交叉,互相促进,并不断向医学领域渗透,成为推动现代医学向前发展的重要力量。

## 思考题

① 如何评价细胞生物学的学科地位以及它与其他相关学科的关系?
② 试叙述细胞生物学的发展简史。
③ 医学细胞生物学的主要任务是什么?医学生为什么要学习这门课程?

本章概念图

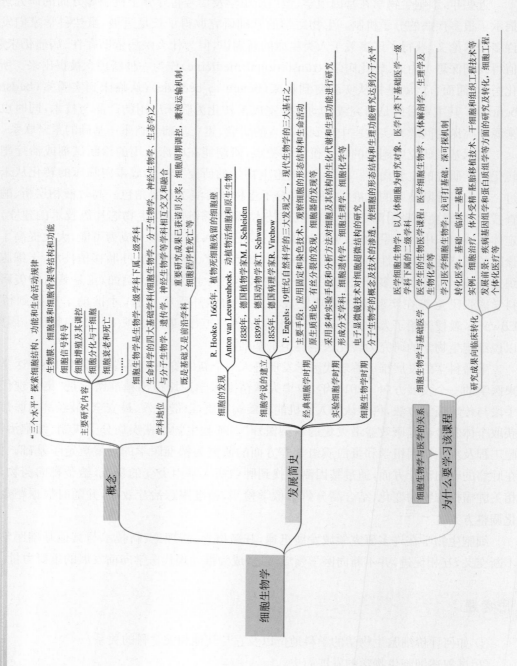

（廖亚平）

# 第二章
## 细胞的概念与分子组成

如何定义细胞？如何看待细胞与生命的关系？200多年前，细胞学说已经给出了初步的答案，即细胞是生物体结构与功能的基本单位。随着细胞学与细胞生物学的发展，人们对细胞的认识也更加深入。

动物和植物有生命，细胞也有生命。实际上细胞最基本的特征就是具有生命。细胞可以从植物或动物体内分离出来，在实验室里培养，而分离的细胞组分，如线粒体、高尔基体却不能在体外培养。单细胞生物凭借一个细胞即表现出生命的特征，如生长发育、繁殖、遗传和变异、新陈代谢、应激和运动等。多细胞生物的单个细胞亦如此，并且各种细胞分工合作，共同实现复杂生命体的生命活动。

## 第一节　细胞的概念

### 一、细胞与生命的关系

那么，现今如何看待细胞？概括而言，细胞是生命活动的基本单位。首先，细胞是有机体结构的基本单位。除了非细胞形态生命体——病毒外，一切生物都由细胞构成。其次，细胞是代谢与功能的基本单位。细胞具有独立完整的代谢体系，有机体的整体代谢活动要靠各种细胞来完成。多细胞生物中，相同或相似的细胞各自发挥功能并组成细胞群，不同细胞群发挥不同功能并且相互合作，从而实现特定组织和器官的功能，保证整个机体的生理活动。再次，细胞是繁殖、生长、发育和遗传的基本单位。单细胞生物通过细胞分裂直接完成繁殖行为。多细胞生物一般通过细胞分裂形成孢子或配子，上一代的遗传信息经过整合后进入子代细胞核以指导下一代生命的构建。从孢子萌发或者配子结合为合子开始，新的生命体从一个细胞经过持续增殖和分化得以生长发育。另外，地球上所有生物都是从共同的原始细胞进化而来的,因此,从进化的角度来看,细胞还是生命起源和进化的基本单位。生命的特殊形式——病毒也必须借助细胞才能表现出生命特征。

近些年,细胞生物学的研究使人们对细胞形成了一些新的认识,即细胞是高度复杂且高度有序的自我组织和自我控制的结构体系。细胞的超微结构显示,细胞内部结构异常复杂,既包括高尔基体、内质网等有膜包裹的细胞结构,也包括无膜包裹的遍布细胞内的细胞骨架等结构。不同细胞组分往往分布在不同的位置,同时其又在不断发生变化。各种细胞结构既独立行使自身功能,又相互联系,并且几乎不会发生相互干扰。细胞生命活动的精确性及细胞对自身结构自组装和生命活动的控制和调节仍是目前科学难以解释的。

## 二、细胞的共性

组成生物有机体的细胞形态多样且功能各异,但作为生命活动基本单位的细胞具有一些共同的基本特征:① 所有细胞表面均有由脂质双分子层和镶嵌蛋白质构成的细胞质膜。② 所有细胞都以 DNA 作为遗传信息的储存载体。③ 所有细胞都将其部分遗传信息转录成共同的中间体——RNA,并通过 RNA 以相似的方式指导蛋白质的合成。④ 所有细胞都以蛋白质为催化剂。⑤ 所有细胞都有着相似的化学组成,同时细胞也是一个生化工厂,利用各种原料合成细胞所需的生物分子。⑥ 所有细胞都以一分为二的方式分裂、增殖。

# 第二节　细胞的形态、大小及分类

## 一、细胞的形态

细胞的形态多种多样,有的呈柱状、杆状,有的呈圆球形、梭形、方形、多角形,甚至是不定形。不同类型的细胞往往形态差异较大,如原核细胞和真核细胞。细胞的形态与其内部结构和所处环境有关。有细胞壁的细菌往往呈杆状、球状、弧状,而支原体没有细胞壁,其形状常与所处环境有关。单细胞生物和植物细胞因群体差异较大,其形状则更为复杂一些。如衣藻、眼虫长有鞭毛,草履虫呈鞋底状。高等动植物细胞的形态结构与功能之间关系密切,分化程度较高的细胞尤为明显。以人体细胞为例,具有收缩功能的细胞往往呈长梭形;传导神经冲动的神经元有长长的轴突和树枝样树突,呈极度不规则形状;在血管中流动的血细胞往往呈圆球形、圆盘状,这有利于流动和进行气体交换;小肠黏膜上皮细胞呈柱状,游离面有微绒毛,这有利于增加上皮细胞的表面积,提高细胞对肠腔中营养物质的吸收。总之,细胞形态的差异,与其演变历史、内部结构、生理功能和所处环境有关。

## 二、细胞的大小

除了极个别特化细胞外,绝大多数细胞属于微观世界,需借助显微镜才能观察。细胞的大小常用微米($\mu m$)等单位来度量。不同种类的细胞大小差别很大,原核细胞体积一般较小,直径为 $0.2 \sim 10\ \mu m$。真核细胞直径差异较大,但大多数细胞直径为 $10 \sim 100\ \mu m$,高等动植物细胞直径一般为 $20 \sim 30\ \mu m$。有些特化细胞体积较大,如动物的卵细胞,人的卵细胞直径约为 $100\ \mu m$,一些鸟类的卵细胞直径可达几厘米。细胞的大小与多种因素有关,如植物细胞液泡的大小,细胞中蛋白质等生物分子的积累,核糖体的活性以及 DNA 的含量等,同时细胞的大小也受到信号网络的调控。图 2-1 显示的是细胞及各种亚细胞分子结构的大小。

## 三、细胞的分类

应用电子显微镜对细胞进行研究使人们认识到不同细胞的内部结构大不相同。20 世纪 60 年代,著名细胞生物学家 H. Ris 最早提出将细胞分为两大类:原核细胞(prokaryotic cell)和真核细胞(eukaryotic cell)。这一分类的提出对细胞生物学乃至生命科学来说具有重要意义。根据此分类,延伸而将整个生物界划分为原核生物(prokaryotes)和真核生物(eukaryotes)。根据考古学化石分析,地球上 27 亿年前已出现原核生物,而单细胞的真核生物的出现约在 10 亿年前。近年来的分子生物学研究证据表明,在进化和系统发育关系上,原核生物实际上包含两个不同的分类群,即古细菌(archaebacteria)和细菌或真细菌(eubacteria)。

古细菌中最为人们所熟知的是一些生存在极端的生态环境中的细菌,如产甲烷菌、嗜盐菌(halophiles)、嗜热菌(thermophiles)和嗜酸菌(acidophiles)等。古核细胞在形态结构上不易与细菌区分,在分子水平上,它们的新陈代谢和能量转换装置更接近细菌,而处理遗传信息(复制、转录和翻译)的装置更接近真核生物。因此,有些生物学家建议将生物界划分为三个域:细菌域,包括支原体、衣原体、立克次体、细菌、放线菌、蓝藻等;古菌域,包括产甲烷菌、嗜盐菌、嗜热菌等;真核域,包括真菌、植物、动物、人类等(图2-2)。相应地,有些生物学家将所有细胞分为三大类型,即原核细胞、古核细胞与真核细胞,但因这一观点未普遍被人们接受,目前人们仍把古核细胞归于原核细胞范畴。

随着研究的不断深入,人们认识到原核细胞和真核细胞的区别远不止于有没有真正的细胞核,它们在代谢方式、遗传信息组织和传递方式及基因表达调控模式等方面都存在显著差别。

### (一) 原核细胞

原核细胞较小,直径为 $1 \sim 10\ \mu m$,结构相对简单,没有真正的细胞核,细胞质中有一个含有 DNA 的区域,无被膜包围,称为拟核(nucleoid)。该区域包含原核细胞基因组,一个仅与少量类组蛋白结合的环状 DNA 分子。除了基因组 DNA,许多原核生物细胞质中还含有额外的称为质粒的小环状 DNA 分子。此外,原核细胞中没有内质网、高尔基复合体、溶酶体和线粒体等膜性细胞器,但含有核糖体。原核细胞的另一特点是在细胞质膜外包裹着一层细胞壁(cell wall)。该细胞壁并不同于植物细胞的细胞壁,其主要成分是蛋白多糖和糖脂。有些细菌有较薄的细胞壁,并且外侧有外膜包裹如大肠杆菌;有些则有较厚的细胞壁,但无外膜包裹如多黏菌芽孢杆菌。各种细菌是原核细胞的代表,其他较常见的原核细胞主要有支原体、衣原体、放线菌和蓝绿藻(蓝细菌)等。

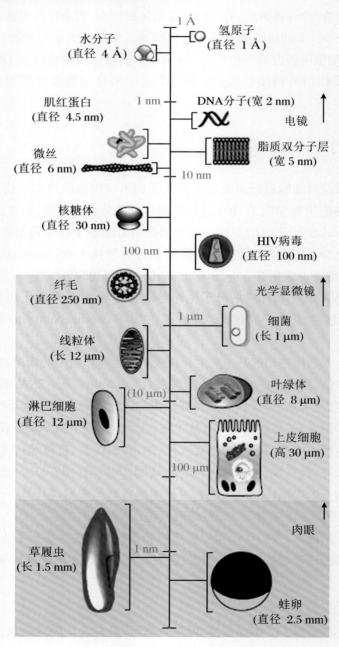

图 2-1　各种细胞及亚细胞结构的大小

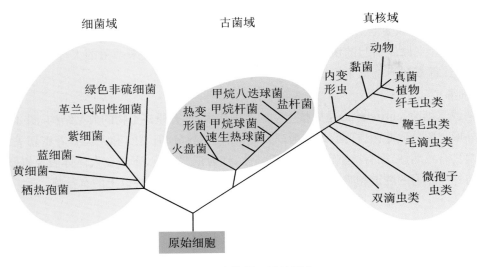

图 2-2 生物界三域的划分

### 1. 支原体

支原体是目前发现的最小、最简单的细胞,大小介于细菌和病毒之间,直径为 0.1~0.3 μm,兼性厌氧,能独立生活(图 2-3)。支原体没有细胞壁,只有细胞膜,形态变化大。支原体细胞膜中胆固醇含量较高,对保持细胞膜的完整性具有一定作用。细胞质中含有核糖体和散在分布的环状双链 DNA 分子。支原体基因组大约有 530 个基因,其中大约 400 个是必需的,这几乎是维持细胞基本生存所需的最少的基因数量了。

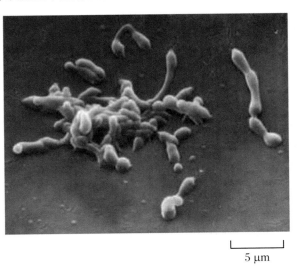

5 μm

图 2-3 支原体扫描电镜图

引自 S. Razin 等(1980)

支原体分布广泛,在动物、植物体和外界环境中都能分离到支原体,其中不少是致病的病原体,可引起肺炎、脑炎和尿道炎等。肺炎支原体肺炎(mycoplasmal pneumonia)是由肺炎支原体(mycoplasma pneumoniae,MP)引起的呼吸道和肺部的急性炎症改变,常同时有咽炎、支气管炎和肺炎。存在于呼吸道分泌物中的支原体随飞沫以气溶胶颗粒形式传播给密切接触者。由于支原体没有细胞壁,通过破坏细菌细胞壁进行杀菌的青霉素类抗生素对其无效,在治疗支原体引起的疾病时,通过抑制细菌蛋白质合成来杀菌的大环内酯类抗生素红霉素、罗红霉素和阿奇霉素为首选。

2. 细菌

细菌或真细菌(eubacteria)是原核生物的典型代表,具有原核生物的典型结构(图 2-4)。细菌按其外形主要分成球菌、杆菌、螺旋菌三大类,在自然界分布广泛,和人类有着密切关系。大多数细菌具有致病性,而有些细菌通常无致病性,称为正常菌群,寄居在人体体表及胃肠道、呼吸道等与外界相通的腔道黏膜表面,在人类肠道中就寄生有 300 种以上的有益菌。

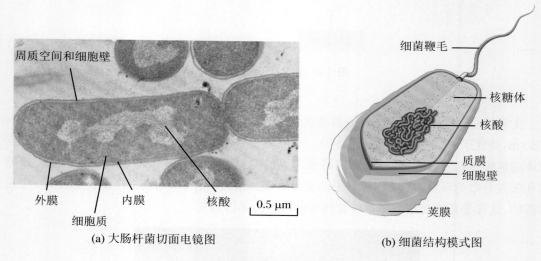

(a) 大肠杆菌切面电镜图　　　　(b) 细菌结构模式图

**图 2-4　细菌的结构图**

(a)引自 Harvey Lodish 等(2016)

绝大多数细菌直径在 0.5~5 μm 范围。细胞壁、细胞膜、细胞质和核质等是各种细菌都有的,也是细菌的基本结构;荚膜、鞭毛、菌毛和芽孢等是细菌的特化结构,仅某些细菌有。细菌细胞膜由膜脂双分子层和镶嵌蛋白质组成,膜上有参与某些代谢反应的酶,如膜内侧含有电子传递和氧化磷酸化的酶系,可进行有氧呼吸。细菌细胞膜有时可内陷,形成中膜体(mesosome),这与 DNA 的复制和细胞分裂有关。细菌细胞壁位于质膜外侧,主要成分为肽聚糖。革兰氏阳性细菌($G^+$)的细胞壁较厚(20~80 nm),除含有 15~50 层肽聚糖结构外,大多数还含有大量的磷壁酸(约占细胞壁干重的 50%);革兰氏阴性细菌($G^-$)的细胞壁较薄(15~20 nm),含 1~2 层肽聚糖结构,磷壁酸含量仅占 5%。革兰氏阴性细菌具有一种特殊组分——外膜,由脂蛋白、脂质双层和脂多糖组成。

细菌细胞内拟核区含有环状 DNA 分子,有些呈线形,裸露,仅与少量类组蛋白结合。其结构特点是很少有重复序列,构成某一基因的编码序列排列在一起,无内含子。除此之外,在部分细菌的细胞质内还含有核区 DNA 以外的遗传物质,它们是裸露的环状 DNA 分子,称为质粒(plasmid)。质粒在分子生物学研究中常作为基因重组与基因转移的载体。细菌的细胞质中无类似于真核细胞的膜性细胞器和细胞骨架,但含有类似真核细胞的骨架蛋白,装配成细菌细胞骨架在细胞分裂、形态建成和染色体分离等方面发挥作用。每个细菌含 5 000～50 000 个核糖体，这些核糖体大部分游离于细胞质中。细菌核糖体的沉降系数为 70S，由一个 50S 的大亚基和一个 30S 的小亚基组成，是细菌合成蛋白质的场所。细菌蛋白质合成的特点是在细胞质中转录与翻译同时进行，即一边转录一边翻译，无需对转录而来的 mRNA 进行加工。

### （二）真核细胞

真核细胞由原核细胞进化而来，区别于原核细胞的最主要特征是有核膜包围的细胞核。真核细胞较大，直径通常在 10～100 μm 范围，在结构、组成、功能和生命活动等方面都远比原核细胞复杂（表 2-1）。在光学显微镜下，真核细胞可分为细胞膜（cell membrane）、细胞质（cytoplasm）和细胞核（nucleus）三部分，即细胞的显微结构。真核细胞电子显微镜下观察到的结构一般称为亚显微结构（submicroscopic structure）（图 2-5）。

**表 2-1　原核细胞与真核细胞的比较**

| 特征 | 原核细胞 | 真核细胞 |
| --- | --- | --- |
| 细胞膜 | 有（多功能） | 有 |
| 细胞壁 | 有，主要为肽聚糖，不含纤维素 | 有（植物细胞），主要含纤维素，无肽聚糖 |
| 核膜 | 无 | 有 |
| 核仁 | 无 | 有 |
| 膜性细胞器 | 无 | 有（线粒体、内质网、高尔基体等） |
| 细胞骨架 | 有细胞骨架相关蛋白 | 有 |
| 核糖体 | 有，70S | 有，80S |
| 染色质 | 多数只有一个环状 DNA 分子，不与或很少与蛋白质结合 | 有 2 条以上 DNA 分子链，与组蛋白和非组蛋白结合 |
| 基因组结构 | 无内含子，重复序列少 | 有内含子，重复序列多 |
| 基因组表达 | 转录和翻译同时进行 | 核内转录，胞质中翻译 |
| 细胞分裂 | 无丝分裂 | 有丝分裂为主 |

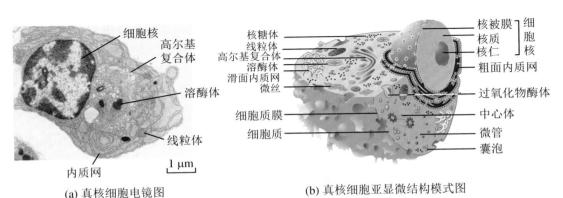

(a) 真核细胞电镜图　　　　　(b) 真核细胞亚显微结构模式图

**图 2-5　真核细胞的结构图**

(a)引自 I. D. J. Burdett，R. G. E. Murray 等(1974)

根据是否有膜包裹一般把细胞的亚显微结构分为两相结构,即膜相结构和非膜相结构:膜相结构即由生物膜组成的膜性细胞器或膜泡,如内质网、高尔基复合体、线粒体、溶酶体、过氧化物酶体;非膜相结构即无膜包裹的微丝、微管、中间纤维、核糖体和中心体等。另外,在高分辨电镜下的细胞核中也可观察到一些精细结构,如染色质、核骨架等。真核细胞各种膜相结构和非膜相结构互相独立,同时又相互联系,根据这些结构和功能上的相关性,在亚显微结构水平,真核细胞可以划分为三大基本结构系统:生物膜系统、遗传信息表达系统和细胞骨架系统。三大基本结构系统组织精密,分工明确,保障了细胞生命活动高度有序性、高度程序化和高度自控性。

1. 以脂质及蛋白质为基础的生物膜系统

生物膜(biological membrane)是细胞各种膜的总称。电镜下生物膜呈现的内外两层致密的深色带和中间层的浅色带,即单位膜(unit membrane),膜厚度在 $8\sim10$ nm 范围。细胞膜的主要功能是进行物质交换、信息传递、细胞识别及代谢调节等;双层核膜把细胞分为细胞质和细胞核两部分,使得基因表达得以精密调控;细胞质中由膜围绕形成很多细胞器:线粒体是生产 ATP 的细胞器,为细胞的活动提供所需的能量;内质网是多种蛋白质和脂类等生物大分子合成的场所;高尔基复合体参与合成物质加工、包装、分选和运输;溶酶体则是细胞内的消化器官。生物膜还为生化反应过程提供反应场所,很多参与生化反应的酶定位于膜上。

2. 以核酸和蛋白质为主要成分的遗传信息表达系统

以核酸和蛋白质为主要成分的遗传信息表达系统主要包括 DNA、RNA、染色质、核糖核蛋白颗粒、核仁及遗传信息复制和表达所需的酶等。参与真核细胞的核遗传物质由 DNA 和蛋白质组成。DNA 和蛋白质组装成的核小体(nucleosome)是染色质的基本结构单位。核小体串珠进一步组装成间期细胞核中的染色质,在分裂期染色质又包装成染色体。染色质的形成对基因组 DNA 具有重要的保护作用。同时,染色质中的 DNA 与蛋白质的结合和包装程度与 DNA 复制及遗传信息的表达密切相关。遗传信息的流向是 DNA→RNA(mRNA)→蛋白质。各种 RNA 在遗传信息表达中都发挥着重要作用。核仁是 rRNA 转录、加工及核糖体装配的场所。核糖体(ribosome)由 rRNA 和数十种蛋白质构成,其功能是将 mRNA 上的遗传密码翻译成多肽链上的氨基酸序列。

3. 由特异蛋白质分子构成的细胞骨架系统

细胞骨架(cytoskeleton)是由一系列特异蛋白组装而成的网状结构系统,对细胞的形态和内部结构起组织和支持作用,同时还参与细胞运动、细胞内物质运输、细胞分裂及信息传递等生命活动过程。狭义的细胞骨架是指细胞质骨架,即微丝、微管和中间纤维。广义的细胞骨架除细胞质骨架之外还包括膜骨架、核骨架及细胞外基质。核骨架包括核纤层(nuclear lamina)和核基质(nuclear matrix)。核纤层由核纤层蛋白组装而成,属于中间纤维,具有维持核膜结构、调节基因表达、调节 DNA 修复等功能。核骨架成分复杂,它们与核结构的维持、基因表达、染色质和染色体的组装和排布有关。

在细胞质中除了各种有形细胞器、细胞核和细胞骨架结构之外,其余的则为可溶性的细胞质溶胶(cytosol)[或称为细胞质基质(cytoplasmic matrix)]。细胞质基质的主要成分包括以可溶性蛋白质为主的大分子以及水和无机离子等。多数代谢反应都在细胞质基质中进行,如糖酵解、糖异生,以及核苷酸、氨基酸、脂肪酸和糖的生物合成反应。细胞质基质的含义和组成目前尚存有一定争议。近些年,研究者们认为细胞质基质并不是简单的蛋白质溶液,而是一种高度有序的体系,细胞骨架纤维贯穿其中,起着重要的组织作用。

# 第三节　细胞的分子组成

细胞可以看成是一团原生质(protoplasm),组成不同细胞原生质的化学元素基本相同。原生质所含的化学元素有 50 多种,其中 C、H、O、N 4 种元素占细胞原子总量的 99%,其次为 S、P、Cl、Na、K、Ca、Mg、Fe 等元素,占细胞原子总量的 0.9%。此外细胞中还含有极微量的生命活动不可或缺的元素,如 Cu、Zn、Mn、Mo、Co、Cr、Si、F、Br、I、Li、Ba 等。细胞中各种原子以不同的化学键结合形成各种分子。细胞中的分子可分为无机化合物和有机化合物。有机化合物是组成细胞的基本成分,包括有机小分子和生物大分子。

## 一、水和无机盐是细胞内的无机化合物

细胞中的水占细胞总量的 70%～80%,是各种分子良好的溶剂,细胞内各种代谢反应都是在水溶液中进行的。细胞中的水包括游离水和结合水,游离水含量占水总量的 95% 以上,结合水以氢键与蛋白质分子结合,构成细胞结构的组成成分。无机盐主要以离子状态游离于水中,如 $Na^+$、$K^+$、$Ca^{2+}$、$Fe^{2+}$、$Mg^{2+}$、$Cl^-$、$SO_4^{2-}$、$PO_4^{3-}$、$HCO_3^-$ 等。游离于水中的无机离子可维持细胞内外液的渗透压和 pH 的稳定,以保障细胞的正常生理活动;有些离子直接与蛋白质或脂类结合,组成具有一定功能的结合蛋白(如血红蛋白)或类脂(如磷脂);也有些离子通过可逆地与特定蛋白结合来调节细胞活动,如肌肉收缩、信号转导等。

## 二、4 种重要的有机小分子

有机小分子是分子量为 100～1000 的碳化合物,分子中的碳原子可多达 30 个。细胞中含有 4 种主要的有机小分子:单糖(monosaccharide)、脂肪酸(fatty acid)、氨基酸(amino acid)和核苷酸(nucleotide)。

单糖是多糖的基本单位,主要由碳、氢、氧三种元素组成且氢氧比例为 2∶1,和水一样,故又称碳水化合物(carbohydrate)。单糖的化学组成为 $(CH_2O)_n$,其中 $n$ 通常为 3～7。脂肪酸是体内脂肪、类脂和固醇脂等的组成成分,其重要衍生物磷脂是生物膜的主要成分(详见第三章)。脂肪酸分子的一端是疏水性的长烃链,另一端是亲水性的羧基(—COOH),其结构通式为 $CH_3(CH_2)_nCOOH$。按烃链中是否含有双键,脂肪酸可分为饱和脂肪酸和不饱和脂肪酸。氨基酸是组成蛋白质的基本单位,其分子组成有一个共同的特点,即都有一个羧基和一个氨基,两者均与同一个 α 碳原子连接。核苷酸分子是组成核酸的基本单位,由戊糖、碱基(含氮有机碱)和磷酸三部分组成。戊糖有两种:核糖和脱氧核糖。

## 三、生物大分子

细胞中的有机大分子主要有核酸、蛋白质、多糖及脂肪,其分子量大,分子结构复杂,在细胞内各自执行其独特的功能。

### (一)核酸

细胞中的核酸包括两种:核糖核酸(ribonucleic acid,RNA)和脱氧核糖核酸(deoxyribonucleic acid,DNA)。DNA 的基本组成单位是脱氧核糖核苷酸(deoxyribonucleotide),而 RNA 的基本组成单位是核糖核苷酸(ribonucleotide)。脱氧核糖核苷酸和核糖核苷酸的区别在于前者分子中核糖为 D-2-脱氧核糖,而后者为 D-核糖(图 2-6)。

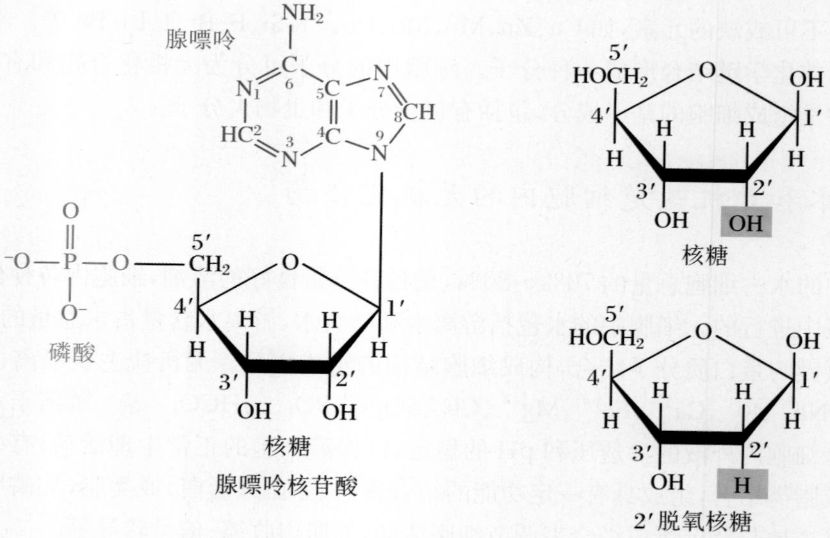

**图 2-6  单核苷酸结构式**

DNA 和 RNA 都是由单核苷酸通过 $3'$,$5'$-磷酸二酯键连接而成的,具有 $5' \rightarrow 3'$ 的方向性。其连接方式为:一个核苷酸中戊糖的 $5'$ 碳原子上连接的磷酸基以酯键与另一个核苷酸戊糖的 $3'$ 碳原子相连,而后者戊糖的 $5'$ 碳原子上的磷酸基又以酯键再与另一个核苷酸戊糖的 $3'$ 碳原子相连,由此通过 $3'$,$5'$-磷酸二酯键重复相连而形成的多聚核苷酸链即为核酸(图2-7)。

### 1. DNA

#### (1)分子结构

因为 DNA 链和 RNA 链具有方向性,人们把核酸的一级结构(primary structure)定义为 RNA 的核苷酸和 DNA 的脱氧核苷酸从 $5'$ 端至 $3'$ 端的排列顺序。核苷酸之间的差异仅在于碱基的不同,因此核酸的一级结构也就是它的碱基序列(base sequence)。

多核苷酸链以何种形式存在于细胞之中?它们在细胞中又会形成什么样的空间结构呢?20 世纪 40 年代末,生物化学家们利用层析和紫外吸收光谱等技术分析了 DNA 的化学组分,显示 DNA 的碱基之间存在着某种对应的关系,为碱基之间的互补配对关系奠定了基

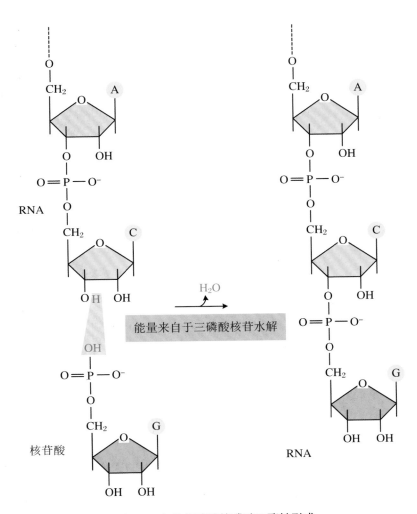

图 2-7 多核苷酸链的磷酸二酯键形成

础。1953 年，J. Watson 和 F. Crick 根据前人的 X 射线衍射分析结果和自己的研究提出了 DNA 双螺旋结构(the double helix structure)模型(图 2-8)。DNA 双螺旋结构即 DNA 的二级结构，其要点如下：

① DNA 由两条多聚脱氧核苷酸链围绕着同一个螺旋轴形成反向平行的右手螺旋的结构。即一条链的 $5'\rightarrow 3'$ 方向是自上而下，而另一条链的 $5'\rightarrow 3'$ 方向是自下而上。双螺旋的内侧为互补配对的碱基，外侧为脱氧核糖和磷酸。

② 两条多聚脱氧核苷酸链通过碱基互补配对联系在一起。一条链上的 A 与另一条链上的 T 形成了两对氢键；一条链上的 G 与另一条链上的 C 形成了三对氢键。

③ DNA 双螺旋结构的直径为 2.37 nm，螺距为 3.54 nm，平均而言，每一个螺旋有 10.5 个碱基对，碱基对平面之间的垂直距离为 0.34 nm。

DNA 双螺旋结构存在多样性。J. Watson 和 F. Crick 提出的双螺旋结构被称为 B 型 DNA，是生物体水性环境中较为稳定的结构，当环境的相对湿度降低后，B 型 DNA 转变为 A 型 DNA。另外左手双螺旋的 Z 型 DNA 也存在于天然 DNA 分子中。DNA 分子并非以二级结构裸露地存在于真核细胞中,而是和蛋白质结合并通过螺旋化和折叠的方式形成更高级的结构(详见第八章)。

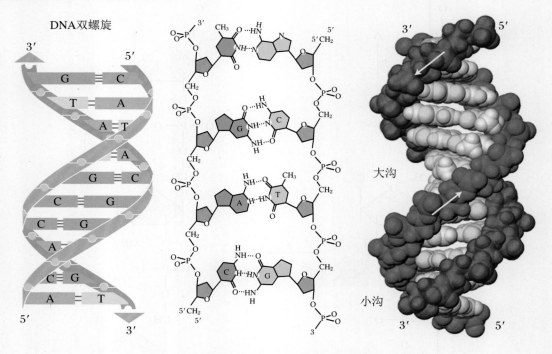

**图 2-8　DNA 双螺旋结构模式图**

（2）功能

DNA 的主要功能是储存、复制和传递遗传信息。生物的遗传信息蕴藏在 DNA 分子的线性核苷酸序列中。DNA 分子中四种核苷酸的随机排列决定了 DNA 分子的复杂性和多样性。如果一个 DNA 分子由 $n$ 个核苷酸组成,则其可能的排列顺序为 $4^n$ 种。排列顺序的多样性决定了遗传信息的多样性,也即生物种类的多样性。

DNA 分子通过半保留复制(semiconservative replication)的方式将遗传信息传递给子代 DNA。双螺旋 DNA 的两条链是互补的,因此,两条链中的每一条都可以携带相同的信息。DNA 复制以每条链为模板,在 DNA 聚合酶作用下按照碱基互补配对的原则将脱氧核糖核苷酸加在 DNA 链的 3′ 末端,从而产生与模板链序列互补的 DNA 子链。新合成的双链 DNA 分子在核苷酸或碱基序列上与充当模板的亲代 DNA 分子完全相同,每条亲代 DNA 单链成为子代 DNA 双链中的一条链。

DNA 利用四种碱基的排列顺序编码了生物体的遗传信息,并通过复制的方式传递给子代。此外,DNA 还利用转录过程,合成出各种 RNA。后者作为蛋白质合成的模板或参与蛋白质的合成过程,确保细胞结构的正确组装和生命活动的有序进行,使遗传信息得以世代相传。

2. RNA

RNA 分子主要由 DNA 转录而来。组成 RNA 的四种核苷酸为腺苷酸、鸟苷酸、胞苷酸和尿苷酸(尿嘧啶替代了 DNA 中的胸腺嘧啶)。大部分 RNA 分子以单链形式存在,但在 RNA 分子内的某些区域,RNA 单链仍可折叠,并按碱基互补原则形成局部双链结构,这种双链结构呈发夹样，也称为 RNA 的发夹结构（图 2-9）。与 DNA 比较，RNA 分子通常较小，其种类、丰度和空间结构要比 DNA 复杂得多，功能也呈现出多样化。

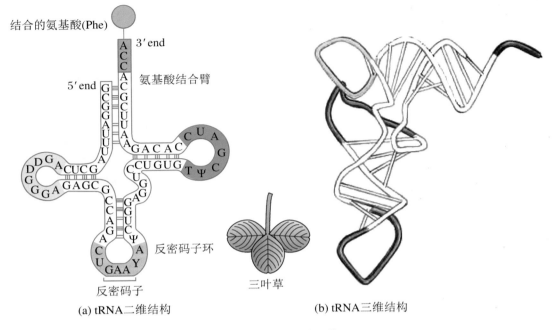

(a) tRNA二维结构　　　三叶草　　　(b) tRNA三维结构

**图 2-9　tRNA 三维结构**

RNA 可以分为编码 RNA（coding RNA）和非编码 RNA（non-coding RNA）。编码 RNA 即信使 RNA（messenger RNA，mRNA），是由基因转录而来，其核苷酸序列可以翻译成蛋白质。非编码 RNA 不编码蛋白质，一般可以分为两类。一类是确保实现基本生物学功能的 RNA，包括转运 RNA（transfer RNA，tRNA）、核糖体 RNA（ribosomal RNA，rRNA）、端粒 RNA、信号识别颗粒（signal recognition particle，SRP）RNA 等，它们的丰度基本恒定，故称为组成性非编码 RNA（constitutive non-coding RNA）。另一类是调控性非编码 RNA（regulatory non-coding RNA），如微小 RNA（micro RNA，miRNA）、小干扰 RNA（small interference RNA，siRNA）、piRNA（piwi-interacting RNA）、核酶（ribozyme）、长非编码 RNA（long non-coding RNA，lncRNA）和环状 RNA（circular RNA，circRNA）等，它们的丰度往往随细胞发育阶段和细胞内外环境的改变而发生改变。

组成性非编码 RNA 中，tRNA 作为氨基酸的载体参与蛋白质的合成，rRNA 与核糖体蛋白（ribosomal protein）共同构成核糖体（ribosome），参与蛋白质的翻译过程，而另一些则作为关键因子参与了 RNA 的剪接和修饰、蛋白质的转运。调控性非编码 RNA 虽然不编码蛋白质，但它们也表现出许多重要的生物学功能，如转录调控、RNA 的剪切和修饰、mRNA 的翻译、蛋白质的稳定和转运、染色体的形成和结构稳定等。因此，调控性非编码 RNA 在胚胎发育、组织分化、信号转导、器官形成等基本的生命活动中以及在疾病（如肿瘤、神经性疾病等）的发生和发展进程中都发挥着重要作用。RNA 的结构和功能的研究是近些年来分子生物学的研究热点之一，RNA 芯片和细胞转录组测序等新技术的应用使更多的非编码 RNA 被不断地发现。

（二）蛋白质

蛋白质(protein)是构成细胞的主要成分,可达细胞干重的 70% 以上。具有复杂空间结构的蛋白质不仅是生物体的重要结构物质之一,而且承担着各种生物学功能,可以这么说,蛋白质是生命活动的最主要的载体,更是其功能的执行者。

1. 蛋白质的组成

蛋白质组成的基本单位为氨基酸。自然界中的氨基酸种类繁多,参与人体蛋白质构建的氨基酸一般有 20 种,通常是 L-α-氨基酸(除甘氨酸外)。氨基酸在结构上的特点是含有一个碱性的氨基(—NH_2)和一个酸性的羧基(—COOH),以及一个结构不同的侧链(R)(图 2-10)。由于所有氨基酸都含有碱性的 α-氨基和酸性的 α-羧基,其可在酸性溶液中与质子($H^+$)结合呈带正电荷的阳离子(—NH_3^+),也可在碱性溶液中与 $OH^-$ 结合,失去质子变成带负电荷的阴离子(—COO^-),因此氨基酸是一种两性电解质,具有两性解离的特性。氨基酸的解离方式取决于其所处溶液的酸碱度。按氨基酸侧链—R 基的带电性和极

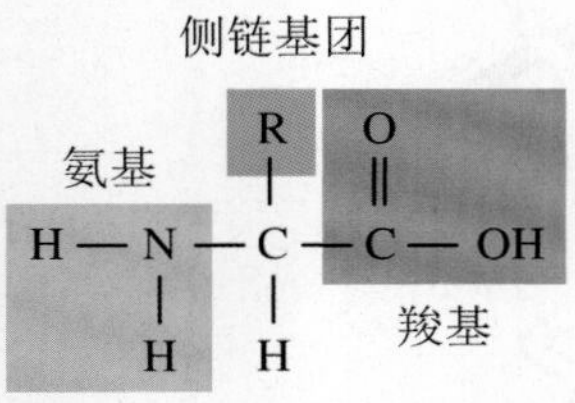

图 2-10 氨基酸结构通式

性不同,20 种氨基酸可分为四类:不带电荷的极性氨基酸,不带电荷的非极性氨基酸,带负电荷的酸性氨基酸,带正电荷的碱性氨基酸。

蛋白质是由各种氨基酸按一定的排列顺序,以肽键连接而成。肽键即一个氨基酸分子上的羧基与另一个氨基酸分子上的氨基经脱水缩合而成的酰胺键(图 2-11)。氨基酸通过肽键连接形成的化合物称为肽(peptide)。人们习惯上把含有 10 个以下氨基酸残基的肽称为寡肽,含有 10 个及以上氨基酸残基的肽称为多肽。多肽链的一端有自由氨基的称为氨基末端,也称 N 端;另一端有自由羧基的称为羧基末端,也称 C 端。

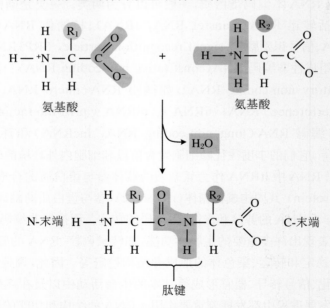

图 2-11 氨基酸肽键的形成

2. 蛋白质的结构

形成蛋白质的多肽链分子量巨大,多肽链并非以直链的方式存在于细胞中,而是通过螺旋化、卷曲和折叠等方式形成一定的空间结构。1952 年,丹麦科学家 L. Linderstrom 建议将蛋白质复杂的分子结构分成 4 级,即一级、二级、三级、四级结构,后三者统称为高级结构或空间构象(conformation)。并非所有的蛋白质都有四级结构,由一条多肽链形成的蛋白质只有一级、二级和三级结构,由 2 条或 2 条以上多肽链形成的蛋白质才有四级结构。

(1)一级结构

蛋白质分子中氨基端至羧基端的氨基酸排列顺序称为蛋白质一级结构(primary structure)。蛋白质一级结构是蛋白质的最基本结构,也是蛋白质空间构象和特异生物学功能的基础。维系蛋白质一级结构的主要化学键为肽键;此外,蛋白质分子中所有二硫键的位置也属于一级结构范畴。人体内蛋白质种类繁多,主要因其一级结构各不相同,分子结构和功能也各异。

(2)二级结构

蛋白质二级结构(secondary structure)是指蛋白质分子中某一段肽链的局部空间结构,主要涉及肽链主链骨架原子的相对空间位置,并不包含侧链的构象。大部分蛋白质分子结构中往往存在两种主要的二级结构形式,即 α-螺旋(α-helix)和 β-折叠(β-pleated sheet)结构,其中,α-螺旋是最常见也是最稳定的二级结构。维系二级结构的主要化学键为氢键,二级结构虽不包括蛋白质侧链的构象,但侧链基团会影响二级结构的形成。

在 α-螺旋结构中多肽链的主链围绕中心轴以右手螺旋的方式盘绕,每 3.6 个氨基酸盘旋一周。α-螺旋的每个肽键的亚氨基(-NH-)和第四个肽键的羰基(-CO-)氧形成氢键,氢键的方向与螺旋长轴基本平行(图 2-12)。α-螺旋多存在于球状蛋白分子中,如肌红蛋白分子中约有 75%的肽链呈 α-螺旋。

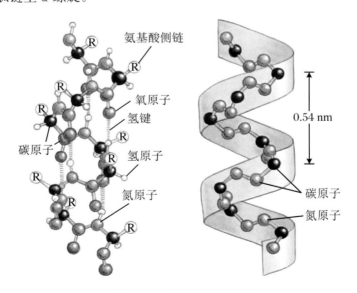

图 2-12　α-螺旋结构模式图

在β-折叠结构中,多肽链分子处于伸展状态,每个肽单元以 C$_\alpha$ 为旋转点,来回折叠成锯齿状结构(图 2-13),所形成的锯齿状结构一般比较短,只含 5～8 个氨基酸残基。一条肽链内的若干β-折叠结构可呈同向平行也可通过回折而呈反向平行,平行的β-折叠结构通过肽链间的肽键羰基氧和亚氨基氢形成氢键来稳固β-折叠结构。β-折叠结构主要存在于纤维状蛋白如角蛋白中,但在大部分蛋白质中这两种结构是同时存在的。

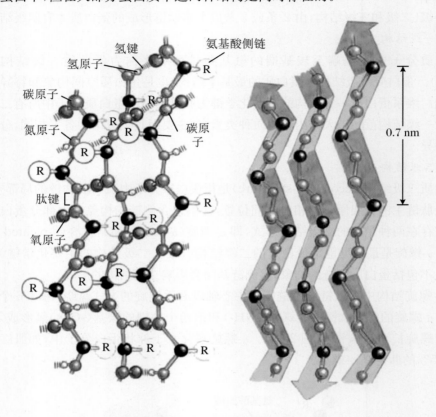

**图 2-13　β-折叠结构模式图**

(3) 三级结构

多肽链在二级结构的基础之上受氨基酸残基侧链间的相互作用的影响而进一步折叠,形成蛋白质的三级结构。蛋白质三级结构的形成和稳定主要靠次级键如疏水键、盐键、氢键和范德华力(van der Waals force)等。由一条多肽链组成的蛋白质只有在形成正确的三级结构后才可表现出生物学活性(图 2-14)。

(4) 四级结构

人体内许多功能性蛋白质由两条或两条以上多肽链组成。每一条多肽链都形成独立的三级结构,称为亚基(subunit),亚基与亚基以非共价键相连接,形成特定的空间结构,即蛋白质四级结构(protein quaternary structure)。在四级结构中,各亚基间的结合力主要是氢键和离子键。具有四级结构的蛋白质,其单一亚基一般没有生物学功能,亚基缔结后形成完整的四级结构才可发挥生物学功能。

成人血红蛋白为典型的四级结构蛋白,包括 2 个 α 亚基和 2 个 β 亚基。每个亚基都可结合 1 个血红素辅基。4 个亚基通过 8 个离子键相连,形成血红蛋白四聚体(图 2-15),具有运输 $O_2$ 和 $CO_2$ 的功能。血红蛋白的每个亚基单独存在时虽然也可以结合氧,但在体内难以释放氧,所以不能发挥血红蛋白运输氧的功能。

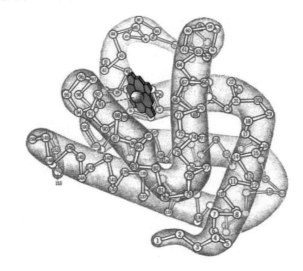

图 2-14　肌红蛋白三级结构

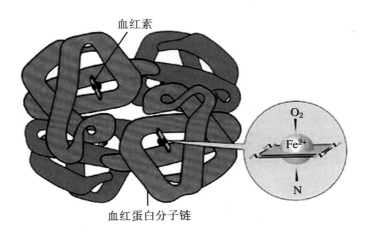

图 2-15　血红蛋白四级结构

3. 蛋白质结构决定功能

(1) 蛋白质的主要功能

蛋白质是生命活动的执行者,细胞结构的形成、功能的发挥及生命活动过程都离不开蛋白质。蛋白质的主要功能有:构成细胞和生物体结构,物质运输功能,催化功能,传递信息功能,免疫功能,氧化功能,维持酸碱平衡及血浆胶体渗透压,凝血功能等。

(2) 蛋白质一级结构与功能的关系

一级结构是蛋白质形成正确的高级结构和发挥功能的基础,如果多肽链氨基酸的排列顺序或种类发生变化,那么将会形成异常的蛋白质分子。例如,成人的血红蛋白 β 亚基多肽链上的第六位谷氨酸如果被缬氨酸替代,仅此一个氨基酸之差,使得原本是水溶性的血红蛋白变成不可溶性而聚集成丝状并相互黏着,导致红细胞变形成为镰刀状而极易破碎,称为镰刀形红细胞贫血(图2-16)。这种因基因突变导致蛋白质分子发生变异所产生的疾病,被称为"分子病"(molecular disease)。

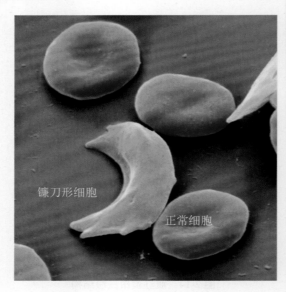

图2-16　镰刀状红细胞

（3）蛋白质的功能依赖特定空间结构

前文已叙述多肽链正确折叠成三级结构后才可能具有特定的功能,有些蛋白折叠、卷曲成近似球状,而有些蛋白伸展成纤维状,从而发挥不同的功能。例如,胶原蛋白、弹性蛋白、角蛋白等为纤维状蛋白质,不溶于水,组装形成细胞坚实的支架或在细胞、组织和器官之间起连接作用。球状蛋白质多数可溶于水,许多功能性蛋白质如酶、转运蛋白、蛋白质类激素代谢调节蛋白、基因表达调节蛋白及免疫球蛋白等都属于球状蛋白质。体内蛋白质特定空间构象与其发挥的特殊生理功能有着密切的关系。

活细胞内蛋白质的功能状态与其不断改变的构象有关。蛋白质与小分子的结合;蛋白质彼此相互作用或者蛋白质多肽链上的氨基酸残基被修饰等都可引起蛋白质构象发生改变,从而影响其功能状态。磷酸化与去磷酸化是体内蛋白质功能调节的常见方式。所谓磷酸化即将一个磷酸基团共价连接至一个氨基酸侧链上,这样会引起蛋白质发生构象改变,蛋白质失去功能或从失活状态转变为活化状态,若去除磷酸基团,蛋白质将恢复原始构象及功能状态。蛋白质磷酸化一般由蛋白激酶催化,把ATP末端磷酸基团转移到蛋白质的丝氨酸、苏氨酸或酪氨酸侧链的羟基基团上,而其逆反应的去磷酸化则由蛋白质磷酸酶完成(图2-17)。

（三）多糖

单糖通过糖苷键聚合而形成寡糖或多糖。由2～20个单糖形成的短链为寡糖。多糖也称为聚糖(glycan),由很多单糖单位构成,分子量巨大,从30 000到400 000 000不等。细胞中有由单一单糖如葡萄糖连接而成的糖原和淀粉等多糖,而更多种类的寡糖和多糖由许多不同的单糖分子组成。

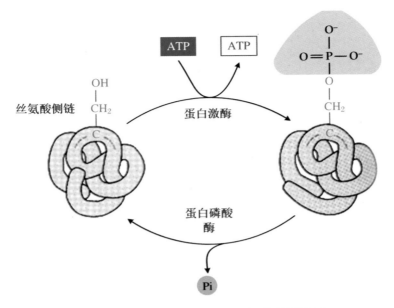

**图 2-17  磷酸化和去磷酸化对蛋白质活性的调节**

通常细胞中种类各异的糖基分子与蛋白质或脂以共价键连接而形成复合生物大分子，如糖蛋白、蛋白聚糖和糖脂等，统称为复合糖类（complex carbohydrate）。糖蛋白（glycoprotein）是糖类分子与蛋白质分子共价结合而形成的蛋白质。蛋白聚糖（proteoglycan）是一类非常复杂的复合糖类，结构上是由糖胺聚糖（glycosaminoglycan，GAG）与不同核心蛋白质共价连接而形成，分子组成上以聚糖含量为主。一般而言，糖蛋白分子中蛋白质重量百分比大于聚糖，而蛋白聚糖中聚糖所占重量在50%以上，有的甚至高达95%。糖脂是由糖与脂质共价连接而成，根据组成不同，可将糖脂分为 4 类，即鞘糖脂、甘油糖脂、磷酸多萜醇衍生糖脂和类固醇衍生糖脂，其中鞘糖脂、甘油糖脂是细胞膜脂的主要成分，具有重要的生理功能。

糖蛋白、蛋白聚糖、糖脂等复合糖主要分布于细胞膜表面和细胞间基质中。糖链中单糖的种类、顺序多种多样，糖链结构也复杂多变，其中蕴藏着大量的生物信息。多糖不仅在细胞中作为供能物质，如糖原等，更为重要的是糖链可以调节蛋白的结构和功能，具有构成细胞抗原、介导细胞识别、细胞黏附及信息传递等重要作用。如人类 ABO 血型抗原物质是存在于细胞表面糖脂中的聚糖组分；免疫球蛋白 G（IgG）属于 N-连接糖蛋白；黏附分子可识别细胞表面糖蛋白分子中的特异聚糖结构。

## 思考题

① 如何理解"细胞是生命活动的基本单位"这一论点？

② 试述原核细胞与真核细胞的异同。

③ 试述真核细胞亚显微结构水平三大结构体系的划分。

**本章概念图**

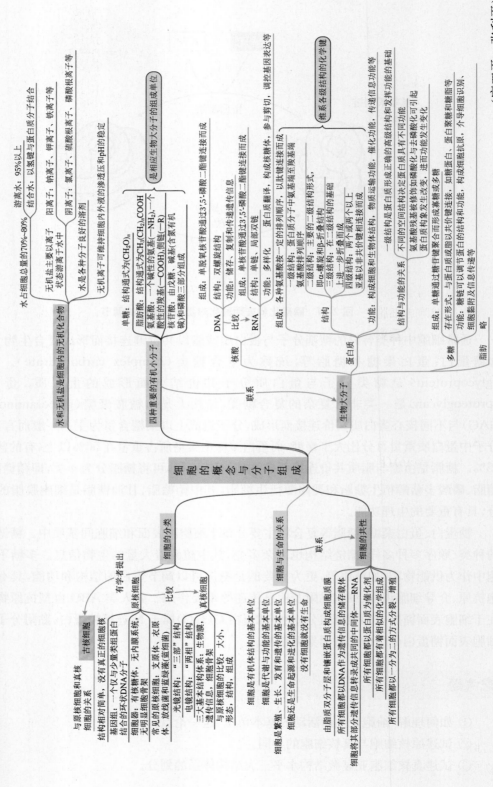

（廖亚平　张利平）

# 第三章
# 细胞膜与物质的穿膜运输

　　细胞膜(cell membrane)是包围在细胞质表面的一层生物质的膜,又称质膜(plasma membrane)(图 3-1)。细胞膜是细胞与胞外环境之间的一种选择性通透屏障。一方面,细胞膜将细胞中的生命物质与外界环境分隔开,维持细胞相对稳定的内环境;另一方面,细胞膜还介导着细胞与细胞之间以及细胞与周围环境之间进行物质、信息和能量的交流,因此细胞膜是细胞的一个重要结构组分。在原始生命物质进化过程中,细胞膜的形成是关键步骤,没有细胞膜,细胞形式的生命就不能存在。因此,正确认识细胞膜的结构与功能对揭示生命活动的奥秘具有重要的意义。真核细胞除细胞膜外,围绕各种膜性细胞器的膜,如内质网、高尔基复合体、溶酶体和线粒体等的膜,称为细胞内膜(intracellular membrane)。这些膜与细胞膜在化学组成、分子结构和功能活动方面具有很多共性,目前把细胞膜和细胞内膜总称为生物膜(biomembrane)。电子显微镜下,生物膜呈"两暗夹一明"的形态结构,又称为单位膜(unit membrane)(图 3-2)。

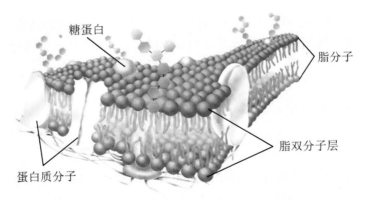

**图 3-1　细胞膜三维结构模式图**

　　本章主要介绍细胞膜的化学组成、生物学特性、分子结构模型及物质的穿膜运输。由于细胞膜的许多特性和功能是各种生物膜所共有的,所以通过对细胞膜的了解,亦可对各种生物膜有一个整体认识。

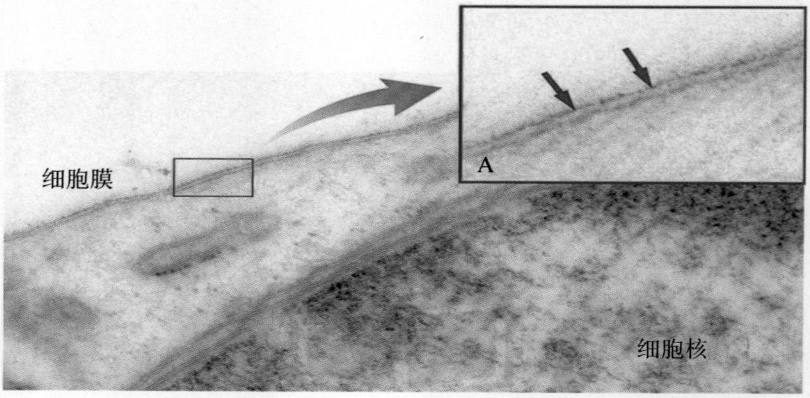

**图 3-2　单位膜的透射电镜照片**

# 第一节　细胞膜的化学组成、生物学特性及分子结构模型

在不同类型的细胞中,细胞膜的化学组成基本相同,主要由脂类、蛋白质和糖类三种物质组成。脂类排列成双分子层即脂双层,构成膜的基本结构,形成对水溶性分子相对不通透的屏障;蛋白质以不同方式与脂类结合,是膜功能的主要承担者;糖类主要分布于细胞膜外表面,通过共价键与膜的某些脂类或蛋白质分子结合形成糖脂或糖蛋白。此外,细胞膜中还含有少量水分、无机盐与金属离子等。细胞膜具有多种复杂而重要的功能,主要是由于构成膜的三种主要成分各自具有特定的分子结构和生物学特性,并且三种成分之间有着巧妙的相互作用。

## 一、细胞膜的化学组成

### (一)膜脂构成细胞膜的结构主体

细胞膜上的脂类称为膜脂(membrane lipid),约占膜成分的 50%。膜脂主要有三种类型:磷脂(phospholipid)、胆固醇(cholesterol)和糖脂(glycolipid),其中以磷脂含量最多。

1. 磷脂是膜脂的主要成分

磷脂是最重要的膜脂,几乎所有的细胞膜中都含有磷脂,约占膜脂的 50% 以上。磷脂又可分为两类:甘油磷脂(phosphoglyceride)和鞘磷脂(sphingomyelin,SM)。

甘油磷脂以甘油为骨架,甘油分子的 1、2 位羟基分别与脂肪酸形成酯键,3 位羟基与磷酸基团形成酯键。磷酸基团再分别与乙醇胺、丝氨酸、胆碱或肌醇等分子基团结合,即形成磷脂酰乙醇胺(脑磷脂)(phosphatidylethanolamine,PE)、磷脂酰丝氨酸

(phosphatidylserine，PS)、磷脂酰胆碱(卵磷脂)(phosphatidylcholine，PC)和磷脂酰肌醇(phosphatidylinositol，PI)等(图 3-3)。这些亲水的小基团在分子的末端与带负电的磷酸基团一起形成高度水溶性的结构域，极性很强，被称为"亲水头"。磷脂中的脂肪酸链长短不一，通常由 14～24 个碳原子组成，一条烃链不含双键(饱和链)，另一条烃链含有一个或几个顺式排列的双键(不饱和链)，双键处形成一个约 30°角的弯曲。磷脂分子逐个相依地整齐排列构成细胞膜的骨架结构。脂肪酸链是疏水的、无极性的，称"疏水尾"。由于磷脂分子具有亲水头和疏水尾，被称为两亲性分子(amphipathic molecule)(图 3-4)。

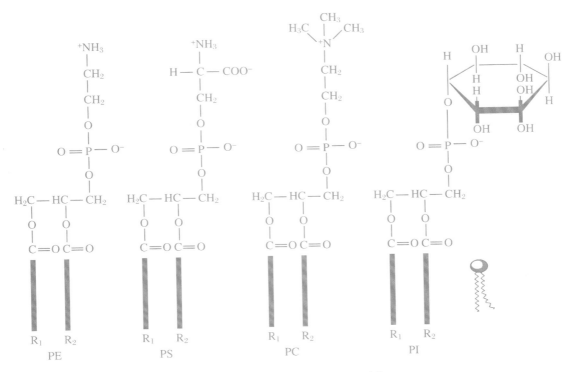

图 3-3　细胞膜中主要磷脂分子结构

鞘磷脂在膜中含量较少，但在神经元细胞膜中含量较多。它以鞘氨醇为骨架，长链的不饱和脂肪酸结合在鞘氨醇的氨基上，分子末端的一个羟基与胆碱磷酸(phosphocholine)结合，另一个游离羟基可与相邻脂分子的极性头部、水分子或膜蛋白形成氢键，因此鞘磷脂也是两亲性分子(图 3-5)。

2. 胆固醇可增强膜的稳定性和调节膜的流动性

胆固醇是细胞膜中另一类重要的脂类，分子较小，散布在磷脂分子之间。动物细胞膜中的胆固醇含量较高，有的膜内胆固醇与磷脂之比可达 1：1，植物细胞膜中的胆固醇含量较少，约占膜脂的 2%。胆固醇也是两亲性分子：极性头部为连接于固醇环(甾环)上的羟基，靠近相邻的磷脂分子的极性头部；中间为固醇环，连接一条短的疏水性烃链(图 3-6)。疏水的固醇环扁平，富有刚性，固定在磷脂分子邻近头部的烃链上，对磷脂的脂肪酸链尾部的运动具有干扰作用。疏水的尾部烃链埋在磷脂的疏水尾部中(图 3-7)。这种特殊的排列方式对调节膜的流动性、加强膜的稳定性具有重要作用。

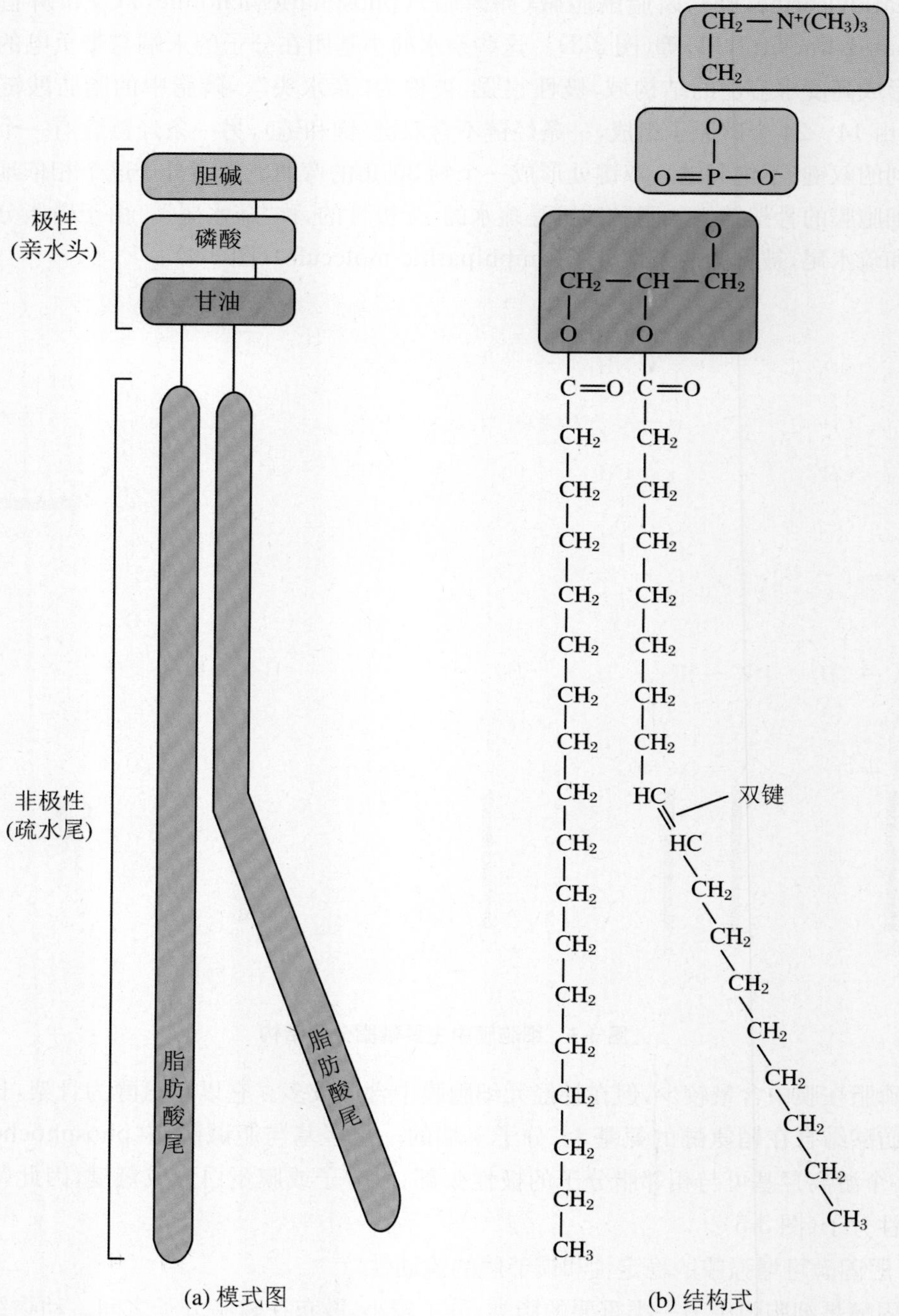

图 3-4  磷脂(磷脂酰胆碱)分子结构

3. 糖脂主要位于细胞膜的非胞质面

糖脂由脂类和寡糖构成。糖脂普遍存在于原核和真核细胞膜表面,含量占膜脂总量的
1%～10%。对于细菌和植物细胞,几乎所有的糖脂均是甘油磷脂的衍生物,一般为磷脂酰
胆碱衍生的糖脂;动物细胞膜的糖脂几乎都是鞘氨醇的衍生物。糖脂的极性头部可由1～15

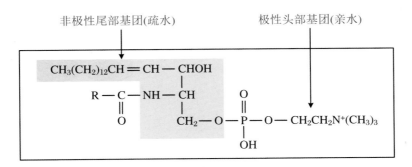

图 3-5 细胞膜中鞘磷脂分子结构

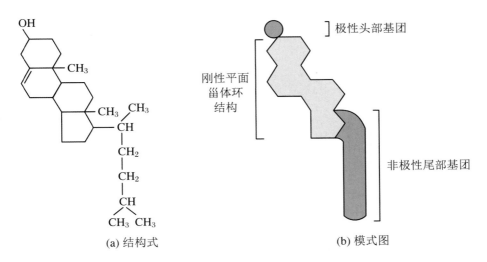

(a) 结构式          (b) 模式图

图 3-6 胆固醇分子结构

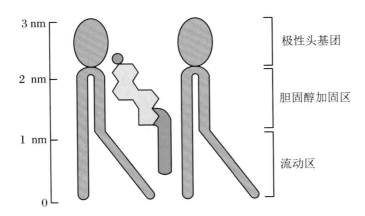

图 3-7 胆固醇与磷脂分子关系示意图

个或更多个糖残基组成,两条烃链为疏水的尾部,因此也属于两亲性分子。

目前科学家们已发现 40 余种糖脂,它们的主要区别在于极性头部不同。最简单的糖脂是脑苷脂,其极性头部仅有一个半乳糖或葡萄糖残基,它是髓鞘中的主要糖脂。比较复杂的糖脂是神经节苷脂,其极性头部除含有半乳糖和葡萄糖外,还含有数目不等的唾液酸(又名

N-乙酰神经氨酸,NANA)(图3-8)。神经节苷脂在神经元的细胞膜中最为丰富,占总脂类的5%~10%,但在其他类型的细胞中含量很少。

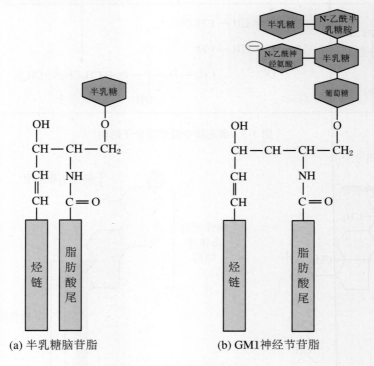

(a) 半乳糖脑苷脂　　　　　　(b) GM1神经节苷脂

**图 3-8　糖脂的化学结构**

在所有细胞中,糖脂均位于生物膜的非胞质面。据此推测,糖脂的作用与细胞同外环境的相互作用有关,可能作为细胞表面受体,参与细胞的识别、黏附及信号转导等。

不同生物膜有各自特殊的脂类组成,如哺乳动物细胞膜上富含胆固醇和糖脂,而线粒体膜内富含心磷脂,大肠杆菌细胞膜则不含胆固醇。而且不同类型的脂分子具有特定的头部基团及脂肪酸链,这赋予膜不同的特性。

膜脂都是两亲性分子,由于极性头部能与水分子形成氢键或静电作用而溶于水,非极性尾部不能与水分子产生相互作用而疏水。所以当这些脂质分子被水环境包围时,它们就自发地聚集起来,使疏水的尾部藏在内部,亲水的头部露在外面与水接触。实验中出现两种存在形式:① 形成球状的分子团(micelle),把尾部包藏在里面。② 形成脂双层(lipid bilayer)。脂质分子在水环境中排列成双层,两层分子的疏水尾部被亲水头部夹在中间。为了避免双分子层两端的疏水尾部与水接触,其游离端往往能自动闭合,形成充满液体的球状小泡称为脂质体(liposome)(图3-9)。人工合成脂质体的直径在25~1 000 nm 范围,常被用于膜研究的实验模型。例如将蛋白质插入脂质体中,可以在比天然膜更简单的环境中研究其功能;脂质体也可以作为运输载体,把药物或 DNA 包含在其中,转移进细胞以研究其生物学作用;如果将相应的抗体构建到脂质体膜上,脂质体可选择性地结合到靶细胞膜表面,使药物定向作用于靶细胞。

大多数磷脂和糖脂在水溶液中自动形成脂双层结构。脂双层具有生物膜理想结构的特点：① 构成分隔两个水溶性环境的屏障。脂双层内为疏水性的脂肪酸链，不允许水溶性分子、离子和大多数生物分子自由通过，保障了细胞内环境的稳定。② 脂双层是连续的，具有自相融合形成封闭性腔室的倾向，在细胞内未发现有游离边界，形成广泛的连续膜网。当脂双层受损伤时通过脂分子的重新排布可以自动再封闭。③ 脂双层具有柔性是可变形的，如在细胞运动、分裂、分泌泡的出芽和融合及受精时都涉及膜的可变形特性。

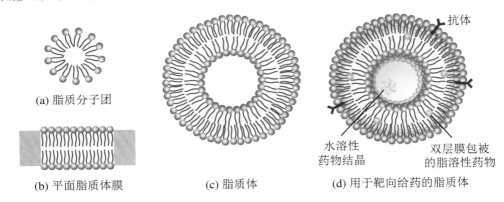

(a) 脂质分子团

(b) 平面脂质体膜

(c) 脂质体

(d) 用于靶向给药的脂质体

抗体

水溶性药物结晶

双层膜包被的脂溶性药物

**图 3-9 磷脂分子团和脂质体结构**

### (二) 膜蛋白以多种方式与脂双分子层结合

虽然脂双层组成细胞膜的结构主体，但细胞膜的功能却是由膜蛋白 (membrane protein) 决定的。如膜蛋白中有些是运输蛋白，转运特定的分子或离子出入细胞；有些是结合于细胞膜上的酶，催化与其相关的生化反应；有些起连接作用，连接相邻细胞或细胞外基质成分；有些作为受体，接受周围环境中的各种化学信号，并转导至细胞内引起相应的反应。

膜蛋白的量很大，人体内 30% 的蛋白质位于细胞膜上。不同生物膜上膜蛋白的含量及类型有很大差别，功能越复杂的膜，其蛋白质含量越高。如线粒体内膜上有电子传递链和氧化磷酸化相关蛋白，故膜蛋白质含量较高，约占 76%。而髓鞘主要起绝缘作用，膜蛋白仅占 18%。一般的细胞膜中蛋白质含量介于两者之间，占比约小于 50%。

根据与脂双层结合的方式不同，膜蛋白可分为三种基本类型：内在膜蛋白 (intrinsic protein)、外在膜蛋白 (extrinsic protein) 和脂锚定蛋白 (lipid anchored protein)（图 3-10）。

1. 内在膜蛋白

内在膜蛋白占膜蛋白总量的 70%～80%，是两亲性分子。内在膜蛋白分为单次穿膜（图 3-10A）、多次穿膜（图 3-10B）和多亚基穿膜三种类型。单次穿膜时内在膜蛋白的肽链只穿过脂双层一次，穿膜区一般含有 20～30 个疏水性氨基酸残基，通常以 α-螺旋构象穿越脂双层的疏水区，因为 α-螺旋构象允许在肽链的相邻氨基酸残基中形成最大数量的氢键，从而形成稳定性高的结构。亲水的胞外区和胞质区则由极性氨基酸残基构成，它们暴露在膜的一侧或两侧，可与水溶性的物质相互作用，如细胞表面受体是内在膜蛋白，它们在细胞外侧与信号分子结合，在内侧又激活细胞内不同的信号分子。多次穿膜的内在膜蛋白含有多个由疏水性氨基酸残基组成的穿膜序列，通过多个 α-螺旋构象穿过脂双层。

内在膜蛋白有的以 β-折叠片层 (β-pleated sheet) 构象穿膜，在脂双层中围成筒状结构，称为 β-筒 (β-barrel)（图 3-10C）。有些 β-筒在细胞膜上起运输蛋白的作用，被称为孔蛋白

（porin），主要存在于线粒体、叶绿体和一些细菌的外膜。许多含β-筒内在膜蛋白的结构用X线衍射晶体成像技术得到阐明，目前发现，围成β-筒的β链最少有8条，最多可达22条，它们之间有氢键连接。

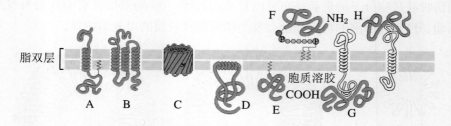

**图 3-10　膜蛋白在膜中的几种结合方式**

A、B、C. 穿膜蛋白，以一次或多次穿膜的α-螺旋或β-筒形式；D. 位于胞质侧，通过暴露于蛋白质表面的α-螺旋的疏水面与胞质面脂单层相互作用而与膜结合；E. 位于胞质侧的脂锚定蛋白，以共价键直接与胞质面脂单层中的脂肪酸链结合；F. 位于质膜外表面的脂锚定蛋白（糖基磷脂酰肌醇脂锚定蛋白）；G、H. 膜外在蛋白，与膜脂的极性头部或内在蛋白亲水区以非共价键相互作用间接与膜结合

　　为了研究膜蛋白的结构、性质和功能，首先需要将其从细胞膜上分离出来，纯化后再进行研究。由于内在膜蛋白具有疏水穿膜区，很难以可溶形式分离，要分离它们，需使用能干扰疏水作用并能破坏脂双层的试剂，一般常用去垢剂（detergent）。当用高浓度的去垢剂与膜混合时，去垢剂分子的疏水区替代磷脂分子与内在膜蛋白的疏水区结合，也与磷脂分子的疏水尾部结合，由此把内在膜蛋白与磷脂分开（图3-11）。

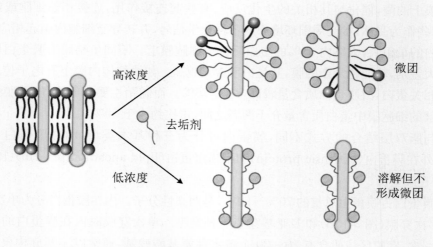

**图 3-11　去垢剂分离膜蛋白示意图**

　　十二烷基磺酸钠（SDS）为常用的离子型去垢剂，它是两亲性分子，有一个带电的亲水区和一个疏水区（烃链）。由于SDS的极性端带电荷极易溶于水，所以形成了去垢剂-蛋白质复合物，进入溶液中而将膜蛋白分离出来。蛋白质经分离、纯化后，就可以用多种手段进行分析，确定其相对分子量、氨基酸组成和氨基酸序列等。SDS对蛋白质的作用较强烈，能使蛋白质解折叠引起变性，不利于对其进行功能研究。为获得有功能的膜蛋白，可采用非离子型去垢剂。

Triton X-100 是常用的非离子型去垢剂,它的极性端不带电荷,它与 SDS 对膜蛋白的作用方式类似,也可使细胞膜崩解,但对蛋白质的作用比较温和。它不仅可用于膜蛋白的分离与纯化,也可用于去除细胞内的膜系统,以及对细胞骨架和其他蛋白质进行研究。

### 2. 外在膜蛋白

外在膜蛋白占膜蛋白总量的 20%～30%,为水溶性蛋白。外在膜蛋白与细胞膜结合得比较松散,不插入脂双层,分布在细胞膜的胞质侧或胞外侧。一些外在膜蛋白通过非共价键(如弱的静电作用)附着在脂类分子头部极性区或内在膜蛋白亲水区的一侧,间接与膜结合(图 3-10G,H);一些外在膜蛋白位于膜的胞质一侧,通过暴露于蛋白质表面的 α-螺旋的疏水区与脂双层的胞质面单层相互作用而与膜结合(图 3-10D)。外在膜蛋白与膜的结合较弱,主要使用一些温和的方法,如改变溶液的离子浓度或 pH,干扰蛋白质之间的相互作用,即可将它们从膜上分离下来,而不需要破坏膜的基本结构。

膜外在蛋白有多种功能,如红细胞的血影蛋白和锚蛋白,它们在红细胞膜内表面形成一个纤维网络,即"膜骨架",给膜提供机械支持,并为内在膜蛋白提供锚定位点。它们在维持红细胞的双凹外形、抵抗其穿越毛细血管时受到的挤压力及维持红细胞膜的完整性方面具有重要作用。很多遗传性疾病(如溶血性贫血)表现为红细胞脆性增加及形态异常的特征,这涉及引起血影蛋白或锚蛋白结构和功能改变的基因突变。有的外在膜蛋白与膜之间是一种动态关系,根据功能的需要而募集到膜上或者从膜上释放出去。

### 3. 脂锚定蛋白

脂锚定蛋白可位于膜的两侧,很像外在膜蛋白,也是水溶性蛋白,但区别是脂锚定蛋白以共价键与脂双层内的脂分子结合(图 3-10E,F),因此分离脂锚定蛋白也必须使用去垢剂。膜蛋白的这种锚定形式与内在膜蛋白相比,在理论上有许多优点,这样它们在膜上的运动性增强,有更多的侧向运动能力,有利于和其他胞外信号分子更快地结合和反应。

### (三)膜糖类覆盖生物膜的非胞质面

膜糖类(membrane carbohydrate)占细胞膜重量的 1%～10%。由于其存在于细胞膜的外表面或真核细胞的膜性细胞器的内表面(如溶酶体膜的腔面),因此统称为覆盖生物膜的非胞质面,属于亲水性物质(图 3-12)。膜糖中 93% 的糖以低聚糖或多聚糖链形式共价结合于膜蛋白上形成糖蛋白。7% 的膜糖以低聚糖链共价结合于膜脂上形成糖脂。在动物细胞膜中,组成聚糖的单糖主要有 7 种:D-葡萄糖、D-半乳糖、D-甘露糖、L-岩藻糖、N-乙酰半乳糖胺、N-乙酰葡萄糖胺及唾液酸。由于寡糖链中单糖的数量、种类、排列顺序以及有无分支等不同,低聚糖或多聚糖链出现了千变万化的组合形式。如人类 ABO 四种血型抗原的差别就是由血型糖蛋白在红细胞膜外表面寡糖链的组成结构决定的。唾液酸常见于糖链的末端,真核细胞表面的净负电荷主要由它形成。

在大多数真核细胞表面有富含糖类的边缘区,称为细胞外被(cell coat)。细胞外被的基本功能是保护细胞抵御各种物理、化学性损伤。如消化道、呼吸道等上皮细胞的细胞外被具有润滑、防止机械损伤,保护黏膜上皮不受消化酶的作用。糖链末端富含带负电荷的唾液酸,能捕集 $Na^+$、$Ca^{2+}$ 等阳离子并吸引大量的水分子,使细胞周围建立起水盐平衡的微环境。糖脂及糖蛋白中低聚糖侧链的功能大多还不清楚,但根据寡糖链的复杂性及其所处的位置提示它们参与细胞间及细胞与周围环境的相互作用,如参与细胞的识别、黏附、迁移等功能活动。

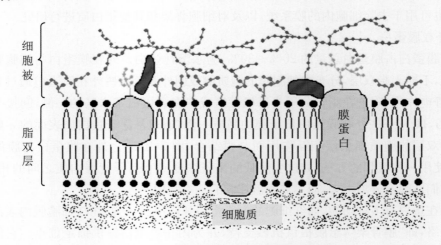

细胞被

脂双层

膜蛋白

细胞质

**图 3-12　膜糖类分布在细胞膜外表面**

## 二、细胞膜的生物学特性

细胞膜是由膜脂、膜蛋白和膜糖类构成的生物大分子体系,它不仅具有包围细胞质,形成"屏障"的作用,还执行物质运输、信号传递、细胞识别和能量转换等多种重要功能。这些都与细胞膜的分子结构和组成特性有关,细胞膜的主要特性是膜的不对称性和流动性。

### (一) 膜的不对称性决定膜功能的方向性

膜的不对称性(membrane asymmetry)是指生物膜内、外两层的结构和功能有很大的差异。膜脂、膜蛋白和膜糖类分布的不对称性与细胞膜的功能有密切关系。

1. 膜脂的不对称性

膜脂在脂双层内、外两单层中的分布往往是不同的。例如,在人红细胞膜中,绝大部分的鞘磷脂和磷脂酰胆碱位于脂双层的外层中,而在内层中磷脂酰乙醇胺、磷脂酰丝氨酸和磷脂酰肌醇含量较多,分布比例上存在较大差异(图 3-13)。胆固醇在红细胞膜内、外脂单层中分布的比例大致相等。糖脂均位于细胞膜外表面。

另外,不同膜性细胞器中脂类成分的组成和分布不同。如细胞膜中一般富含鞘磷脂、磷脂酰胆碱和胆固醇等;核膜、内质网膜和线粒体外膜则富含磷脂酰胆碱、磷脂酰乙醇胺、磷脂酰肌醇;线粒体内膜富含心磷脂。由于鞘磷脂在高尔基复合体中合成,所以其膜中鞘磷脂的含量约是内质网膜中的 6 倍。正是由于存在膜脂各组分分布的差异,使细胞内的生物膜具有不同的特性和功能。

2. 膜蛋白的不对称性

膜蛋白分布是绝对不对称的,各种膜蛋白在细胞膜中都有一定的位置。如血影蛋白分布于红细胞膜内侧面,酶和受体多位于细胞膜的外侧面,如磷酸酯酶、激素受体、生长因子受体等,而腺苷酸环化酶则位于细胞膜的内侧胞质面。

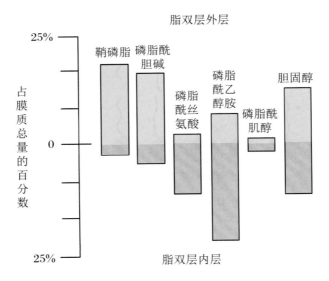

图 3-13　人红细胞膜中几种膜脂的不对称分布

内在膜蛋白穿越脂双层都有一定的方向性,这也造成其分布的不对称性。例如,红细胞膜上的血型糖蛋白肽链的 N 端伸向细胞膜外侧面,C 端在细胞膜内侧面,带 3 蛋白肽链的 N 端则在细胞膜内侧胞质面。

3. 膜糖类的不对称性

膜糖类的分布具有显著的不对称性。细胞膜糖脂、糖蛋白的寡糖侧链只分布于生物膜非胞质面。

膜脂、膜蛋白及膜糖类分布的不对称性与膜功能的不对称性和方向性有着密切关系,具有重要的生物学意义,膜结构上的不对称性保证了膜功能的方向性和生命活动的高度有序性。如许多激素的受体位于细胞膜的外侧,接受细胞外信号并向细胞内传递;当细胞发生凋亡时(如衰老的淋巴细胞),原本位于脂双层内层的磷脂酰丝氨酸翻转到外层,成为巨噬细胞识别并吞噬凋亡细胞的信号。

(二) 膜的流动性是膜功能活动的保证

膜的流动性(fluidity)是生物膜的另一特性,也是细胞进行生命活动的必需条件。膜是一个动态的结构,其流动性主要是指膜脂的流动性和膜蛋白的运动性。

1. 膜脂的流动性

生物膜的脂双层,它的组分既有固体分子排列的有序性,又有液体的流动性,这个两种特性兼有的居于晶态和液态之间的状态,即液晶态(liquid-crystal state),是生物膜极为重要的特性。在温度下降到某一值(<25 ℃)时,脂双层的性质会明显改变,它可以从流动的液晶态转变为晶态,这时磷脂分子的运动将会受到很大限制;当温度上升至某一点时又可以熔融为液晶态,所以,人们把这一临界温度称为膜的相变温度。由于温度变化导致的膜状态的改变称为"相变"(phase transition)。在相变温度以上,膜脂分子具有以下几种运动方式(图3-14):

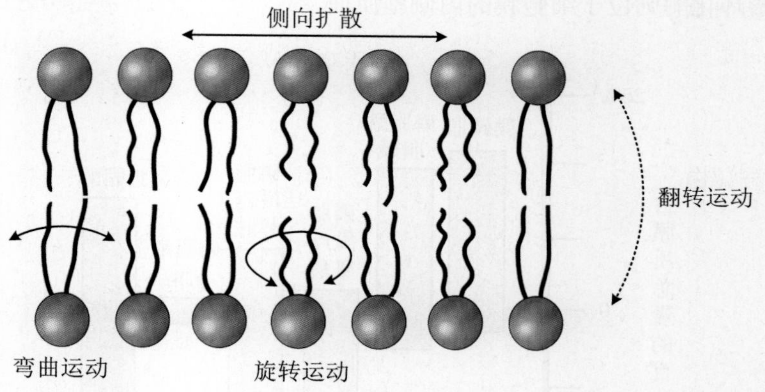

图 3-14 膜脂分子的运动方式

（1）侧向扩散

侧向扩散（lateral diffusion）是指在脂双层的单分子层内，脂分子沿膜平面侧向与相邻分子快速交换位置，约 $10^7$ 次/s。该运动是膜脂分子最主要的运动方式。

（2）旋转运动

旋转运动（rotation）是指膜脂分子围绕与膜平面相垂直的轴的自旋运动。

（3）钟摆运动

钟摆运动（flexion）是指膜脂分子的烃链尾部端弯曲摆动。

（4）翻转运动

翻转运动（flip-flop）是指膜脂分子从脂双层的一单层翻转至另一单层的运动。因为当发生翻转运动时，磷脂的亲水头部基团将穿过膜内部的疏水层，克服疏水区的阻力方能抵达另一个层面，这在热力学上是很不利的，一般情况下很少发生。但内质网膜上有一种翻转酶（flippase），它能促使某些新合成的磷脂分子从脂双层的胞质面翻转到非胞质面。这些酶在维持膜脂的不对称分布中起作用。此外，膜脂脂肪酸链沿着与双分子层平面相垂直的轴还可进行伸缩、振荡运动。

2. 膜蛋白的运动性

分布在膜脂二维流体中的膜蛋白也有发生分子运动的特性，其主要运动方式是侧向扩散和旋转运动，因膜蛋白分子较大，运动速度缓慢。

（1）侧向扩散

侧向扩散是指膜蛋白可以在膜表面侧向位移。1970 年，霍普金斯大学的 L. Frye 和 M. Edidin 用细胞融合和间接免疫荧光法证明，膜抗原（即膜蛋白）在脂双层二维平面中可以侧向扩散。他们把体外培养的人和小鼠的成纤维细胞进行融合，观察人-小鼠杂交细胞表面抗原分布的变化（图 3-15）。融合前，用发绿色荧光的荧光素标记小鼠成纤维细胞的特异性抗体，人成纤维细胞的特异性抗体用发红色荧光的荧光素标记。被标记的抗体分别与小鼠和人成纤维细胞膜上的抗原相结合。这两种细胞在融合剂的作用下刚发生融合时，膜抗原蛋白只限于各自的细胞膜部分，人细胞一侧呈红色荧光，小鼠细胞一侧呈绿色荧光。37 ℃继续培养 40 min 后，两种颜色的荧光在整个杂交细胞膜上均匀分布。这说明膜抗原蛋白在膜平面内经扩散运动而重新分布。但在低温条件(1 ℃)下,膜抗原则基本停止运动。

目前测定膜蛋白的侧向扩散常采用光致漂白荧光恢复法(fluorescence recovery after photobleaching,FRAP)。这种方法是利用激光,使膜上某一微区结合有荧光素的膜蛋白被不可逆地漂白之后,当其他部位未被激光漂白的带有荧光的膜蛋白,由于侧向扩散运动,不断地进入这个被漂白的微区时,使荧光又恢复,可用其恢复速度计算蛋白质分子的侧向扩散速率。

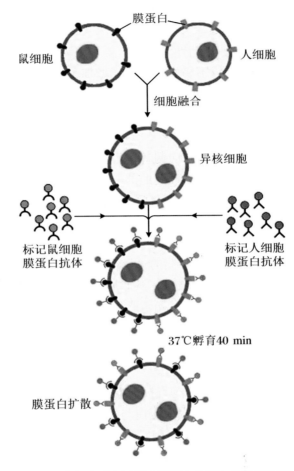

**图 3-15　小鼠-人细胞融合过程中膜蛋白的侧向扩散示意图**

(2) 旋转运动

膜蛋白能围绕与膜平面相垂直的轴进行旋转运动,但旋转运动的速度比侧向扩散更为缓慢。不同膜蛋白的旋转速率有很大差异,这与其分子结构及所处不同的微环境有关。实际上并不是所有的膜蛋白都能自由运动,有些细胞只有部分膜蛋白(30%~90%)处于流动状态。膜蛋白在脂双层中的运动还受到许多其他因素影响,如膜蛋白聚集形成复合物;内在膜蛋白与外在膜蛋白相互作用;膜蛋白与细胞骨架成分连接以及与膜脂的相互作用等,这些均限制了膜蛋白的运动性。膜蛋白周围膜脂的相态对其运动性有很大影响,处于不流动的晶态脂质区域的膜蛋白不易运动,而处于液晶态区的膜蛋白则易于发生运动。

### 3. 影响膜流动性的因素

**（1）脂肪酸链的饱和程度**

相变温度的高低和流动性的大小取决于脂类分子排列的紧密程度。磷脂分子疏水尾部间的范德华力和疏水性相互作用使得它们相互聚集。磷脂分子长的饱和脂肪酸链呈直线形，具有最大的聚集倾向而排列紧密成凝胶状态；而不饱和脂肪酸链在双键处发生折屈，分子链呈弯曲状，干扰了脂分子间范德华力的相互作用，所以排列比较疏松，从而增加了膜的流动性。因此，脂双分子层中含不饱和脂肪酸越多，膜的相变温度越低，其流动性也越大。

**（2）脂肪酸链的长短**

脂肪酸链短的相变温度低，流动性大。这主要是因为脂肪酸链越短则尾端越不易发生相互作用，在相变温度以下，其越不易发生凝集而增加了流动性；长链尾端之间不仅可以在同一分子层内相互作用，而且可以与另一分子层中的长链尾端相互作用，使膜的流动性降低。

**（3）胆固醇的双向调节作用**

胆固醇对膜的流动性起重要的双向调节作用。当温度在相变温度以上时，胆固醇分子的固醇环与磷脂分子靠近极性头部的烃链的部分结合限制了其运动；当温度在相变温度以下时，由于胆固醇位于磷脂分子之间可以隔开磷脂分子，有效地防止脂肪酸链相互凝聚，干扰晶态形成，起到稳定细胞膜的作用。

**（4）卵磷脂与鞘磷脂的比值**

在哺乳动物细胞中，卵磷脂和鞘磷脂的含量约占膜脂的50%，其中卵磷脂的脂肪酸链不饱和程度高，相变温度较低；鞘磷脂则相反，其脂肪酸链饱和程度高，相变温度也高，且范围较宽（25～35 ℃）。在37 ℃时，卵磷脂和鞘磷脂均呈流动状态，但鞘磷脂的黏度却比卵磷脂大6倍，因而鞘磷脂含量高则细胞膜的流动性低。在细胞衰老过程中，细胞膜中的卵磷脂与鞘磷脂的比值逐渐下降，其流动性也随之降低。

**（5）膜蛋白的影响**

膜脂结合膜蛋白后对膜的流动性有直接影响。膜蛋白嵌入膜脂疏水区后，使周围的脂类分子不能单独活动而形成界面脂（嵌入蛋白与周围脂类分子结合而形成），嵌入的蛋白越多，界面脂就越多，膜脂的流动性就越小，但膜脂与某些内在蛋白的结合是可逆的。

除上述因素外，环境温度、pH、离子强度等均可对膜的流动性产生一定的影响。如环境温度越高，膜的流动性越大，在相变温度范围内，每下降10 ℃，膜的黏度增加3倍，膜的流动性也随之降低。

膜的流动性具有十分重要的生理意义，如物质运输、细胞识别、信息转导等功能都与膜的流动性密切相关。生物膜各种功能的完成一般是在膜的流动状态下进行的，若膜的流动性降低，则细胞膜固化。当膜的黏度增大到一定程度时，许多穿膜运输中断，膜内的酶丧失活性，代谢终止，最终导致细胞死亡。

## 三、细胞膜的分子结构模型

细胞膜的膜脂、膜蛋白和膜糖类是如何排列和组织的？这些成分之间又有何相互作用？

这些对阐明膜的功能活动及机制十分重要。许多学者对此进行了大量的研究,提出了众多细胞膜分子结构模型。虽然这些模型各有其局限性,不能完全对膜的特性和功能进行全面阐释,但却使人们对于细胞膜的分子结构有了更加深入地了解。

(一)片层结构模型具有三夹板式结构的特点

1935 年,H. Davson 和 J. Danielli 发现细胞膜的表面张力显著低于油-水界面的表面张力,已知脂滴表面如吸附有蛋白成分则表面张力降低,因此他们认为,细胞膜不是单纯由脂类组成,进而推测细胞膜中含有蛋白质成分,并提出"片层结构模型"(lamella structure model)。这一模型认为,细胞膜是由两层磷脂分子构成,磷脂分子的疏水烃链在膜的内部彼此相对,而亲水端则朝向膜的外表面,内外侧表面还覆盖着一层球形蛋白质分子,形成蛋白质-磷脂-蛋白质三夹板式结构。后来,为了解释细胞膜对水的高通透性,Davson 和 Danielli 对其模型进行了修改,认为细胞膜上有穿过脂双层的孔,小孔由蛋白质分子围成,其内表面具有亲水基团,允许水分子通过,这一模型的影响达 20 年之久。

(二)单位膜模型体现膜形态结构的共同特点

1959 年,J. D. Robertson 使用电子显微镜观察发现所有生物膜均呈"两暗夹一明"的三层式结构,在横切面上的内外两层表现为电子密度高的暗线,中间夹一条电子密度低的明线,内外两层暗线各厚约 2 nm,中间的明线厚约 3.5 nm,膜的总厚度约 7.5 nm,这种"两暗夹一明"的结构被称为单位膜,因此提出了"单位膜模型"(unit membrane model)。这一模型认为磷脂双分子层构成膜的主体,其亲水端头部向外,与附着的蛋白质分子构成暗线,磷脂分子的疏水尾部构成明线。这个模型与片层结构模型不同,认为脂双分子层内外两侧的蛋白质并非球形蛋白质,而是单条肽链 β 片层形式的蛋白质,通过静电作用与磷脂极性端相结合。单位膜模型提出了各种生物膜在形态结构上的共同特点,即把膜的分子结构同膜的电镜图像联系起来,能对膜的某些属性作出解释,在超微结构中被普遍采用,名称一直沿用至今。但是这个模型把膜作为一种静态的单一结构,无法说明膜的动态变化和各种重要的生理功能,也不能解释为何不同生物膜的厚度不同。

(三)流动镶嵌模型是被普遍接受的模型

1972 年,S. J. Singer 和 G. Nicolson 在单位膜模型基础上提出了"流动镶嵌模型"(fluid mosaic model)。该模型认为膜的脂双层构成膜的连续主体,既有晶体分子排列的有序性,又有液体的流动性,呈液晶态;球形的蛋白质分子以不同形式与脂双分子层结合,有的嵌在脂双分子层中,有的则附着在脂双分子层的表面;糖类只附着在膜的外表面,与外层的脂质或蛋白质结合,构成糖脂和糖蛋白。流动镶嵌模型强调了膜的流动性和不对称性,较好地解释了生物膜的功能特点,它是目前被普遍接受的膜结构模型(图 3-16)。

但是该模型不能说明具有流动性的细胞膜在变化过程中怎样保持膜的相对完整性和稳定性的,它忽视了膜的各部分流动性的不均匀性等。因此又有人提出了一些新的模型。如 1975 年 Wallach 提出了一种"晶格镶嵌模型"(crystal mosaic model),认为生物膜中流动的脂类是在可逆地进行无序(液态)和有序(晶态)的相变,膜蛋白对脂类分子的运动具有限制作用。镶嵌蛋白和其周围的脂类分子形成膜中晶态部分(晶格),而具有"流动性"的脂类呈小片的点状分布。因此脂类的"流动性"是局部的,并非整个脂类双分子层都在进行流动,这就比较合理地解释了生物膜既具有流动性又具有相对完整性及稳定性的原因。1977年，Jain和White又提出了"板块镶嵌模型"（block mosaic model），认为在流动的脂双层中存在许多大小不同、刚性较大的能独立移动的脂类板块（有序结构的"板块"），在这些有序结构的板块之间存在流动的脂类区（无序结构的"板块"），这两者处于一种连贯的动态平衡之中，因而生物膜是由同时存在不同流动性的板块镶嵌而成的动态结构。事实上，后两种模型与流动镶嵌模型并无本质区别，不过是对膜流动性的分子基础进行了补充。

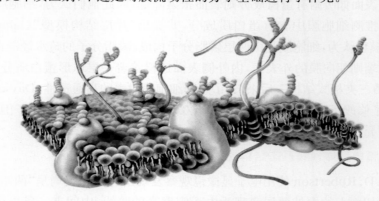

图 3-16　细胞膜的流动镶嵌模型

（四）脂筏模型深化了对膜结构和功能的认识

脂筏模型（lipid rafts model）认为生物膜脂双分子层富含胆固醇和鞘磷脂的微结构域，直径为 70～100 nm，是一种动态结构。由于鞘磷脂具有较长的饱和脂肪酸链，分子间的作用力较强，所以这些区域结构致密，介于无序液体与液晶之间，称为有序液体——脂筏（lipid rafts）。脂筏就像一个蛋白质停泊的平台，许多蛋白质聚集在脂筏内，便于相互作用，脂筏为蛋白质提供一个有利于变构的环境，形成有效的构象（图 3-17）。目前比较公认的脂筏的功能是参与信号转导、受体介导的胞吞以及胆固醇代谢运输等。从当前的研究来看，脂筏功能

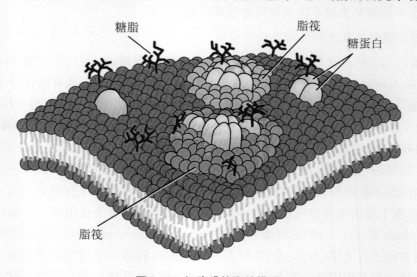

图 3-17　细胞膜的脂筏模型

的紊乱已涉及 HIV、肿瘤、动脉粥样硬化、Alzheimer 病、疯牛病及肌营养不良等，对脂筏结构和功能的研究不仅加深了对许多重要的生命现象和病理机制的了解，而且也有助于了解细胞膜的结构和功能，给膜生物学带来更多的信息与启示。

# 第二节　物质的穿膜运输

细胞进行各种生命活动时，必然要与外环境进行活跃的物质交换，通过细胞膜从环境中获得所需要的多种营养物质，并将代谢产物排至细胞外。细胞膜是细胞与细胞外环境间的半透性屏障，对穿膜运输的物质有选择和调节作用，以维持细胞相对稳定的内环境。穿膜运输的物质主要包括两大类：一类为小分子或离子，另一类是大分子或颗粒物质，对于这两大类物质，细胞会采取完全不同的策略进行穿膜运输。

## 一、小分子物质和离子的穿膜运输

根据运输过程是否需要消耗细胞代谢能，或是否顺物质浓度梯度或电化学梯度，小分子和离子的穿膜运输方式分为被动运输（passive transport）和主动运输（active transport）两大类。其中不需要消耗代谢能、顺物质浓度梯度或电化学梯度运输的是被动运输，其转运的动力来自被转运物质的电化学势能，包括简单扩散、通道扩散和易化扩散；反之就是主动运输，包括直接消耗 ATP 的泵运输和间接消耗 ATP 的协同运输（图 3-18）。

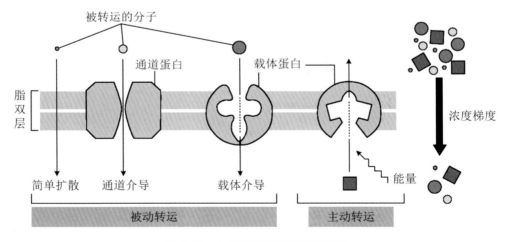

图 3-18　小分子及离子的穿膜运输

### （一）被动运输

在被动运输中，如果转运的溶质是不带电荷的分子（非电解质），其膜两侧的浓度梯度即膜两侧的浓度差，决定溶质的转运方向（顺浓度梯度）；如被转运的溶质是电解质，其在两个区域间的转运方向则取决于两个梯度：两个区域间该物质浓度差决定的化学梯度和电荷差决定的电位梯度，这两个差异结合起来形成的电化学梯度（electrochemical gradient）决定溶质转运方向（顺电化学梯度），因此不消耗代谢能。

1. 简单扩散

简单扩散（simple diffusion）是小分子物质穿膜运输的最简单的方式。溶质分子直接溶解于膜脂双层中，仅通过自由扩散就可穿膜，不需要穿膜运输蛋白协助。转运是由高浓度向低浓度方向进行，所需要的能量来自高浓度本身所包含的势能，不需要细胞提供代谢能量。通过这种方式运输物质的速度完全取决于分子大小、脂溶解度和浓度梯度。脂溶性物质如醇、苯、甾类激素、$O_2$、$CO_2$、NO 和 $H_2O$ 等就是通过简单扩散的方式穿过细胞膜。

如上所述，只有脂溶性、非极性或不带电的小分子通过简单扩散的方式穿过细胞膜，但绝大多数溶质如各种离子、单糖、氨基酸、核苷酸及许多细胞代谢产物都不能通过简单扩散进行穿膜转运（图 3-19），细胞膜中有特定的膜蛋白负责转运这些物质，这类蛋白质称为膜运输蛋白（membrane transport protein）。所有膜运输蛋白都是内在膜蛋白，它们的肽链可以穿越脂双层。通常每种膜运输蛋白只转运一种特定类型的溶质。

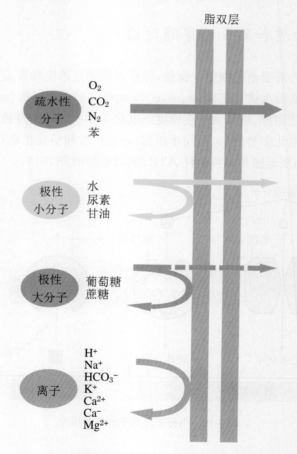

图 3-19　人工脂双层对不同溶质的相对通透性

膜运输蛋白主要有两类：一类为通道蛋白（channel protein），另一类是载体蛋白

(carrier protein)。通道蛋白主要形成一种水溶性通道，贯穿脂双层。当通道开放时，特定的溶质(一般是无机离子)可经过通道穿过细胞膜。通道蛋白只能介导顺物质浓度梯度或电化学梯度的被动运输(通道扩散)。载体蛋白主要与特定的溶质结合，改变其构象使溶质穿越细胞膜。载体蛋白既可介导被动运输(易化扩散)，也可介导主动运输(ATP 驱动泵运输或协同运输)。

2. 通道扩散

构成生物膜核心部分的脂双层对带电物质，包括 $Na^+$、$K^+$、$Ca^{2+}$、$Cl^-$ 等极性很强的离子是高度不可透的，它们难以直接穿膜转运，但实际上各种离子的穿膜速率很高，可在数毫秒内完成，在多种细胞活动中起关键作用，这种高效率的转运是借助膜上的离子通道蛋白(ion channel)完成的。细胞膜上的通道蛋白形成亲水的穿膜通道，允许适宜大小的离子和分子通过。通道蛋白普遍存在于各种类型的生物膜上。水分子虽然可以以简单扩散方式通过细胞膜，但是扩散速度非常缓慢，而许多细胞如肾小管上皮细胞、肠上皮细胞、血细胞、植物根细胞及细菌等对水的吸收极为快速，人们也因此分离得到了细胞膜上的水通道蛋白。

(1) 离子通道

① 离子通道的特点。

首先，通道蛋白介导的是被动运输，通道是双向的，离子的净通量取决于电化学梯度(顺电化学梯度)，通道蛋白在转运过程中不与溶质分子结合。其次，离子通道对被转运离子的大小和所带电荷都有高度的选择性，只有大小和电荷适宜的离子才能通过。例如 $K^+$ 通道只允许 $K^+$ 通过，而不允许 $Na^+$ 通过。最后，转运速率高，通道可以在每秒中允许 $10^6 \sim 10^8$ 个特定离子通过，比载体蛋白所介导的最快转运速率约高 1 000 倍。

② 离子通道的类型。

细胞膜上极少离子通道是持续开放的，如 $K^+$ 漏。随着 $K^+$ 这种正电荷转移到细胞外而留下胞内非平衡的负电荷，从而维持细胞膜的内负外正的静息电位。

多数离子通道不是持续开放的，离子通道开放受"闸门"控制，被称为"门控(gated)"。即离子通道有通道"开"或"关"两种构象，以对一定的信号作出适当的反应。人们通常根据通道门控机制的模式不同，将门控通道大致分为三大类。

a. 电压门控通道(voltage-gated channel )：膜电位的改变是控制电压门控通道开放与关闭的直接因素。闸门开放时间非常短，只有几毫秒，随即迅速自发关闭。电压门控通道主要存在于神经元、肌细胞及腺上皮细胞等可兴奋细胞，包括 $Na^+$ 通道、$K^+$ 通道、$Ca^{2+}$ 通道和 $Cl^-$ 通道[图 3-20(a)]。

b. 配体门控通道(ligand-gated channel)：实际上是离子通道型受体，它们与细胞内外的特定配体(ligand)结合后，发生构象改变，结果将"门"打开，允许某种离子进行快速穿膜扩散[图 3-20(b)]。

乙酰胆碱受体(acetylcholine receptor, AChR)是典型的配体门控阳离子通道，大量分布于骨骼肌神经肌接头处，当与神经末梢释放的神经递质乙酰胆碱结合到突触后肌细胞膜的乙酰胆碱受体后通道打开，将细胞外化学信号快速转化为电信号，实现了神经对肌肉的收缩支配(图 3-21)。

c. 应力激活门控通道(stress-activated channel)：通道蛋白感受应力而改变构象，开启

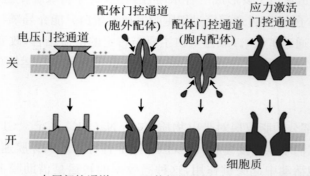

图 3-20　间断开放门控通道类型

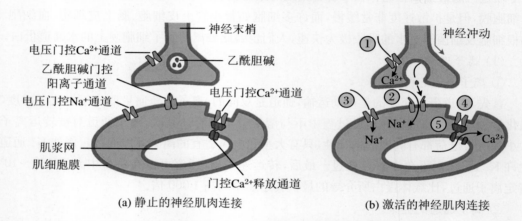

图 3-21　神经-肌接头处的离子通道协同活动示意图

① 神经冲动传至神经末梢细胞膜去极化,引起膜上电压门控 $Ca^{2+}$ 通道瞬时开放,$Ca^{2+}$ 内流导致突触小泡乙酰胆碱释放至突触间隙;② 乙酰胆碱与突触后肌细胞膜上的 nAChR 结合,乙酰胆碱门控 $Na^+$ 通道开放,$Na^+$ 内流引起细胞膜局部去极化;③ 局部去极化诱发电压门控 $Na^+$ 离子通道开放,大量 $Na^+$ 涌入使细胞膜去极化扩散到整个肌细胞膜;④和⑤ 肌细胞膜去极化,电压门控 $Ca^{2+}$ 通道开放,肌浆网上 $Ca^{2+}$ 通道开放,肌浆内 $Ca^{2+}$ 浓度突然增加,引起肌原纤维收缩

通道使"门"打开,离子进入细胞,引起膜电位变化,产生电信号[图 3-20(c)]。如内耳听觉毛细胞顶部的听毛即具有应力激活门控通道。当声音传至内耳时,引起毛细胞下方基膜发生震动,从而使听毛触及上方的覆膜,迫使听毛发生倾斜产生弯曲,在这种机械应力作用下,使应力门控通道开放,允许离子进入内耳毛细胞,膜电位改变,从而将声波信号传递给听觉神经元。

（2）水通道

水分子虽然可以以简单扩散的方式通过细胞膜,但是扩散速度非常缓慢。实际上许多细胞如肾小管和肠上皮细胞等对水的吸收极为快速。长期以来,人们就猜想细胞膜上可能存在水的专一通道。直到 1988 年,美国学者 P. Agre 在分离纯化红细胞膜 Rh 血型抗原核心多肽时偶然发现细胞膜上有构成水通道的膜蛋白,这种蛋白质被命名为水孔蛋白（aquaporin，AQP）,从而确认了细胞膜上有水转运通道蛋白的理论,Agre 因此获得了 2003 年诺贝尔化学奖。

水通道大量存在于与体液分泌和吸收密切相关的上皮和内皮细胞膜上,如 AQP1 主要表达在红细胞膜上,AQP2 分布于肾集合管上皮主细胞,AQP0 分布于眼晶状体,AQP4 分布于脑内胶质细胞和脑室管膜细胞,AQP5 分布于腺体、肺和角膜。它们参与机体的多种重要的生理功能,如尿浓缩、保持水盐代谢平衡、各种消化液的分泌及胃肠道各段的体液吸收、调节脑室内液体平衡、促进房水分泌调节眼压等。随着对水通道蛋白功能认识的不断深化,水通道正在作为治疗人类疾病的药物作用靶点而引起人们的重视。

一般认为,水通道是处于持续开放状态的膜通道蛋白,一个 AQP1 通道蛋白每秒钟可允许 $3\times10^9$ 个水分子通过(图 3-22)。水分子的转运不需要消耗细胞能量,也不受门控机制调控。水分子通过水通道的移动方向完全由膜两侧的渗透压差决定,水分子从渗透压低的一侧向渗透压高的一侧移动,直至两侧渗透压达到平衡,因此,水通道是水分子在溶液渗透压梯度作用下的被动运输途径。

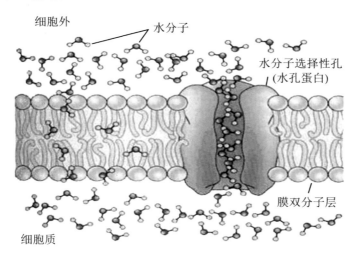

**图 3-22　水分子穿膜运输示意图**

3. 易化扩散

一些非脂溶性的物质,如葡萄糖、氨基酸、核苷酸以及细胞代谢物等,不能以简单扩散的方式通过细胞膜,但它们可在载体蛋白的介导下,不消耗细胞的代谢能量,顺物质浓度梯度或电化学梯度进行转运,这种方式称为易化扩散(facilitated diffusion),属于被动运输。易化转运蛋白可以在两个方向上同等介导物质的穿膜运输,净通量的方向取决于物质在膜两侧的相对浓度。但在易化扩散中,转运特异性强,转运速率也较快。

载体蛋白对所转运的溶质具有高度专一性,可以借助于其上的结合位点与某一物质进行暂时的、可逆的结合。当载体蛋白一侧表面的特异结合位点同专一的溶质分子结合形成复合体时,即可引起载体蛋白发生构象变化,通过一定的易位机制,将被运送的溶质分子从膜的一侧移至膜的另一侧。同时,随着构象的变化,载体对该物质的亲和力也下降,于是物质与载体分离,溶质顺着浓度梯度从这里扩散出去,载体蛋白又恢复到它原有的构象(图3-23)。

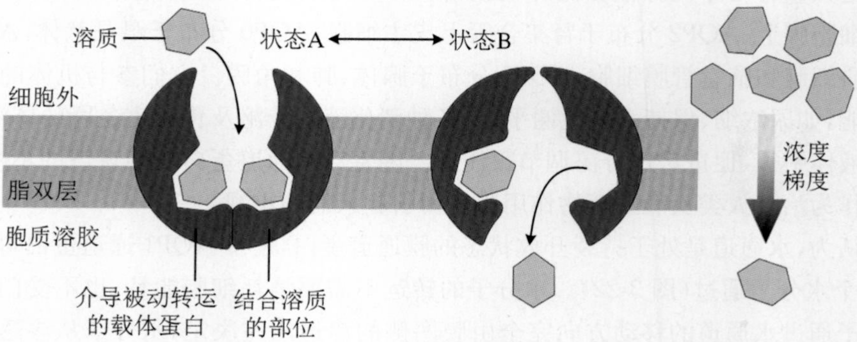

**图 3-23 载体蛋白构象变化介导的易化扩散**

葡萄糖是人体最基本的直接能量来源,对于许多细胞(包括红细胞),细胞外葡萄糖浓度高于细胞内,大多数哺乳类细胞膜上都含有一种协助葡萄糖从血液扩散到细胞内的膜蛋白,以易化扩散方式将葡萄糖转运到细胞内。

### (二) 主动运输

被动运输只能顺浓度梯度或电化学梯度穿膜转运物质,趋向于使细胞内外的物质浓度达到平衡,但实际上细胞内外许多物质浓度存在很大差异。一般情况下,细胞内的 $K^+$ 浓度约为 100 mmol/L,而细胞外的 $K^+$ 浓度只有 5 mmol/L,因此在细胞膜两侧就有一个很"陡"的 $K^+$ 浓度梯度,这有利于 $K^+$ 扩散到细胞外。$Na^+$ 在细胞膜两侧的分布正好相反,细胞外的浓度为 150 mmol/L,而细胞内则为 $10\sim20$ mmol/L。$Ca^{2+}$ 在细胞膜两侧分布的差别更大,一般情况下,真核细胞外的 $Ca^{2+}$ 浓度要高于细胞内约 10 000 倍。这些浓度梯度由主动运输产生,以维持细胞内外物质浓度的差异,这对维持细胞生命活动至关重要。

主动运输是载体蛋白介导的物质逆电化学梯度、由低浓度一侧向高浓度一侧进行的穿膜转运方式。转运的溶质分子的自由能要变化为正值,因此需要与某种释放能量的过程相偶联,能量来源包括 ATP 水解、光吸收、电子传递及电化学势能等。

动物细胞根据主动运输过程中利用能量的方式不同,可分为 ATP 驱动泵运输(由 ATP 直接提供能量)和协同运输(ATP 间接提供能量)两种主要类型。

#### 1. ATP 驱动泵运输

ATP 驱动泵(ATP-drive pump)都是内在膜蛋白,在膜的胞质侧具有一个或多个 ATP 结合位点,能利用 ATP 水解所释放的能量将被转运分子或离子从低浓度向高浓度转运,所以常称之为"泵"。根据泵蛋白的结构和功能特性,可分为 4 类:P-型离子泵,V-型质子泵,F-型质子泵和 ABC 转运体。前 3 种只转运离子,后一种主要转运小分子(图 3-24)。

#### (1) P-型离子泵

P-型离子泵(P-class ion pump)都有 2 个独立的大亚基(α 亚基),具有 ATP 结合位点,绝大多数还具有 2 个小的 β 亚基,通常起调节作用。在转运离子过程中,至少有一个 α 催化亚基发生磷酸化和去磷酸化反应,从而改变泵蛋白的构象,实现离子的穿膜转运。由于在泵工作过程中,形成磷酸化中间体,"P"代表磷酸化,故名 P-型离子泵。动物细胞的 $Na^+$-$K^+$ 泵、$Ca^{2+}$ 泵和哺乳类胃腺壁细胞(parietal cells)上的 $H^+$-$K^+$ 泵等都属于此种类型。

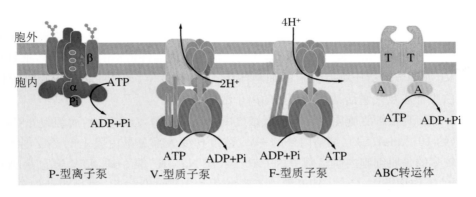

图 3-24　4 种类型 ATP 驱动泵模式图

① $Na^+$-$K^+$ 泵：又称 $Na^+$-$K^+$-ATP 酶，是由 α 亚基和 β 亚基构成，α 亚基的分子量为 120 kd，是一个多次穿膜的内在膜蛋白，具有 ATP 酶活性。β 亚基分子量为 50 kd，是具有组织特异性的糖蛋白，并不直接参与离子的穿膜转运，但能帮助在内质网新合成的 α 亚基进行折叠，当把 α 亚基与 β 亚基分开时，α 亚基的酶活性即丧失，其他功能还不清楚。α 亚基的胞质面有 3 个高亲和 $Na^+$ 结合位点，在膜外表面有 2 个高亲和 $K^+$ 结合位点，也是乌本苷高亲和结合位点。其工作原理如图 3-25 所示：在细胞膜内侧，α 亚基与 3 个 $Na^+$ 结合后，促进 ATP 水解为 ADP 和磷酸，磷酸基团与 α 亚基上的一个天冬氨酸残基共价结合使其磷酸化，1 个 ATP 水解释放的能量驱动酶蛋白构象改变，使与 $Na^+$ 结合的位点转向膜外侧，酶蛋白失去对 $Na^+$ 的亲和性，从而将 $Na^+$ 释放到胞外，酶蛋白就获取 2 个 $K^+$，$K^+$ 与磷酸化的 α 亚基结合后促使其去磷酸化，结果酶的构象又恢复原状，并失去对 $K^+$ 的亲和力，将 $K^+$ 释放到胞内，完成一个循环。$Na^+$ 依赖的磷酸化和 $K^+$ 依赖的去磷酸化如此有序地交替进行，每秒钟可发生约 1 000 次构象变化。当 $Na^+$-$K^+$ 泵抑制剂乌本苷在膜外侧占据 $K^+$ 的结合位点后，

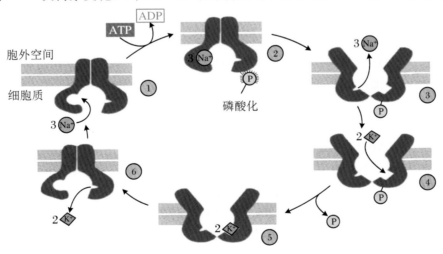

图 3-25　$Na^+$-$K^+$ 泵工作原理示意图

① $Na^+$ 结合到酶上；② 酶磷酸化；③ 酶构象变化，$Na^+$ 释放到细胞外；④ $K^+$ 与酶蛋白质结合；
⑤ 酶去磷酸化；⑥ 酶构象恢复原始状态，$K^+$ 释放到细胞内

$Na^+$-$K^+$-ATP 酶活性可被抑制；当抑制生物氧化作用的氰化物使 ATP 供应中断时，$Na^+$-$K^+$ 泵失去能量来源而停止工作。大多数动物细胞要消耗 ATP 总量的 1/3（神经细胞要消耗 ATP 总量的 2/3）用于维持 $Na^+$-$K^+$ 泵的活动，从而保证细胞内高钾低钠的离子环境，这具有重要的生理意义，如调节渗透压维持恒定的细胞体积、保持膜电位、为某些物质的吸收提供驱动力和为蛋白质合成及代谢活动提供必要的离子浓度等。

② $Ca^{2+}$ 泵：真核细胞胞质中含有极低浓度的 $Ca^{2+}$（$\leqslant 10^{-7}$ mol/L），而细胞外 $Ca^{2+}$ 浓度却高得多（约 $10^{-3}$ mol/L）。细胞内外的 $Ca^{2+}$ 浓度梯度大部分是由膜上的 $Ca^{2+}$ 泵维持的。目前了解较多的是肌细胞内肌浆网上的 $Ca^{2+}$ 泵，像 $Na^+$-$K^+$ 泵一样，$Ca^{2+}$ 泵也是 ATP 酶，在 $Ca^{2+}$ 泵的工作周期中，$Ca^{2+}$-ATP 酶也有磷酸化和去磷酸化过程，通过两种构象改变，结合与释放 $Ca^{2+}$。每水解一个 ATP 分子，能逆浓度梯度转运 2 个 $Ca^{2+}$ 进入肌浆网或泵出细胞。细胞内外较大的 $Ca^{2+}$ 浓度差对维持正常生命活动非常重要，细胞外信号只要引起少量的 $Ca^{2+}$ 进入细胞，即可引起细胞内游离 $Ca^{2+}$ 显著升高（约提高至 $5 \times 10^{-6}$ mol/L），这可以激活一些 $Ca^{2+}$ 反应蛋白，如钙调蛋白（calmodulin，CaM）、肌钙蛋白等，引起细胞的多种重要活动。例如，当肌细胞膜去极化时，$Ca^{2+}$ 由肌浆网释放到肌浆中，引起肌细胞收缩，然后通过 $Ca^{2+}$ 泵又迅速将 $Ca^{2+}$ 泵回肌浆网内储存，使肌肉弛缓。另外，细胞内 $Ca^{2+}$ 浓度的升高与细胞分泌、神经递质释放、穿膜信号转导等功能活动密切相关。

（2）V-型质子泵

V-型质子泵（V-class proton pump）主要存在于真核细胞的酸性膜性区室，如网格蛋白有被小泡、内体、溶酶体、高尔基复合体、分泌泡以及植物细胞液泡膜上的 $H^+$ 泵，也存在于某些分泌质子的特化细胞（如破骨细胞和肾小管上皮细胞）的细胞膜上。V-型质子泵也由多个穿膜和胞质侧亚基组成，其作用是利用 ATP 水解供能，将 $H^+$ 从胞质基质中逆 $H^+$ 电化学梯度转运到上述细胞器和囊泡中，使其内部成为酸性环境并保持胞质基质 pH 呈中性。V-型质子泵运输时需要 ATP 供能，但不形成磷酸化中间体。

（3）F-型质子泵

F-型质子泵（F-class proton pump）主要存在于细菌细胞膜、线粒体内膜和叶绿体膜中，它使 $H^+$ 顺浓度梯度运动，所释放的能量使 ADP 转化成 ATP，偶联质子转运和 ATP 合成。在线粒体氧化磷酸化和叶绿体光合磷酸化中起重要作用。因此，F-型质子泵也被称作 $H^+$-ATP 合成酶（详细结构和机制见本书线粒体一章中相关内容）。

（4）ABC 转运体

ABC 转运体（ABC transport）是一类以 ATP 供能的运输蛋白，目前已发现 100 多种，广泛分布在从细菌到人类的各种生物体中，形成 ABC 超家族（ABC superfamily）。每种 ABC 蛋白的转运都有底物特异性，在正常生理条件下，ABC 超家族是哺乳类动物细胞膜上磷脂、胆固醇、肽、亲脂性药物和其他小分子的运输蛋白，它们在肝、小肠和肾细胞等细胞膜中表达丰富，能将毒素、生物异源物质（包括药物）和代谢物排至尿、胆汁和肠腔中，降低有毒物质（包括药物）的积累而达到自我保护的目的。第一个被鉴定的真核细胞 ABC 蛋白来自于对肿瘤细胞和抗药性培养细胞的研究。这些细胞高水平表达一种多药抗性运输蛋白（multidrug-resistance（MDR）transport protein）如 MDR1，这种蛋白能利用水解 ATP 的能量将多种药物从细胞内转运到细胞外。被 MDR1 转运的药物大部分是脂溶性的小分子，如化疗药物秋水仙碱和长春花碱,可不依赖运输蛋白直接通过细胞膜弥散进入细胞,干扰多种细胞功能活动,如通过阻断微管组装而抑制细胞的增殖。如果肿瘤细胞 MDR1 或 MDR2 过表达(如肝癌),化疗药物则被迅速泵出细胞而达不到药效,即出现耐药性而难以治疗。

2. 协同运输

细胞所建立的各种浓度梯度,如 $Na^+$、$K^+$ 和 $H^+$ 浓度梯度,是储存自由能的一种方式。储存在离子浓度梯度中的势能可以供细胞以多种途径来做功。协同运输(co-transport)是一类由 $Na^+$-$K^+$ 泵(或 $H^+$ 泵)与载体蛋白协同作用,间接消耗 ATP 所完成的主动运输方式。物质穿膜运动所需要的直接动力来自于膜两侧离子的电化学梯度中的能量,而维持这种离子电化学梯度是通过 $Na^+$-$K^+$ 泵(或 $H^+$ 泵)消耗 ATP 来实现的。动物细胞的协同运输是利用膜两侧的 $Na^+$ 电化学梯度来驱动,植物细胞和细菌是利用 $H^+$ 电化学梯度来驱动。根据溶质分子运输方向与顺电化学梯度转移的离子($Na^+$ 或 $H^+$)方向的关系,又可分为同向运输与反向运输。

(1)同向运输

同向运输(symport)是指两种溶质分子以同一方向进行穿膜运输。在这种方式中,物质的逆浓度梯度穿膜运输与所依赖的另一物质的顺浓度梯度的穿膜运输方向相同。例如,葡萄糖逆浓度梯度跨小肠上皮细胞膜的运输,是通过称为 $Na^+$/葡萄糖协同运输蛋白($Na^+$/glucose cotransporter protein)进行的。在此处细胞对抗营养物质的浓度差主动地将葡萄糖从肠腔摄入到细胞内。$Na^+$/葡萄糖协同运输蛋白在细胞膜外表面结合 2 个 $Na^+$ 和 1 个葡萄糖分子,当 $Na^+$ 顺浓度梯度进入细胞时,葡萄糖就利用 $Na^+$ 电化学浓度差中的势能,与 $Na^+$ 相伴,随逆浓度梯度进入细胞。当 $Na^+$ 在胞质内释放后,载体蛋白构象发生改变,失去对葡萄糖的亲和性而与之分离,载体蛋白构象恢复原状,循环工作(图 3-26)。进入细胞的 $Na^+$ 被 $Na^+$-$K^+$-ATP 酶泵出细胞外,以保持 $Na^+$ 的穿膜浓度梯度。由此可见,这种运输所消耗的能量,实际上是由 ATP 水解间接提供的。包括小肠上皮以及其他器官(如肾)中的细胞,它们的细胞膜上都有类似的同向运输载体蛋白,各自负责运送一组特异糖类(如葡萄糖、果糖、甘露糖、半乳糖)和氨基酸进入细胞。

(2)反向运输

反向运输(antiport)是指由同一种膜蛋白将两种不同的离子或分子分别向膜的相反方向进行穿膜运输的过程,由离子浓度梯度驱动。脊椎动物细胞都有一种或多种反向运输载体用以维持细胞质 pH 在 7.2 左右,细胞内特定的 pH 是正常代谢活动所必需的。如 $Na^+$-$H^+$ 交换载体($Na^+$-$H^+$ exchange carrier)。这种载体蛋白偶联 $Na^+$ 顺浓度梯度流进与 $H^+$ 泵出,从而清除细胞代谢过程中产生的过多的 $H^+$ 以调节细胞内的 pH。

上述各种"主动运输"方式的特点是:① 主动运输为小分子或离子逆浓度或电化学梯度穿膜转运。② 一般需要消耗代谢能,可直接利用水解 ATP 或利用来自离子电化学梯度提供能量。③ 需要膜上特异性载体蛋白介导,这些载体蛋白不仅具有结构上的特异性(特异的结合位点),而且具有结构上的可变性(构象变化影响亲和力的改变)。

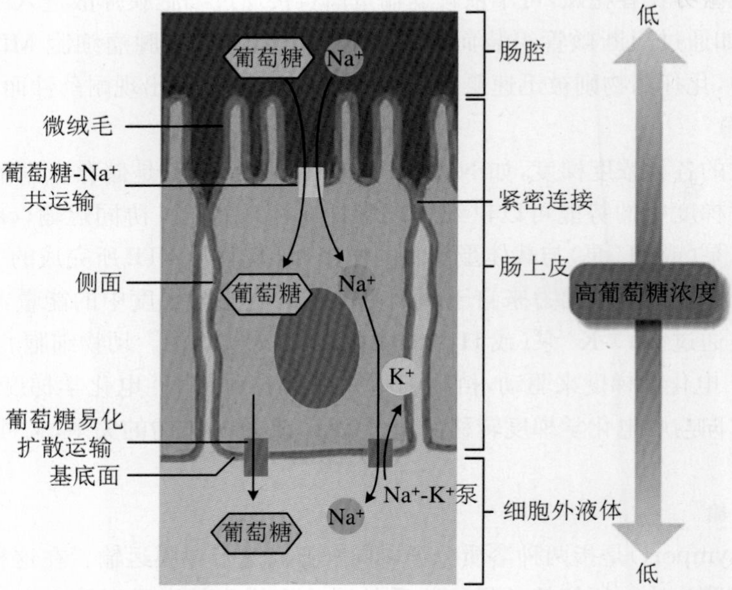

**图 3-26  小肠上皮细胞转运葡萄糖入血示意图**

小肠上皮细胞顶端质膜中的 $Na^+$/葡萄糖协同运输蛋白,运输 2 个 $Na^+$ 的同时转运 1 个葡萄糖分子,使胞质内产生高的葡萄糖浓度;质膜基底面和侧面的葡萄糖易化扩散运输蛋白,转运葡萄糖离开细胞,形成葡萄糖的定向转运。$Na^+$-$K^+$ 泵将回流到细胞质中的 $Na^+$ 转运出细胞,维持 $Na^+$ 穿膜浓度梯度

## 二、大分子和颗粒物质的穿膜运输

细胞对于大分子和颗粒物质的运输,不能直接通过细胞膜转运,都是由膜包围形成囊泡,经过一系列膜囊泡的形成和融合来完成转运过程,故称为膜泡运输(vesicular transport)。在此转运过程中涉及膜泡的融合与断裂,需要消耗细胞代谢能,所以都属于主动转运。膜泡运输根据转运方向分为两大类:细胞摄入大分子或颗粒物质的过程称为胞吞(endocytosis);细胞排出大分子或颗粒物质的过程称为胞吐(exocytosis)。膜泡运输不仅发生在细胞膜,胞内各种膜性细胞器(如内质网、高尔基复合体、溶酶体等)之间的物质运输也是以这种方式进行的。所以,膜泡运输对细胞内外物质交换、信息交流均有重要作用。

### (一)胞吞

胞吞是细胞膜内陷,包围细胞外的物质形成胞吞泡,脱离细胞膜进入细胞内的转运过程。根据胞吞物质的大小、状态及特异程度不同,可将胞吞分为三种类型:吞噬、胞饮及受体介导的胞吞(图 3-27)。

1. 吞噬是吞噬细胞摄入颗粒物质的过程

吞噬(phagocytosis)由几种特殊细胞完成。在它们摄取较大的颗粒物质或多分子复合物(直径 > 250 nm)时,细胞膜伸出伪足(由细胞膜下肌动蛋白丝所驱动),将颗粒包裹后摄入细胞,吞噬形成的膜泡称为吞噬体(phagosome)或吞噬泡(phagocytic vesicle)。动物体内只有几种具有吞噬功能的细胞,如中性粒细胞、单核细胞及巨噬细胞等,它们广泛分布在血液和组织中,具有吞噬入侵的微生物、清除衰老损伤和死亡的细胞等功能,在机体防御系统中发挥着重要作用。

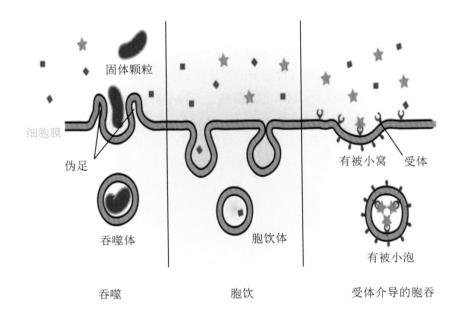

**图 3-27 胞吞的三种类型**

2. 胞饮是细胞吞入液体和可溶性物质的过程

胞饮(pinocytosis)是细胞摄取细胞外液的过程。当细胞周围环境中某种可溶性物质达到一定浓度时,可通过胞饮被细胞吞入。胞饮通常发生在细胞膜上的特殊区域,细胞膜内陷形成一个小窝,最后形成一个没有外被包裹的膜性小泡,称为胞饮体(pinosome)或胞饮泡(pinocytic vesicle),直径小于 150 nm。根据细胞外物质是否吸附在细胞表面,将胞饮分为两种类型:一种是液相内吞(fluid-phase endocytosis),这是一种非特异的固有内吞作用,通过这种作用,细胞把细胞外液及其中的可溶性物质摄入细胞内。另一种是吸附内吞(absorption endocytosis),在这种胞饮中,细胞外大分子和/或小颗粒物质以某种方式吸附在细胞表面,因此具有一定的特异性。胞饮在能形成伪足和转运功能活跃的细胞中多见,如巨噬细胞、白细胞、毛细血管内皮细胞、肾小管上皮细胞、小肠上皮细胞等。

胞饮泡进入细胞后与内体(endosome)融合或与溶酶体融合后被降解。胞饮所造成细胞膜的损失和吞进的细胞外液,由胞吐补偿和平衡。

3. 受体介导的胞吞提高摄取特定物质的效率

受体介导的胞吞(receptor-mediated endocytosis,RME)是细胞通过受体的介导选择性高效摄取细胞外特定大分子物质的过程。有些大分子在细胞外液中的浓度很低,进入细胞需先与膜上特异性受体识别并结合,然后通过膜的内陷形成囊泡,囊泡脱离细胞膜而进入细胞。这种作用使细胞特异性地摄取细胞外含量很低的成分,而不需要摄入大量的细胞外液,与非特异性的胞吞相比,可使特殊大分子的内化效率增加 1 000 多倍。

（1）有被小窝和有被小泡的形成

细胞膜上有多种配体的受体，如激素、生长因子、酶和血浆蛋白受体等。受体集中在细胞膜的特定区域，称为有被小窝（coated pit）。有被小窝具有富集受体的功能，该处集中的受体浓度是细胞膜其他部分的10～20倍。电镜下有被小窝处的细胞膜向内凹陷，直径为50～100 nm,凹陷处的细胞膜内表面覆盖着一层毛刺状的电子致密物,其中包括网格蛋白和衔接蛋白。

受体介导的胞吞，第一步是细胞外溶质大分子的（配体）同有被小窝处的受体结合，形成配体-受体复合物，网格蛋白聚集在有被小窝的胞质侧，有被小窝形成后进一步内陷，与细胞膜断离后形成有被小泡（coated vesicle）进入细胞。有被小泡的外表面包被由网格蛋白组装成的笼状篮网结构。

网格蛋白（clathrin）也称作成笼蛋白，是一种蛋白复合物，由3条重链和3条轻链组成。重链是一种纤维蛋白，分子量为180 kD,轻链分子量为35 kD,二者组成二聚体，三个二聚体又形成了包被小泡的结构——三腿蛋白复合物（triskelion）。36个三腿蛋白复合物聚合成六角形或五角形的篮网状结构，覆盖于有被小窝（或有被小泡）的细胞质侧表面。三腿复合物网架具有自我装配的能力，它们在试管中能自动装配成封闭的篮网结构（图3-28）。网格蛋白的作用主要是牵拉细胞膜向内凹陷，参与捕获特定的膜受体，使其聚集于有被小窝内在有被小泡的包被组成成分中，还有一种衔接蛋白（adaptin）,介于网格蛋白与配体-受体复合物之间，参与包被的形成并起连接作用。目前发现，细胞内至少有4种不同的衔接蛋白，可特异性地结合不同种类的受体，使细胞捕获不同的运载物（cargo）。在受体介导的胞吞中，网格蛋白没有特异性，其特异性受衔接蛋白的调节。

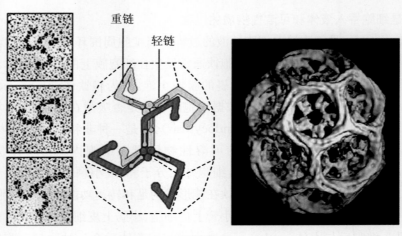

网格蛋白

图 3-28　网格蛋白

（2）无被小泡形成并与内体融合

当配体与膜上受体结合后，网格蛋白聚集在膜的胞质侧，通过一些六边形的网格转变成五边形的网格，促进网格蛋白外被弯曲转变成笼形结构，牵动细胞膜凹陷。有被小窝开始内陷并将从细胞膜上缢缩脱离变成网格蛋白有被小泡，还需要一种小分子GTP结合蛋白——发动蛋白（dynamin）的参与。该蛋白组装形成一个螺旋状的领圈结构，环绕在内陷的有被小窝的颈部,发动蛋白水解与其结合的 GTP,引起其构象改变,从而将有被小泡从细胞膜上脱离下来,形成网格蛋白有被小泡。一旦有被小泡从细胞膜上脱离下来,很快脱去包被变成表面光滑的无被小泡,网格蛋白分子就返回到细胞膜下方,重新参与形成新的有被小泡(图3-29),无被小泡继而与早期内体(early endosome)融合。内体是动物细胞质中经胞吞形成的一种由膜包围的细胞器,其作用是运输由胞吞作用新摄入的物质到溶酶体被降解。内体膜上有 ATP 驱动的质子泵,将 H$^+$ 泵入内体腔中,使腔内 pH 降低(pH 5～6)。大多数情况下,内体的低 pH 改变了受体和配体分子的亲和状态,从而释放出与其结合的配体分子。受体与配体分离后,内体以出芽的方式形成运载受体的小囊泡,再返回细胞膜,受体重新被利用,开始下一轮的内吞作用,含有配体的内体将与溶酶体融合。

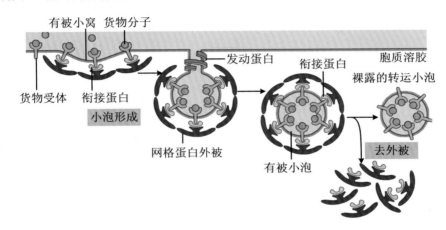

**图 3-29  有被小窝、有被小泡的形成与脱衣被过程**

(3) 受体介导的 LDL 胞吞

胆固醇是构成膜的脂类成分,也用以合成类固醇激素。动物细胞通过受体介导的胞吞摄入所需的大部分胆固醇。胆固醇在肝脏中合成并包装成低密度脂蛋白(low density lipoprotein,LDL)在血液中运输。LDL 为球形颗粒,直径约为 22 nm,中心含有大约 1 500 个酯化的胆固醇分子,其外包围着 800 个磷脂分子和 500 个游离的胆固醇分子。载脂蛋白 ApoB100 是细胞膜上 LDL 受体的配体,它将酯化胆固醇、磷脂、游离胆固醇组装成球形颗粒(图3-30)。

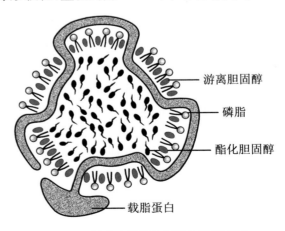

**图 3-30  低密度脂蛋白颗粒结构模式图**

LDL 受体是单次穿膜糖蛋白,当细胞需要利用胆固醇时,细胞即合成 LDL 受体,并将其镶嵌到细胞膜中,受体介导的 LDL 胞吞过程如图 3-31 所示。如果细胞内游离胆固醇积累过多时,细胞通过反馈调节,停止胆固醇及 LDL 受体的合成。正常人每天降解45%的 LDL,其中2/3经由受体介导的胞吞途径摄入细胞而被降解利用,如果细胞对 LDL 的摄入过程受阻,血液中胆固醇含量过高易形成动脉粥样硬化。

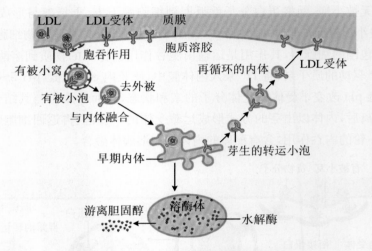

**图 3-31　LDL 受体介导的 LDL 胞吞过程**

受体向有被小窝集中与 LDL 结合,有被小窝凹陷、缢缩形成有被小泡进入细胞;有被小泡迅速脱去外被形成无被小泡;无被小泡与内体融合,在内体酸性环境下 LDL 与受体解离;受体经转运囊泡返回质膜,被重新利用。含 LDL 的内体与溶酶体融合,LDL 被分解释放出游离胆固醇

动物细胞对许多重要物质的摄取都是依赖于受体介导的胞吞,大约有 50 种以上的不同蛋白质、激素、生长因子、淋巴因子以及铁、维生素 $B_{12}$ 等通过这种方式进入细胞。流感病毒和 AIDS 病毒(HIV)也通过这种胞吞途径感染细胞。肝细胞从肝血窦向胆小管转运 IgA 也是通过这种方式进行的。

家族性高胆固醇血症(familial hypercholesterolemia,FH)是一种常染色体显性遗传病,患者编码 LDL 受体的基因发生突变,导致 LDL 受体异常。由于细胞不能摄取 LDL 颗粒,引起血胆固醇浓度升高并在血管中沉积,患者易发生动脉粥样硬化和冠心病。LDL 受体异常主要包括受体缺乏或受体结构异常。有的患者合成的 LDL 受体数目减少,如重型纯合子患者的 LDL 受体只有正常人的 3.6%,他们的血胆固醇含量比正常人高 6~10 倍,常在20 岁前后出现动脉硬化,死于冠心病。轻型杂合子患者受体数目只有正常人的 1/2,可能在40 岁前后发生动脉硬化,冠心病。也有一些患者的 LDL 受体数目正常,但 LDL 受体结构异常,受体与 LDL 结合部位有缺陷,不能与 LDL 结合,或者受体与有被小窝结合部位有缺陷,不能被固定在有被小窝处,如受体胞质结构域中 807 位正常的酪氨酸被半胱氨酸替代,这种单个氨基酸序列的改变使受体失去了定位于有被小窝的能力。这些都会造成 LDL 受体介导的胞吞障碍,出现持续的高胆固醇血症。

Brown 和 Goldstein 因为在胆固醇代谢调节方面作出的重大贡献,于 1985 年获得诺贝尔生理学与医学奖。

(二) 胞吐

胞吐是指细胞内合成的物质通过膜泡转运至细胞膜,与细胞膜融合后将物质排出细胞外的过程,与胞吞过程相反。胞吐是将细胞分泌产生的酶、激素及一些未被分解的物质排出细胞外的重要方式。根据方式的不同,胞吐分为连续性分泌和受调性分泌两种形式(图 3-32)。

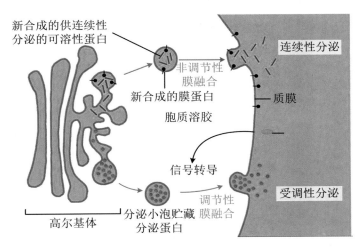

图 3-32　连续性分泌和受调性分泌

1. 连续性分泌是不受调节持续不断的细胞分泌

连续性分泌(constitutive secretion)是指分泌蛋白在粗面内质网合成之后,转运至高尔基复合体,经修饰、浓缩、分选,形成分泌泡,随即被运送至细胞膜,与细胞膜融合将分泌物排出细胞外的过程。分泌的蛋白质,包括驻留蛋白、膜蛋白和细胞外基质各组分等,这种分泌途径普遍存在于动物细胞中。

2. 受调性分泌是细胞外信号调控的选择性分泌

受调性分泌(regulated secretion)是指分泌性蛋白合成后先储存于分泌囊泡中,只有当细胞接受到细胞外信号(如激素)的刺激,引起细胞内 $Ca^{2+}$ 浓度瞬时升高,才能启动胞吐过程,使分泌囊泡与细胞膜融合,将分泌物释放到细胞外。这种分泌途径只存在于分泌激素、酶、神经递质的细胞内。

## 思考题

① 比较主动运输与被动运输的异同。

② 比较载体蛋白和通道蛋白的异同。

③ 说明 $Na^+$-$K^+$ 泵的工作原理及生物学意义。

④ 比较胞饮和胞吞的异同。

⑤ 简述受体介导的胞吞的吞噬过程。

⑥ 比较连续性分泌和受调性分泌的异同。

## 本章概念图

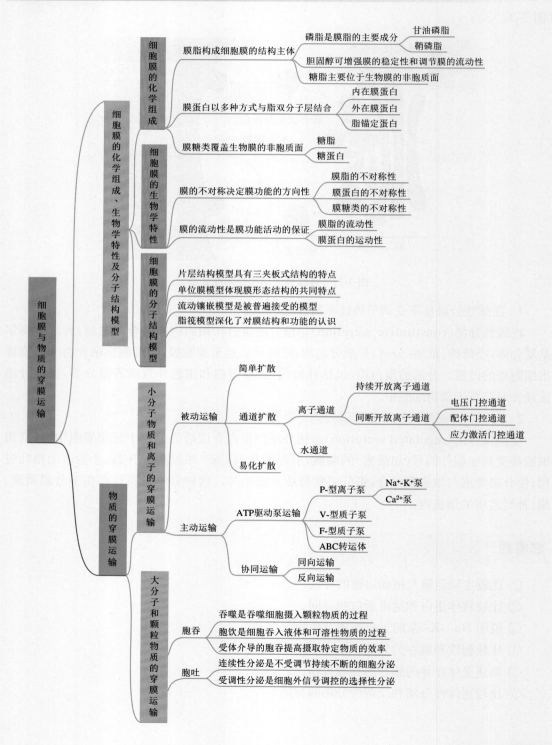

细胞膜与物质的穿膜运输

细胞膜的化学组成、生物学特性及分子结构模型

- 细胞膜的化学组成
  - 膜脂构成细胞膜的结构主体
    - 磷脂是膜脂的主要成分
      - 甘油磷脂
      - 鞘磷脂
    - 胆固醇可增强膜的稳定性和调节膜的流动性
    - 糖脂主要位于生物膜的非胞质面
  - 膜蛋白以多种方式与脂双分子层结合
    - 内在膜蛋白
    - 外在膜蛋白
    - 脂锚定蛋白
  - 膜糖类覆盖生物膜的非胞质面
    - 糖脂
    - 糖蛋白
- 细胞膜的生物学特性
  - 膜的不对称决定膜功能的方向性
    - 膜脂的不对称性
    - 膜蛋白的不对称性
    - 膜糖类的不对称性
  - 膜的流动性是膜功能活动的保证
    - 膜脂的流动性
    - 膜蛋白的运动性
- 细胞膜的分子结构模型
  - 片层结构模型具有三夹板式结构的特点
  - 单位膜模型体现膜形态结构的共同特点
  - 流动镶嵌模型是被普遍接受的模型
  - 脂筏模型深化了对膜结构和功能的认识

物质的穿膜运输

- 小分子物质和离子的穿膜运输
  - 被动运输
    - 简单扩散
    - 通道扩散
      - 离子通道
        - 持续开放离子通道
        - 间断开放离子通道
          - 电压门控通道
          - 配体门控通道
          - 应力激活门控通道
      - 水通道
    - 易化扩散
  - 主动运输
    - ATP驱动泵运输
      - P-型离子泵
        - $Na^+$-$K^+$泵
        - $Ca^{2+}$泵
      - V-型质子泵
      - F-型质子泵
      - ABC转运体
    - 协同运输
      - 同向运输
      - 反向运输
- 大分子和颗粒物质的穿膜运输
  - 胞吞
    - 吞噬是吞噬细胞摄入颗粒物质的过程
    - 胞饮是细胞吞入液体和可溶性物质的过程
    - 受体介导的胞吞提高摄取特定物质的效率
  - 胞吐
    - 连续性分泌是不受调节持续不断的细胞分泌
    - 受调性分泌是细胞外信号调控的选择性分泌

（李蕾娜）

# 第四章
## 细胞连接与细胞外基质

　　一个个细胞个体，通过细胞通信、细胞连接、细胞黏着等构成细胞社会。同一组织内的细胞形成连接结构，使细胞连为一个整体，形成组织；不同组织间，通过细胞识别、细胞黏着等结合在一起，形成更大的功能单位——器官。

　　动物的每种器官都由多种类型的组织构成，在这些组织中，细胞以不同的方式结合并装配在一起。比如在脊椎动物上皮组织中，细胞紧密地结合在一起形成片层，这里细胞外基质比较少，主要是在上皮细胞的下方含有一种叫作基膜（basal lamina）的薄片层结构。上皮细胞之间或者细胞与基膜之间通过特定细胞连接方式结合在一起，承受了大部分的机械压力。相对于上皮组织，在结缔组织中，细胞外基质非常丰富，细胞分散在其中，细胞与细胞之间的直接连接相对较少，细胞外基质承受了组织遭受的大部分机械压力（图4-1）。

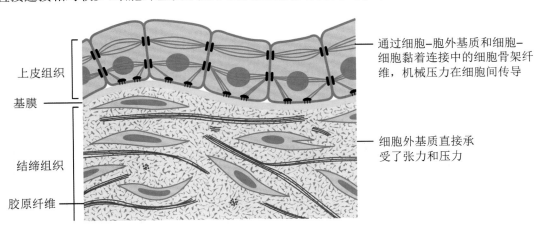

**图 4-1　上皮组织和结缔组织承受机械力示意图**

　　本章将重点介绍细胞与细胞或细胞与胞外基质之间的连接，并且讨论动物细胞外基质的结构和组成等内容。

# 第一节 细胞连接

## 一、细胞连接的概念

细胞是有机体的基本单位,众多细胞如何组合成坚固而有序的结构呢？在动物中,许多组织结构都是直接通过细胞连接结合在一起,就像成千上万块砖通过钢筋水泥组成房子。如果没有细胞连接,我们的身体就会瓦解。

细胞连接(cell junction)是指在细胞质膜特化区域,通过膜蛋白、细胞骨架蛋白或者胞外基质形成的细胞与细胞之间、细胞与胞外基质之间的连接结构。细胞连接是细胞社会性的结构基础,发生在除结缔组织和血液外其他所有组织细胞-细胞和细胞-基质接触的地方,在上皮组织中尤其丰富。细胞连接的主要功能是加强细胞间的机械联系和维持组织结构的完整性、协调性。

## 二、细胞连接的类型

细胞连接有多种类型,根据结构和行使功能不同,可分为三大类(图 4-2)。

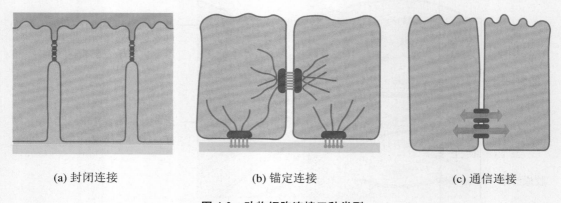

(a) 封闭连接　　　　　　(b) 锚定连接　　　　　　(c) 通信连接

**图 4-2　动物细胞连接三种类型**

① 封闭连接(occluding junction),将相邻细胞的质膜紧密连接在一起。

② 锚定连接(anchoring junction),通过细胞膜蛋白及细胞骨架系统将相邻的细胞或细胞与细胞外基质黏着起来。

③ 通信连接(communicating junction),介导相邻细胞间的物质转运、化学或电信号的传递,主要包括间隙连接和化学突触,还有植物细胞间的胞丝连接。

### （一）封闭连接

在脊椎动物中，紧密连接（tight junction）是封闭连接的主要形式，主要存在于上皮细胞之间，比如小肠上皮、消化道上皮；此外紧密连接也存在于血管内皮细胞间，特别是大脑的血管内皮细胞间。

冷冻蚀刻技术显示，上皮细胞顶部相邻的细胞质膜以连续的点状结构连接在一起，呈现焊接线样分支网络（图 4-3），也称嵴线。传统电子显微镜显示，点状接触部位，相邻的细胞质膜紧密地靠在一起，细胞间间隙消失，非点状接触部位相邻细胞质膜间有 10～15 nm 的间隙。

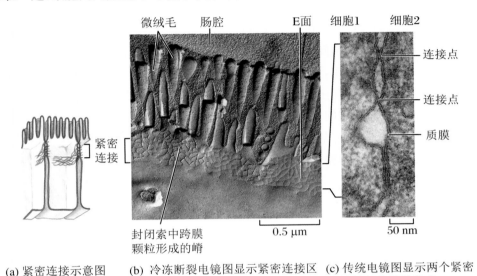

(a) 紧密连接示意图　　(b) 冷冻断裂电镜图显示紧密连接区　(c) 传统电镜图显示两个紧密连接细胞的连接点

**图 4-3　小肠上皮细胞紧密连接结构**

引自 Bruce Alberts（2015）

紧密连接的焊接线由一排跨膜蛋白组成，跨膜蛋白插入每个细胞的质膜中，相邻细胞质膜跨膜蛋白的胞外结构域彼此结合，封闭细胞间隙（图 4-4）。目前至少确定了三种跨膜蛋白，最主要的一种是密封蛋白（claudin），为 4 次跨膜蛋白，它对紧密连接的形成非常重要，比如小鼠如果缺少 claudin-1 基因，皮肤的上皮层细胞间无法形成紧密连接，水分通过皮肤快速蒸发导致新生鼠快速失水，出生一天内就会死亡，在人类中已鉴定出 24 种密封蛋白。另一种跨膜蛋白是封闭蛋白（occludin），也为 4 次跨膜蛋白，对封闭连接的组装或者结构不是必须的，但是对限制连接的渗透率是比较重要的。第

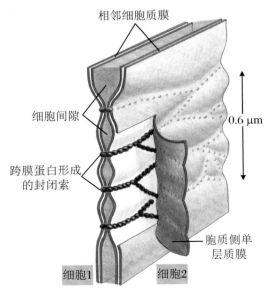

**图 4-4　紧密连接的模式图**

三种跨膜蛋白是 tricellulin 蛋白,对密封相邻细胞膜是必须的,可以阻止三个细胞在交汇处经上皮细胞泄露,封闭细胞间隙。这些跨膜蛋白形成的紧密连接又相互依赖于细胞内的周边蛋白,如闭琐小带(zonula occludens, ZO)蛋白,作为支架蛋白为紧密连接的构建提供了结构支持,将嵴线与细胞骨架相连。

一般认为紧密连接有两个功能。第一个功能是形成渗透屏障,选择性地阻止可溶性物质从上皮细胞一侧通过细胞间隙扩散到另一侧,使位于不同侧的液体具有不同的化学组成。如上皮细胞在小肠内形成一个屏障,使肠腔内组分保持相对稳定。实验发现,将低分子质量的示踪分子加入上皮细胞一侧时,电镜观察这些示踪物不会通过紧密连接进入细胞另一侧。紧密连接在大脑毛细血管内皮细胞形成血脑屏障,阻止离子或者水分子进入大脑,保证大脑内环境的稳定。睾丸支持细胞间的紧密连接形成血睾屏障,为精子的正常发生提供稳定的环境。第二个功能是隔离作用,形成上皮细胞膜蛋白和膜脂分子侧向扩散的屏障,使上皮细胞游离面与基底面质膜上的膜蛋白行使各自不同的膜功能,维持上皮细胞的极性。比如小肠上皮细胞游离面(面向内腔的面)含有大量吸收葡萄糖分子的协同运输载体,完成 $Na^+$ 驱动的葡萄糖同向转运;基侧面(基部和侧面)含有执行被动运输的葡萄糖转运蛋白,将葡萄糖转运到细胞外,从而完成葡萄糖的吸收与转运功能。紧密连接阻止葡萄糖从细胞底部逆流到肠腔中。

### (二)锚定连接

细胞脂质层是脆弱的,不能把大的机械力从一个细胞传到另一个细胞,或者从细胞传到细胞外基质。但当细胞通过锚定连接形成坚固的膜斑结构时,就解决了这个问题。锚定连接(anchoring junction)是指通过细胞膜蛋白及细胞骨架系统将相邻的细胞或细胞与细胞外基质黏着起来。因为有细胞骨架的参与,所以锚定连接可以增强组织中细胞承受机械力的能力。锚定连接在动物组织中广泛存在,在经常承受强的机械力的组织中尤为丰富,如心脏、肌肉和上皮组织等。

锚定连接主要由两种蛋白组成(图 4-5)。一种是细胞内锚定蛋白(intracellular anchor protein),在质膜的胞质侧形成独特的盘状致密斑块,一端与细胞内特定的细胞骨架(中间纤维或肌动蛋白丝)相连,另一端与跨膜黏着蛋白(transmembrane adhesion protein)相连。跨膜黏着蛋白是锚定连接中的第二种膜蛋白,在胞质侧有一个尾巴,与胞内锚定蛋白相连,其细胞外结构域与胞外基质蛋白或相邻细胞特异的跨膜黏着蛋白相互作用。除了膜蛋白,细胞骨架也参与锚定连接,根据参与的细胞骨架的纤维类型不同,将锚定连接分为两大类:由肌动蛋白丝参与的锚定连接,称为黏着连接(adherens junction)。细胞与细胞之间的黏着连接称为黏着带(adhesion belt),细胞与细胞外基质间的黏着连接称为黏着斑(focal adhesion)。由中间纤维参与的称为桥粒连接(desmosome junction)。细胞与细胞之间的桥粒连接称为桥粒(desmosome),细胞与细胞外基质间的桥粒连接称为半桥粒(hemidesmosome)。

1. 黏着连接

(1)黏着带

在上皮细胞中,黏着带位于紧密连接的下方,在相邻细胞间形成一个连续的带状结构

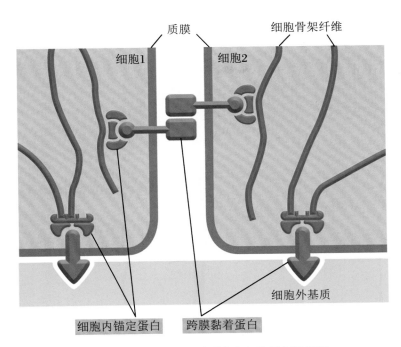

图 4-5　锚定连接的两种蛋白和细胞骨架示意图

（图 4-6）。黏着带处相邻细胞质膜间的间隙为 15～30 nm。

　　由钙黏蛋白作为跨膜黏着蛋白，把细胞质膜连接在一起，钙黏蛋白是一类 $Ca^{2+}$ 依赖性细胞黏附分子。细胞内锚定蛋白包括 α-辅肌动蛋白（α-actinin）、钮蛋白（vinculin）、连环蛋白（catenin）。在每个细胞中，肌动蛋白纤维通过细胞内锚定蛋白附着在细胞膜上，形成平行于细胞膜的可收缩的纤维束，由于微丝（肌动蛋白纤维组成）及其结合的肌球蛋白能够产生相对运动，导致微丝收缩，一般认为这在动物胚胎发育过程中起重要作用，如黏着带促使上皮细胞弯曲形成神经管。黏着带在维持细胞形态和组织器官完整性方面也具有重要作用，尤其是为上皮细胞和心肌细胞提供了抵抗机械力的牢固连接。

　　（2）黏着斑

　　黏着斑（focal adhesion）把细胞与细胞外基质相连。跨膜黏着蛋白是整联蛋白（integrin）（图 4-7），是一类与钙黏蛋白不同的蛋白质大家族。整联蛋白细胞外结构域与细胞外基质蛋白（主要是胶原和纤连蛋白）结合，胞内区通过锚定蛋白与肌动蛋白纤维相连，胞内锚定蛋白有踝蛋白（talin）、α-辅肌动蛋白、钮蛋白等。肌细胞以黏着斑方式与肌腱连接。人工培养的成纤维细胞可以通过黏着斑在人造基底层上附着、迁移。

　　锚定连接将相邻细胞的骨架系统或细胞与基质相连形成一个坚强、有序的细胞群体。

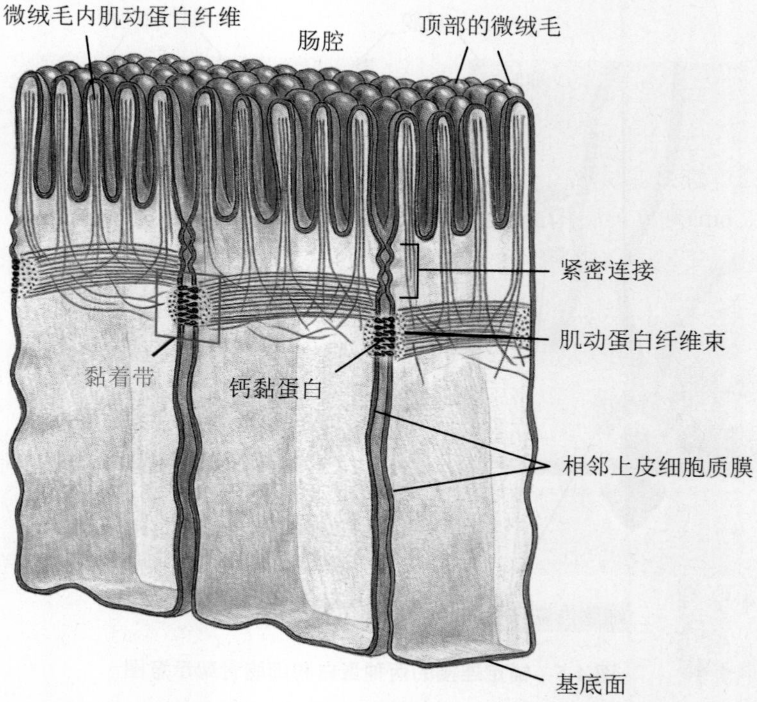

微绒毛内肌动蛋白纤维　　肠腔　　顶部的微绒毛

紧密连接

肌动蛋白纤维束

黏着带　　钙黏蛋白

相邻上皮细胞质膜

基底面

**图 4-6　小肠上皮细胞黏着带示意图**

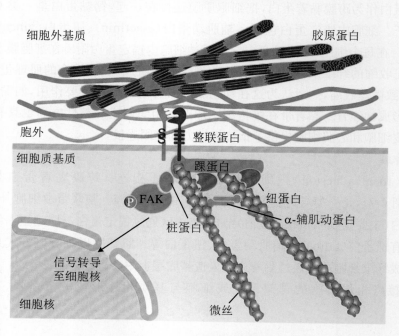

细胞外基质　　胶原蛋白

胞外　　整联蛋白

细胞质基质

踝蛋白

P FAK　　纽蛋白

桩蛋白　　α-辅肌动蛋白

信号转导
至细胞核

细胞核　　微丝

**图 4-7　黏着斑结构示意图**

2．桥粒连接

（1）桥粒

桥粒是由连接蛋白与中间纤维连接形成的纽扣状结构，将相邻细胞连接在一起。桥粒呈点状或圆盘状，最显著的特征是胞质面有一致密的斑块样结构，称为桥粒斑（图 4-8）。相邻细胞的中间纤维通过桥粒相互连接，形成贯穿很多细胞的整体网络。细胞内锚定蛋白是桥粒斑珠蛋白（plakoglobin）和桥粒斑蛋白（desmoplakin），这些蛋白把中间纤维和跨膜黏着蛋白相连，跨膜黏着蛋白也属于钙黏蛋白家族，它们的胞外结构相互作用，把相邻细胞膜连接在一起（图4-9）。

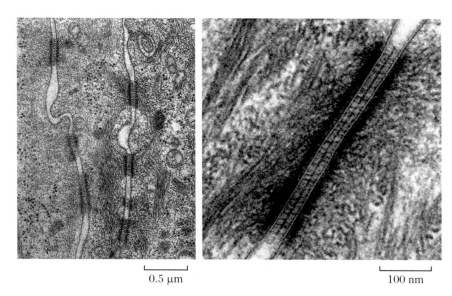

0.5 μm　　　　　　　　　100 nm

图 4-8　桥粒结构电镜图

引自 Bruce Alberts（2015）

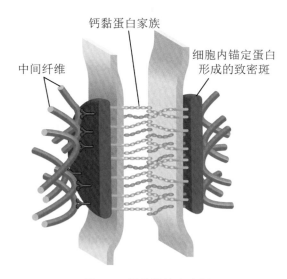

中间纤维　　钙黏蛋白家族　　细胞内锚定蛋白形成的致密斑

图 4-9　桥粒结构示意图

桥粒的主要功能是在上皮细胞间形成坚韧、牢固的连接结构,维持上皮组织的完整性。胰蛋白酶、胶原酶、透明质酸酶和 $Ca^{2+}$ 螯合剂(如乙二胺四乙酸)等能破坏桥粒连接结构。

如果桥粒连接不能正常形成,会导致体液渗入疏松的上皮层,产生严重的皮肤水疱。如自身免疫性疾病——天疱疮(pemphigus),患者体内产生了抗桥粒跨膜黏着蛋白的抗体,破坏了桥粒的形成。

(2)半桥粒

半桥粒是上皮细胞基面与基底层相连的结构,在形态上与桥粒相似,因其结构只有桥粒的一半而得名。参与的细胞骨架仍然是中间纤维,中间纤维终止在半桥粒致密斑内,跨膜黏着蛋白为整联蛋白,整联蛋白细胞外结构域与基底层的层粘连蛋白相连。半桥粒的功能是把上皮细胞与其下方的基底层连接在一起(图 4-10)。

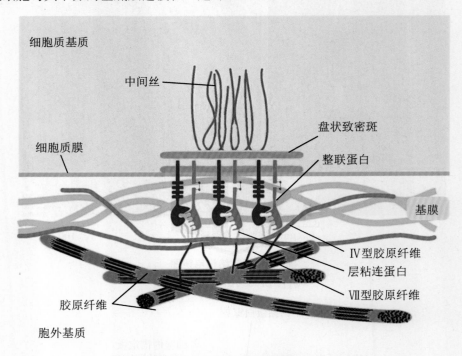

图 4-10　半桥粒结构示意图

总的来说,细胞质膜中的钙黏蛋白家族成员把相邻细胞锚定在一起,细胞质膜中的整联蛋白把细胞锚定在细胞外基底层上。两种情况均有细胞质骨架纤维参与,要么是肌动蛋白纤维,要么是中间纤维。

（三）通信连接

动物组织中许多细胞通过通信连接与相邻细胞进行联系,通信连接除了形成机械的连接结构之外,还可以实现电信号和化学信号的传递,从而完成群体细胞间的合作和协调。动物组织细胞间通信连接的主要类型是间隙连接(gap junction),除骨骼肌细胞和血细胞之外,几乎所有的动物细胞都利用间隙连接与相邻细胞联系。神经元之间或者神经元与效应细胞之间的化学突触(chemical synapse)是通信连接的另一种方式。

1. 间隙连接

（1）结构与组成

在传统电子显微镜下观察，间隙连接就像一个个斑点［图 4-11（a）］。透射电镜显示，间隙连接处相邻细胞质膜之间有 2～4 nm 的缝隙，因而间隙连接也称为缝隙连接。间隙连接的基本单位是连接子（connexon）［图 4-11（b）］，每个连接子由 6 个相同或者相似的连接蛋白（connexin）呈环状排列而成，中央形成直径约为 1.5 nm 的亲水性通道。相邻细胞膜中的连接子对接起来，形成完整的间隙连接结构［图 4-11（c）］。许多间隙连接聚集成簇，形成大小不一的片状结构。可以通过密度梯度离心将质膜上间隙连接区域的膜片分离出来，鉴定连接蛋白的类型。目前已从不同动物或组织中分离出 20 余种连接蛋白，在人类中已鉴别出 14 种不同类型的连接蛋白。由不同的连接蛋白可以形成异源连接子，由同一种连接蛋白形成的是同源连接子，二者在通透性、导电率和可调性方面是不同的，而且二者的分布具有组织细胞特异性。

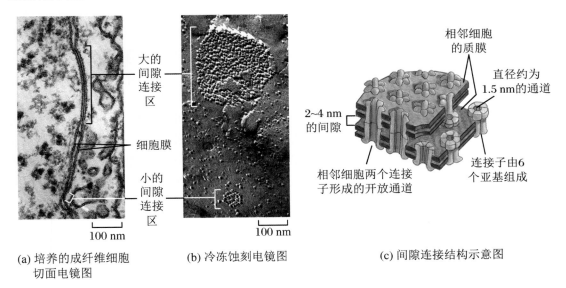

（a）培养的成纤维细胞
切面电镜图

（b）冷冻蚀刻电镜图

（c）间隙连接结构示意图

**图 4-11　间隙连接结构**

引自 Bruce Alberts（2015）

（2）功能

连接蛋白形成的通道允许无机离子和水溶性小分子（如无机离子、蔗糖、氨基酸、核苷酸、维生素和细胞内信使 cAMP）直接从一个细胞质传递到另一个细胞质，因此可以实现细胞间的电耦联和代谢耦联。

① 电耦联。

在可兴奋细胞中，离子通过间隙连接到达相邻细胞，使电信号从一个细胞传递到另一个细胞。例如，神经细胞间的电突触属于间隙连接，允许动作电位从一个细胞直接传递到相邻细胞，信号传递速度相较于化学突触而言要快很多。这对于某些脊椎动物和鱼类的逃跑反应是非常有利的。在脊椎动物中，通过电耦联协调心肌细胞的收缩，小肠平滑肌细胞之间也通过电耦联实现同步收缩，保持在小肠蠕动中的一致性。

② 代谢耦联。

许多不包含可兴奋细胞组织中,细胞通过间隙耦联共享代谢分子和离子,使群体细胞之间的行动协调一致。例如,当血液中的葡萄糖浓度降低时,去甲肾上腺素从交感神经末端释放,刺激肝细胞增加糖原的分解,释放葡萄糖到血液中。但并不是所有的肝细胞都受交感神经细胞支配,通过间隙连接,信号从受交感神经支配的细胞传递到不受交感神经支配的细胞中。实验发现,当小鼠肝脏中主要连接蛋白基因发生突变,伴随血液中葡萄糖水平降低时,将不能正常动员糖原降解。

③ 间隙连接在胚胎发育中也很重要。

在小鼠 8 细胞胚胎晚期,大部分细胞开始彼此建立电耦联,当细胞开始分化时,在胚胎中形成特定的细胞群,不同细胞群之间的电耦联逐渐消失,在相同细胞群中的细胞,彼此之间还存在电耦联,按照相似的途径发育。

（3）间隙连接通透性的调节

间隙连接并不总是处于开的状态,而是与常规的离子通道一样,在开与关状态间转换。此外,间隙连接的通透性受细胞质 $Ca^{2+}$ 浓度和 pH 的调节,通过降低胞质 pH 和增加细胞质中 $Ca^{2+}$ 浓度,可以迅速、可逆地降低间隙连接的通透性。间隙连接通信也可以受到细胞外信号的调节。因此,间隙连接通道是动态的结构。

2. 化学突触

神经元之间或者神经元与效应细胞之间通过突触完成神经冲动的传导,包括电突触和化学突触。化学突触传递信号时,神经冲动传递到轴突末梢,引起神经递质小泡释放神经递质,神经递质作用于突触后细胞,引起新的神经冲动。这种信号传递过程涉及电信号转变为化学信号,化学信号再转变为电信号的过程,因此与电突触相比,化学突触存在信号传递延迟现象。

## 三、脊椎动物上皮细胞各种连接的总结

几乎所有脊椎动物上皮细胞中各种连接方式的相对位置都是一样的。紧密连接占据了细胞顶部的大部分位置,紧密连接下面是黏着带,然后是桥粒,所有这些连接一起形成连接复合物的结构,黏着带和半桥粒位于上皮细胞底部和基底层之间（图 4-12）。

# 第二节　细胞外基质

细胞外空间由大分子形成复杂网络填充,构成了细胞外基质（extracellular matrix）。细胞外基质主要由细胞分泌的多种蛋白质和多聚糖组成。结缔组织中细胞外基质含量是最丰富的,形成了脊椎动物的身体框架。细胞外基质不仅仅作为脚手架,稳定组织的物理结构,它还在调节与之接触的细胞行为中起着重要作用,影响细胞的生存、发育、迁移、增殖、形状和功能。

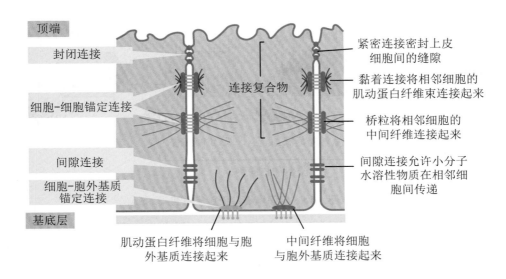

**图 4-12　脊椎动物上皮细胞中各种连接类型的总结**

　　基质大分子的类型及组装形式多种多样,因而产生了大量不同形式的细胞外基质,并与组织器官的功能要求相适应。骨头和牙齿的基质可以钙化成石头般坚硬的结构;角膜的细胞外基质是透明的;细胞外基质也可以组装成绳索状,使肌腱和韧带能够抵抗很强的张力;上皮组织和结缔组织交界处,基质形成基膜。

　　细胞外基质分子的组成相对复杂,根据其功能可划分为 3 种类型:① 糖胺聚糖(glycosaminoglycans,GAGs),经常与蛋白质共价结合形成蛋白聚糖。② 纤维状蛋白,包括胶原(collagen)和弹性蛋白。③ 非胶原糖蛋白,包括层粘连蛋白和纤连蛋白。

## 一、糖胺聚糖和蛋白聚糖

### 1. 糖胺聚糖

　　糖胺聚糖是由二糖重复单位组成的不分支多聚糖,二糖重复单位之一是氨基糖(N-乙酰氨基葡萄糖或 N-乙酰基半乳糖),另一个是糖醛酸(图 4-13)。因为大部分糖残基上有羧基或者硫酸基,所以糖胺聚糖带有大量负电荷。根据糖残基的性质、连接方式和硫酸基团的数量和位置,糖胺聚糖可分为 4 类:① 透明质酸(hyaluronan)。② 硫酸软骨素(chondroitin sulfate),硫酸皮肤素(dermatan sulfate)。③ 硫酸乙酰肝素(heparan sulfate)。④ 硫酸角质素(keratan sulfate)。

　　糖胺聚糖太坚硬而不能折叠,更趋向于高度伸展的构型。它们自身大量的负电荷吸引大量的阳离子,大部分是 $Na^+$,这种高渗透性导致基质吸收大量的水,产生了膨胀压,使基质能够抵抗外界压力。结缔组织中糖胺聚糖虽然含量少,但是它们能形成多孔含水凝胶,占据大量空间,为组织提供机械支撑。一种罕见的遗传病患者不能合成硫酸皮肤素的二糖,他们一般身体矮小,有早熟的表现,而且皮肤、关节、肌肉和骨头都有缺陷。

　　透明质酸是最简单的糖胺聚糖,包含 25 000 多个不含硫的二糖重复单位,不含硫酸糖,

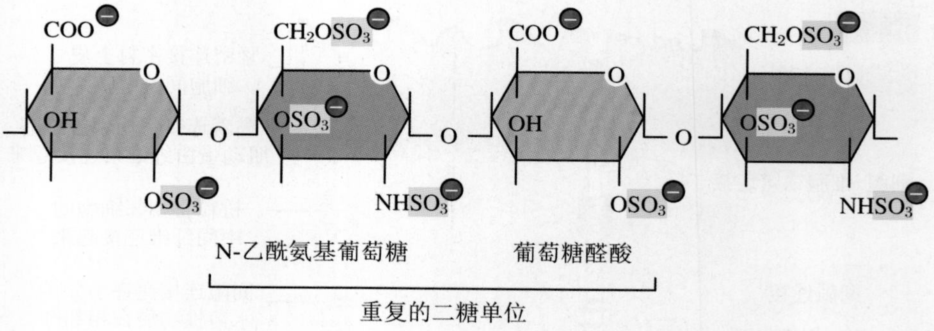

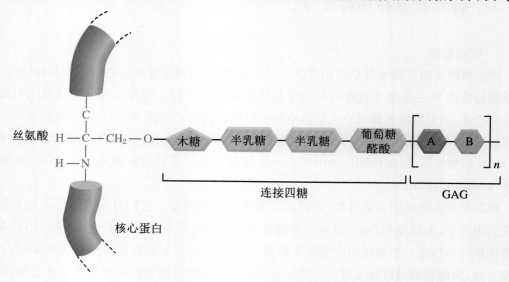

**图 4-13 糖胺聚糖二糖重复序列**

不与任何核心蛋白共价连接。在早期胚胎中,透明质酸含量尤为丰富,其在组织和关节抵抗外界压力时起作用。作为空间填充物,透明质酸可以迫使胚胎结构的形状发生改变,在胚胎发育中发挥重要作用。在伤口愈合时,机体也会产生大量透明质酸,它是关节液的重要组分,起着润滑剂的作用。

2. 蛋白聚糖

除透明质酸外,其余的糖胺聚糖都与核心蛋白共价连接,形成蛋白聚糖(图 4-14)。蛋白聚糖的核心蛋白在内质网腔内合成,在高尔基体中经过糖基化组装成蛋白聚糖。同一类型的核心蛋白,也可以与不同种类和数量的糖胺聚糖连接,因此蛋白聚糖分子结构具有多样性,其功能也是多种多样的。它们可以为细胞提供含水的空间。在肾小球基膜中,硫酸类肝素蛋白多糖作为一个选择筛,可以过滤从血液进入尿液的分子。蛋白聚糖结合各种分泌的信号分子,能够增强或者抑制它们的信号活性,比如蛋白聚糖的硫酸类肝素链与成纤维细胞生长因子(FGF)结合,这种相互作用增强生长因子间的交联并激活它们的细胞表面受体。蛋白聚糖也可以与其他类型的分泌蛋白结合,包括蛋白水解酶和蛋白酶抑制剂,并调节它们

**图 4-14 蛋白聚糖结构示意图**

的活性。有些蛋白聚糖是质膜的结合成分,附着在脂双层上,可以作为辅助受体与常规的细胞表面受体共同作用,例如在成纤维细胞表面上的多配体蛋白聚糖,可以通过与细胞表面的黏着蛋白、细胞内的细胞质骨架蛋白和信号蛋白相互作用,具有调节整联蛋白的功能。

## 二、纤维状蛋白

### 1. 胶原

胶原是哺乳动物中最丰富的蛋白质,约占蛋白总量的25%,是皮肤和骨头的一个主要成分。胶原在胞外基质中含量最高,刚性和抗张能力最强。

典型的胶原分子结构是由具有长的、坚硬的三股螺旋链组成,每条螺旋链称为α链(图4-15)。胶原富含脯氨酸和甘氨酸,脯氨酸的环形结构可以稳定每个α链的螺旋结构,在α链的中心,每隔三个氨基酸残基就会有规律地出现一个甘氨酸,甘氨酸作为最小的氨基酸,有利于三股α链紧密的包装在一起,形成超螺旋结构。不同的α链由不同的基因编码,目前已在人基因组中发现42个编码基因。不同α链的组合可以形成不同的胶原分子,已发现人胶原类型大约有27种。

胶原分子的多肽链是在附着核糖体上合成的,进入内质网腔,成为前α链,在其氨基末端除了信号肽外,在N端和C端还有前肽序列。在内质网腔中,脯氨酸和赖氨酸残基被羟化为羟脯氨酸和羟赖氨酸,有的羟赖氨酸还被糖基化。三条前α链在内质网组装成前胶原分子(procollagen),这些氨基酸的羟基形成链间的氢键以稳定前胶原结构。缺乏维生素C会使脯氨酸的羟基化受到抑制,从而引起坏血症。前胶原分子经高尔基体分泌到细胞外,前肽序列被蛋白水解酶切除,前胶原分子转变为胶原分子,在细胞外空间中进一步装配成更大的胶原原纤维。在电镜下观察胶原原纤维,可以看到每隔

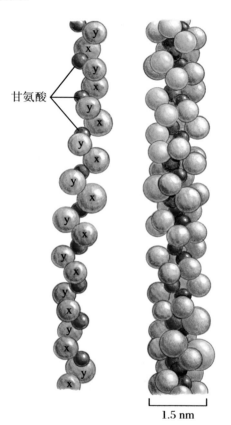

甘氨酸

1.5 nm

**图4-15 典型的胶原分子结构**

67 nm的特征性横纹,这是由于胶原分子在细胞外装配时,通过其上赖氨酸之间的共价交联加固原纤维结构(图4-16),在跟腱中,胶原高度交联,因为这个部位需要高强度的抗张力能力。如果抑制共价交联,原纤维的强度会显著下降,胶原组织变得脆弱,皮肤、肌腱和血管等组织变得容易破裂。

不同组织中胶原原纤维具有不同的直径,并且以不同的方式进行装配。在肌腱中,它们以平行束沿着张力轴排列。在角膜和成熟的骨头中,它们以板层状有序排列,同一层的原纤维平行排列,相邻层中的原纤维基本垂直。

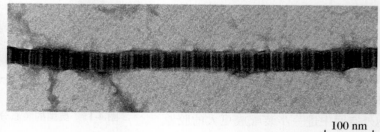

Ⅰ.前α链

N端前肽　　　重复Gly-X-Y序列　　　C端前肽　　　内质网/高尔基体

羟基化

糖基化

前α链
自装配

Ⅱ.原胶原

分泌泡

细胞外加工
切除前肽

胞外

Ⅲ.胶原分子

Ⅳ.胶原原纤维　　　　自我装配

进一步装配成胶原纤维

**(a) 胶原原纤维合成和装配过程**

100 nm

**(b) 小鼠胶原负染电镜图**

**图 4-16　胶原原纤维形成**

### 2. 弹性蛋白

许多动物组织,如皮肤、血管和肺,既坚固又有弹性,弹性纤维(elastic fiber)网络赋予它们弹力,胶原原纤维与弹性纤维交织在一起,使组织具有弹性及抗张性。弹性纤维的主要成分是弹性蛋白(elastin),是一种高度疏水的非糖基化蛋白,富含脯氨酸和甘氨酸,含有少量的羟脯氨酸,不含羟赖氨酸。弹性蛋白主要由两种交替出现的短片段组成:疏水片段,赋予分子弹性;富含丙氨酸和赖氨酸的 α-螺旋片段,在相邻分子间形成交联。弹性蛋白通过共价键连接而成为交联网络结构,每个分子都可以伸展并随意地收缩,整体上使这种网络结构能够像橡皮圈一样伸展回缩(图 4-17)。随着年龄的增长,弹性蛋白从皮肤等组织中逐渐减少,胶原的关联度越来越大,韧性越来越低,结果导致老年人关节灵活度下降,皮肤起皱纹、弹性降低。

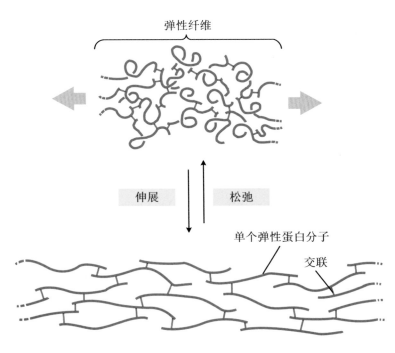

**图 4-17　弹性纤维伸展与收缩示意图**

## 三、非胶原糖蛋白

细胞外基质中含有许多非胶原糖蛋白,这些蛋白具有典型的多结构域,每个结构域都有与其他细胞外大分子和细胞表面受体特异结合的位点,有利于基质的装配,也有利于细胞与基质附着。目前了解较详细的是纤连蛋白和层粘连蛋白。

### 1. 纤连蛋白

纤连蛋白是一种高分子量的糖蛋白,含糖 4.5%~9.5%。纤连蛋白是由两个大的亚基通过二硫键结合的二聚体,整个分子呈 V 型(图 4-18)。每个亚基由同一基因编码,转录产生一个大的 RNA 分子,通过选择性剪切,产生纤连蛋白的各种异构体。纤连蛋白有多种异构体。一种是可溶性的,称为血浆纤连蛋白,在血浆或其他体液中循环,增强血液凝固、创伤愈合和吞噬作用。其他异构形式是高度不溶的,称为纤连蛋白原纤维。纤连蛋白原纤维通常与相邻的细胞内肌动蛋白束排成一行。纤连蛋白结合位点的主要特征是含有特异的三肽序列(Arg-Gly-Asp,或者 RGD),可以被细胞表面基质受体整联蛋白家族的几个成员识别。

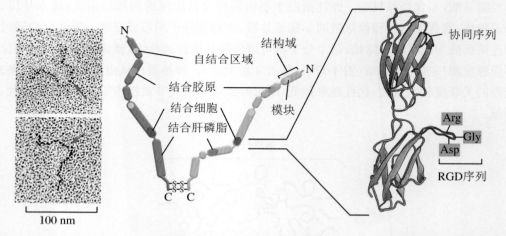

(a) 铂金染色的纤连蛋白二聚体电镜图，红色箭头代表了蛋白质的C端

(b) 两个相似的多肽链通过C端的两个二硫键交联在一起

(c) X射线晶体衍射确定的两种III型纤连蛋白重复单位的三维结构

**图 4-18　纤连蛋白二聚体结构**

纤连蛋白能将细胞锚定在胞外基质上，有助于维持细胞形态。实验表明，将细胞培养在有纤连蛋白的表面上，细胞很容易贴壁生长，形态扁平。研究发现，很多癌细胞不能合成纤连蛋白，癌细胞不仅会使细胞形态发生变化，而且还容易脱离细胞外基质。

纤连蛋白在动物发育中起着重要作用。一种突变的小鼠不能产生纤连蛋白，在胚胎早期就会死亡，这是因为它们的内皮细胞不能形成适当的血管。

纤连蛋白还能促进细胞迁移。在两栖类动物原肠胚的形成中，沿着中胚层细胞迁移途径，生物学家们发现了大量的纤连蛋白。例如两栖类胚胎在神经管形成时，神经嵴细胞从神经管背侧迁移到胚胎各个区域，分化成神经节、色素细胞等不同类型的细胞，如果显微注射抗纤连蛋白受体的抗体或含 RGD 序列的短肽，可以阻止细胞与纤连蛋白的结合，从而影响神经嵴细胞的迁移。

此外，在血液凝固过程中，血液中的血浆纤连蛋白能与血纤维蛋白结合，促进血小板附着于血纤维蛋白上。在伤口处，血浆纤连蛋白还能吸引成纤维细胞、平滑肌细胞、巨噬细胞等迁移到受损部位，促进创伤修复。

2. 层粘连蛋白

层粘连蛋白主要存在于基膜中，是由三条多肽链（α、β 和 γ）组成的高分子量糖蛋白，这三条链通过二硫键连接形成不对称的十字形结构，有三条短臂和一条长臂（图 4-19）。层粘连蛋白也由几个功能结构域组成，可以通过 RGD 三肽序列与细胞膜上的整联蛋白结合，或者与IV型胶原、肝素等胞外基质分子结合。层粘连蛋白通过臂末端的相互作用可以在体外自我装配成毡状的薄层，在基膜的基本框架构建和组装中起关键作用。

## 四、基膜

基膜（basal laminae）是柔韧的、薄的（40～120 nm）细胞外基质特化结构，位于上皮细胞

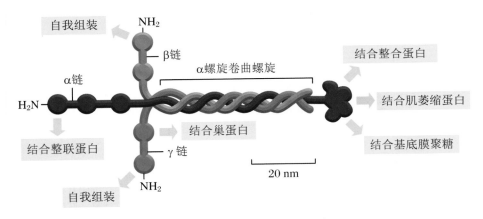

图 4-19　层粘连蛋白分子结构示意图

和细胞管下面，也围绕在肌肉细胞、脂肪细胞和施旺细胞周围，基膜把这些细胞和上皮组织与周围或底部的结缔组织分离开来（图 4-20）。

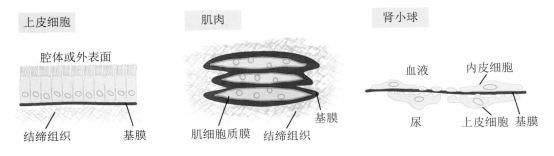

图 4-20　基膜组织的三种形式

基膜主要由位于其上的细胞合成，主要成分为Ⅳ型胶原、层粘连蛋白、巢蛋白和大的硫酸类肝素蛋白聚糖。

基膜不仅对组织起结构支撑作用，还具有过滤功能，比如在肾小球中，基膜作为分子过滤器，阻止大分子从血液进入尿液。基膜可作为细胞运动的选择性屏障，在上皮组织下的基膜通常能阻止下面结缔组织中的成纤维细胞与上皮细胞接触，然而并不阻止免疫细胞或神经传导通过。基膜还能决定细胞的极性，影响细胞代谢，促进细胞生长、增殖或分化，并为细胞迁移提供特异高速通道，在组织重建中也发挥着重要作用。

## 思考题

① 细胞的社会联系有哪些方式？有何生物学意义？

② 细胞连接有哪几种类型？有什么功能？

③ 细胞外基质成分有哪些？各有什么功能？

# 本章概念图

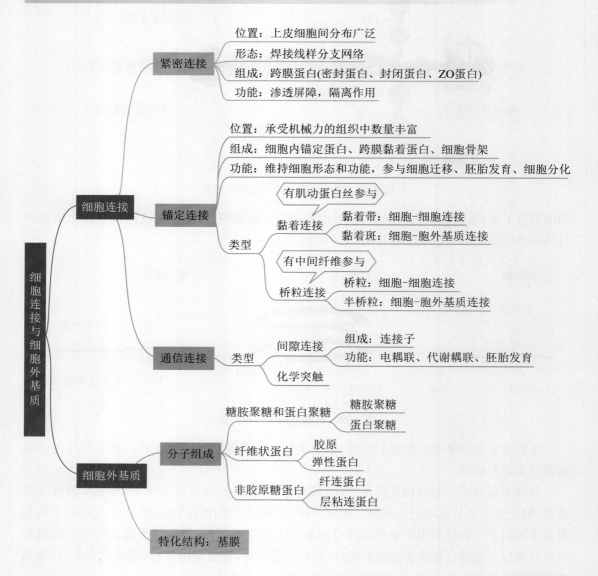

細胞连接与细胞外基质
- 细胞连接
  - 紧密连接
    - 位置：上皮细胞间分布广泛
    - 形态：焊接线样分支网络
    - 组成：跨膜蛋白(密封蛋白、封闭蛋白、ZO蛋白)
    - 功能：渗透屏障，隔离作用
  - 锚定连接
    - 位置：承受机械力的组织中数量丰富
    - 组成：细胞内锚定蛋白、跨膜黏着蛋白、细胞骨架
    - 功能：维持细胞形态和功能，参与细胞迁移、胚胎发育、细胞分化
    - 类型
      - 有肌动蛋白丝参与
        - 黏着连接
          - 黏着带：细胞-细胞连接
          - 黏着斑：细胞-胞外基质连接
      - 有中间纤维参与
        - 桥粒连接
          - 桥粒：细胞-细胞连接
          - 半桥粒：细胞-胞外基质连接
  - 通信连接
    - 类型
      - 间隙连接
        - 组成：连接子
        - 功能：电耦联、代谢耦联、胚胎发育
      - 化学突触
- 细胞外基质
  - 分子组成
    - 糖胺聚糖和蛋白聚糖
      - 糖胺聚糖
      - 蛋白聚糖
    - 纤维状蛋白
      - 胶原
      - 弹性蛋白
    - 非胶原糖蛋白
      - 纤连蛋白
      - 层粘连蛋白
  - 特化结构：基膜

（魏美丽）

# 第五章
# 细胞的内膜系统

内膜系统（endomembrane system）是指位于真核细胞的细胞质内，在结构、功能及其发生上相互密切关联的膜性细胞器的总称。主要包括：内质网、高尔基复合体、溶酶体、各种转运小泡以及核膜等功能结构（图5-1）。过氧化物酶体是否属于内膜系统还存在一定的争论。

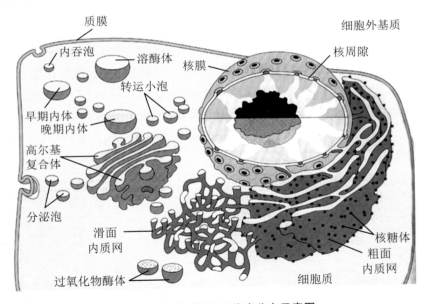

**图 5-1　内膜系统在细胞内分布示意图**

细胞内的膜性细胞器的形成是细胞进化的产物，由于它们的出现，使细胞质中形成了许多互相分隔的封闭性区室，使细胞内不同的生理、生化反应过程能够在彼此相对独立、互不干扰的一定区域内进行，并有效地增大了细胞的表面积，从而极大地提高了细胞整体的代谢水平和功能效率。

# 第一节 内 质 网

1945 年，K. R. Porter 等用电镜观察体外培养的小鼠成纤维细胞时，首次发现细胞质中有各种大小的管、泡相互吻合连接形成的网状结构，由于这些网状结构多位于细胞核附近的细胞质内部区域，故称内质网（endoplasmic reticulum，ER）。现已证实，内质网普遍存在于动植物细胞中，位置也不限于细胞质内部，而是分布于整个细胞质中。

## 一、内质网的形态结构

内质网广泛分布于除哺乳动物成熟红细胞以外的所有真核细胞的细胞质中，其膜面积占细胞全部膜面积的一半以上，其体积占细胞总体积的 10% 以上，其膜厚度比细胞膜稍薄，为 5～6 nm。内质网的基本结构单位为小管、小泡或扁平囊，这些管状或扁囊状膜系统，在细胞质中相互连通构成连续的三维管网结构。内质网的形态、结构、数量和分布，在不同的组织细胞，或同一种细胞的不同发育阶段以及不同生理功能状态下都存在差异。例如，胰腺细胞中只有扁平囊状内质网，它们在细胞质中平行排列［图 5-2（a）］，睾丸的激素分泌细胞中则有小管和小泡状内质网且分散在整个细胞质中［图 5-2（b）］。由内质网膜围成的空间称为内质网腔，在一个细胞内，内质网腔是相互连通的，内质网还可向内延伸，与细胞核外膜直接连通，而内质网腔则与核周间隙连通。

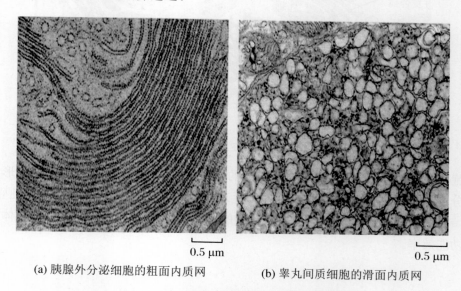

0.5 µm           0.5 µm

(a) 胰腺外分泌细胞的粗面内质网　　　　(b) 睾丸间质细胞的滑面内质网

**图 5-2　粗面内质网与滑面内质网电镜结构**

## 二、内质网的类型

根据内质网膜表面是否附着核糖体，通常把内质网划分为两种基本类型，即所谓的粗面内质网（rough endoplasmic reticulum，RER）和滑面内质网（smooth endoplasmic reticulum，SER）（图 5-3）。二者在形态、结构和功能上都有差别。

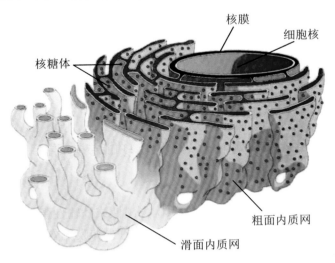

核膜

细胞核

核糖体

粗面内质网

滑面内质网

**图 5-3　粗面内质网与滑面内质网**

1. 粗面内质网

粗面内质网多呈扁囊状，排列较为整齐，并因表面附着有大量核糖体而得名（图 5-3）。它是内质网与核糖体共同形成的复合机能结构，其主要功能是合成外输性蛋白质及多种膜蛋白。因此，在具有分泌功能的细胞中，粗面内质网高度发达；而在未分化细胞和肿瘤细胞中则相对少见。

2. 滑面内质网

表面没有附着核糖体的内质网称为滑面内质网，滑面内质网在电镜下呈分支管状或小泡状（图 5-3），并常常与粗面内质网相互连通。滑面内质网是脂质合成的重要场所，其结构形态、胞内空间分布及发达程度在不同细胞或同一细胞的不同生理时期差异很大，并常常表现出完全不同的功能特性。在细胞内，滑面内质网往往作为出芽的位点，将内质网上合成的蛋白质或脂质转移到高尔基体内。

## 三、内质网的化学组成

将组织或细胞匀浆后，应用超速分级分离的方法得到直径在 100 nm 左右的球形封闭小泡，称为微粒体（microsome），其实质是破碎的内质网。通过对微粒体的生化分析，得知内质网膜和所有生物膜一样，也由脂类和蛋白质组成，其中脂类含量占 30%～40%，蛋白质含量占 60%～70%。内质网膜的脂类主要包括磷脂、中性脂、缩醛脂和神经节苷脂等。其中以磷脂含量最多。不同磷脂的百分比含量大致为：磷脂酰胆碱 55% 左右；磷脂酰乙醇胺 20%～25%；磷脂酰肌醇 5%～10%；磷脂酰丝氨酸 5%～10%；鞘磷脂 4%～7%。

内质网膜中含有的蛋白质及酶类是非常复杂、多样的。主要包括与解毒功能相关的氧化反应电子传递酶系，与脂类物质代谢功能反应相关的酶类，与碳水化合物代谢功能反应相关的酶类，其中葡萄糖-6-磷酸酶被视为内质网的主要标志性酶，此外尚有参与蛋白质加工转运的多种酶类。

## 四、内质网的功能

内质网是细胞内蛋白质与脂质合成的基地，几乎全部的脂质和多种蛋白质都是在内质网合成的。

### （一）粗面内质网的功能

粗面内质网上由于附着有核糖体，所以它的主要功能与核糖体相关联，主要参与蛋白质的合成、加工修饰、分选及转运等。

#### 1. 蛋白质的合成

在粗面内质网上合成的蛋白质主要包括：① 分泌性或外输性蛋白质，如抗体、细胞外基质蛋白、肽类激素、细胞因子、消化酶等。② 膜整合蛋白，如膜受体、膜转运蛋白等。③ 细胞器中的驻留蛋白，主要包括内质网、高尔基复合体、溶酶体等细胞器中的可溶性驻留蛋白。

所有蛋白质多肽链的合成均起始于细胞质游离核糖体，那么，这些游离核糖体是怎样附着到内质网膜上的？为了解释这一现象，G. Blobel 和 D. Sabatini 于 1971 年提出假说，认为将要附着在核糖体上进行翻译的 mRNA，在其翻译起始位点后含有一段独特的密码子，即信号密码子；信号密码子指导合成一段多肽链即信号肽（signal peptide 或 signal sequence）；而这段信号肽能够使核糖体附着于内质网膜上，这就是"信号假说"（signal hypothesis）。后续的实验验证了信号假说，同时研究发现在核糖体与内质网结合过程中还需要信号识别颗粒（signal recognition particle，SRP）、信号识别颗粒受体（SRP-receptor，SRP-R）和内质网膜上易位子（translocon 或 translocator）的参与，G. Blobel 和 D. Sabatini 也因此而荣膺 1999 年的诺贝尔生理学或医学奖。

根据已有研究资料，对分泌蛋白在内质网上合成转运过程概括为图 5-4。

信号肽是指导多肽链在粗面内质网上合成与穿膜转移的决定因素，其普遍地存在于所有分泌蛋白肽链的氨基端，通常由 16～30 个氨基酸组成，N 端含有多个带正电荷的氨基酸，其后是 6～12 个连续的疏水氨基酸。分泌蛋白的合成起始于细胞质，游离核糖体与 mRNA 结合，在 mRNA 信号密码子的指导下合成一段信号肽（图 5-4 步骤 1）。凡带有信号肽的游离核糖体均向内质网靠拢并附着其上，这个过程需要细胞质基质中的信号识别颗粒（SRP）的介导（图 5-4 步骤 2），SRP 是由 6 个多肽和 1 个沉降系数为 7S 的小分子 RNA 构成的复合体（图 5-5）。SRP 能识别信号肽，其一端与信号肽结合，另一端与核糖体结合，形成信号肽-SRP-核糖体复合结构，同时由于 SRP 的结合，多肽链合成暂停。

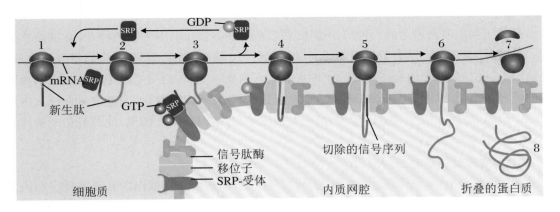

图 5-4　信号肽介导核糖体附着于内质网与新生肽链穿膜转移过程示意图

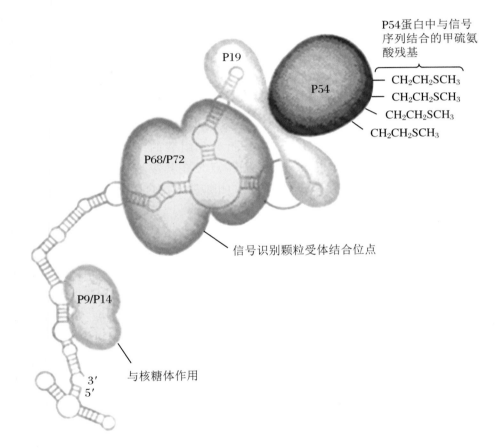

图 5-5　信号识别颗粒结构示意图

　　粗面内质网膜上存在能识别 SRP 的特异受体，称为信号识别颗粒受体（SRP-R），又称停泊蛋白（docking protein，DP），是内质网的一种膜整合蛋白。SRP-核糖体复合物在 SRP 的介导下，向粗面内质网上的 SRP-R 靠近，通过 SRP-R 识别并结合 SRP（图 5-4 步骤3），使带有信号肽的核糖体-mRNA 复合物附着到内质网膜上，而此时 SRP-R 构象发生改变，与 SRP 结合的亲和力下降，SRP 在水解 GTP 释放能量的作用下与受体分离，回到细胞质重复利用(图 5-4 步骤 4),暂停延伸的肽链因 SPR 的解离又继续合成。

易位子是内质网膜上的一种门控通道,可形成直径 8.5 nm、中央孔内径 2 nm 的亲水通道,当核糖体与多肽链结合到内质网膜上时,通道打开,随着 SRP 的解离,多肽链继续合成,在信号肽的引导下,多肽链通过易位子中央孔进入内质网基质,而信号肽序列被内质网膜腔面的信号肽酶切除(图 5-4 步骤 5),新生肽链继续延伸(图 5-4 步骤 6),直至完成并进入内质网腔。最后,完成肽链合成的核糖体大、小亚基解聚,并从内质网上解离,此时易位子通道关闭(图 5-4 步骤 7 和 8)。

2. 新生多肽链的折叠与装配

新生多肽链在内质网的正确折叠和装配是这些蛋白从内质网输出的必要条件。在内质网腔中存在蛋白二硫键异构酶(protein sulfide isomerase,PDI)、结合蛋白(binding protein,Bip)、葡萄糖调节蛋白 94(glucose regulated protein94,Grp94)和钙网蛋白等,能够帮助新生肽链的折叠与装配。PDI 的作用是可以切断错误结合的二硫键,以帮助新合成的蛋白质重新生成二硫键并处于正确折叠状态。Bip 能同未折叠蛋白质的疏水核心结合,防止疏水核心发生聚集,形成不正确的折叠和聚合。Grp94 为内质网标志分子伴侣,又称内质网素,它被蛋白酶激活后可参与新生肽链的折叠与转运。

以上几种蛋白均能够与错误折叠的多肽和尚未完成装配的蛋白亚单位识别结合,并予以滞留,同时还可促使错误折叠的多肽重新折叠、装配与运输,但其本身却并不参与最终产物的形成。我们将这类能够帮助多肽链转运、折叠和组装的结合蛋白称作“分子伴侣”(molecular chaperone)。分子伴侣蛋白的共同特点是在其羧基端有一 KDEL(Lys-Asp-Glu-Leu)四肽驻留信号,它们能够和内质网膜上的相应受体结合而驻留于内质网腔。

3. 蛋白质的糖基化

粗面内质网上合成的蛋白质大多数都要被糖基化。所谓糖基化(glycosylation)是指通过共价键将单糖或者寡糖与蛋白质的氨基酸残基结合形成糖蛋白的过程。发生在粗面内质网中的糖基化主要为 N-连接糖基化(N-linked glycosylation),是寡糖与蛋白质天冬酰胺残基侧链上氨基基团的结合,这种糖基化起始于内质网,最后在高尔基复合体完成修饰。

发生在内质网中的蛋白质 N-连接糖基化修饰,是由糖基转移酶催化,将连接在内质网膜中的嵌入脂质分子磷酸多萜醇(dolichol phosphate)上的寡糖链转移到新生肽链中特定三肽序列 Asn-X-Ser 或 Asn-X-Thr(X 代表除 Pro 之外的任何氨基酸)的天冬酰胺残基上。最初,所有多肽链连接的寡糖链都是由 2 分子 N-乙酰葡萄糖胺、9 分子甘露糖和 3 分子葡萄糖组成的 14 寡糖前体。被转移到新生肽的寡糖在内质网中进一步加工,切除 3 分子葡萄糖和 1 分子甘露糖,然后转移到高尔基复合体继续加工,其过程如图 5-6 所示。

糖基化的另一种方式是糖链与蛋白质多肽链中的丝氨酸、苏氨酸、酪氨酸或羟脯氨酸等残基的羟基(—OH)连接,称为 O-连接糖基化(O-glycosylation),O-连接糖基化主要发生在高尔基复合体。

4. 蛋白质的转运

依据外输性蛋白质的类型,其主要转运途径有两条。第一条途径是蛋白质经过在粗面内质网的修饰、加工后,以“出芽”的方式形成转运膜泡转运至高尔基复合体,在高尔基复合体中进一步加工、修饰形成分泌泡通过胞吐途径分泌到细胞外,这是蛋白分泌的主要途径。

第二条途径是含有分泌蛋白质的膜泡从内质网上脱离下来形成一种浓缩泡,通过胞吐作用直接排出细胞,这种途径仅见于某些哺乳动物的胰腺外分泌细胞。上述两条不同途径中,分泌蛋白质均是以膜泡形式完全隔离于细胞质基质进行转运的。

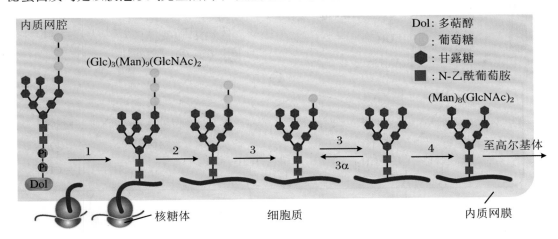

**图 5-6　发生在粗面内质网蛋白质 N-连接糖基化修饰过程**

### (二) 滑面内质网的功能

滑面内质网是细胞内脂类合成的重要场所。然而,不同类型细胞中的滑面内质网,因其化学组成和酶的种类差异较大,其功能亦具有多样性,包括脂类的合成和转运、解毒作用、参与糖原的代谢、$Ca^{2+}$ 的储存与释放、参与胃酸和胆汁的合成与分泌等。

#### 1. 脂质的合成和转运

除少数磷脂(如心磷脂)外,内质网合成细胞需要几乎全部膜脂。内质网脂质合成的底物来源于细胞质基质;催化脂质合成的相关酶类是定位于内质网膜上的整合蛋白,且活性位点朝向细胞质;脂质合成起始并完成于内质网膜的胞质侧,以磷脂酰胆碱为例,其合成的主要过程(图 5-7)是:脂酰基转移酶催化 2 个脂酰辅酶 A 结合到甘油-3-磷酸上形成磷脂酸,并插入脂双分子层的胞质面;继而在磷酸酶的催化下,磷脂酸去磷酸化生成二酯酰甘油;最后,在胆碱磷酸转移酶的作用下,二酯酰甘油上结合一个极性基团磷酸胆碱,形成磷脂酰胆碱。

通过以上过程合成的脂质均插入内质网脂双分子层的胞质面,有些脂质在翻转酶的作用下,很快被转向内质网腔面,然后再被输送到其他的膜性细胞器上。脂质由内质网向其他膜性细胞器的转运主要有两种形式:一是内质网以出芽方式形成转运小泡转运到高尔基复合体、溶酶体和质膜;另一种是水溶性的磷脂交换蛋白(phospholipid exchange protein,PEP)在内质网膜上结合特定脂类分子形成复合体进入细胞质基质,通过自由扩散,将磷脂转运至线粒体和过氧化物酶体膜上。

#### 2. 解毒作用

肝脏是机体解毒的主要器官,其解毒作用主要由肝细胞中的滑面内质网来完成,因为滑面内质网上含有丰富的氧化及电子传递酶系,有毒物质在相关酶的作用下,经氧化、水解和还原反应,使有毒物质的毒性降低,或由脂溶性转变成水溶性而被排出体外。实验证实,当给动物注射苯巴比妥后,肝细胞滑面内质网明显增加,肝细胞中与解毒反应有关的酶大量合

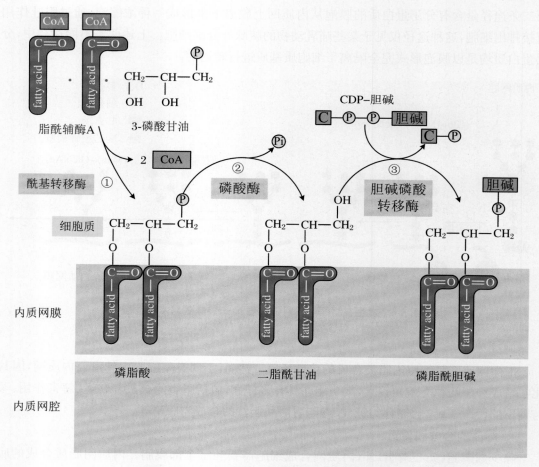

图 5-7　磷脂酰胆碱在内质网膜上合成过程示意图

成;一旦药物作用消失,多余的滑面内质网也随之被溶酶体消化。

3. 参与糖原的代谢

葡萄糖-6-磷酸酶为内质网标志酶,存在于肝细胞中滑面内质网膜上,催化糖原在细胞质基质中的降解产物葡萄糖-6-磷酸的去磷酸化;去磷酸化后的葡萄糖更易于透过脂质双层膜,然后经由内质网被释放到血液中。这说明内质网参与了糖原的分解过程。

4. $Ca^{2+}$ 的储存与释放

横纹肌细胞中分布着非常发达的滑面内质网,又被称为肌质网。通常状况下,肌质网膜上的 $Ca^{2+}$ 泵在分解 ATP 的同时将细胞质基质中的 $Ca^{2+}$ 逆浓度梯度泵入网腔储存起来;而当受到细胞外信号物质作用或者神经冲动的刺激时,又可引起 $Ca^{2+}$ 向细胞质基质的释放,通过 $Ca^{2+}$ 的释放和清除调节肌肉收缩与舒张。

5. 参与胃酸和胆汁的合成与分泌

在胃壁腺上皮细胞中的滑面内质网膜上存在 $Cl^-$ 泵与 $H^+$ 泵,能够有序地向胃腔中释放 $Cl^-$ 与 $H^+$,参与合成盐酸;在肝细胞中,滑面内质网不仅能够合成胆盐,而且可通过葡萄糖醛酸转移酶的作用,使非水溶性的胆红素颗粒形成水溶性的结合胆红素。

# 第二节　高尔基复合体

　　1898 年,意大利科学家 C. Golgi 在光镜下观察猫头鹰脊髓神经节银染标本时,首次发现在细胞核周围的细胞质基质中,存在一种嗜银的网状结构,称为内网器(internal reticular apparatus)。此后,科学家们在多种细胞中也相继发现了类似的结构并称之为高尔基体(Golgi body)。在高尔基体被发现后的很长一段时间内,有关高尔基体的形态结构甚至其是否真实存在的问题,一直是争论的焦点。直到 20 世纪 50 年代,随着电子显微镜的应用和超薄切片技术的发展,科学家们不仅证明了高尔基体的真实存在,而且对其亚显微形态结构也有了更加深入的认识,因其在电镜下的结构非常复杂,故又称之为高尔基复合体(Golgi complex)。

## 一、高尔基复合体的形态结构

　　电镜下,高尔基复合体是由小囊泡、扁平囊泡和大囊泡组成的复合结构,具有高度极性(图 5-8),常分布于内质网和细胞膜之间。

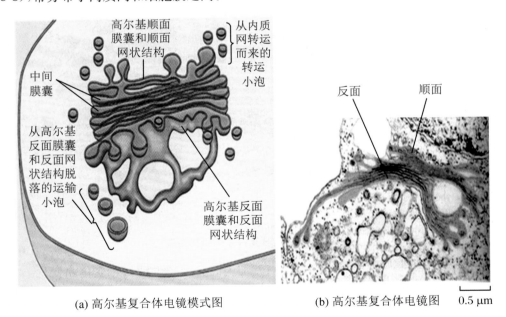

(a) 高尔基复合体电镜模式图　　　　(b) 高尔基复合体电镜图　　0.5 μm

**图 5-8　高尔基复合体结构示意图**

　　扁平囊泡也称为潴泡(cisternae),每 3～8 个扁平囊泡堆叠在一起,构成高尔基复合体的主体结构。扁平囊泡略呈弓形,其凸起的一面朝向细胞核,称之为形成面(forming face)或顺面(cis-face);凹进去的一面朝向细胞膜,称作成熟面(mature face)或反面(transface）。顺面膜厚约 6 nm，与内质网膜厚度相近似；反面膜厚约 8 nm，与细胞膜厚度相近，每个高尔基潴泡囊腔宽为 15～20 nm；相邻囊间距为 20～30 nm。

小囊泡也统称小泡（vesicle），亦被称作运输小泡（transfer-vesicle），聚集分布于高尔基复合体顺面，直径为 40～80 nm。一般认为这些小泡是由其附近的内质网芽生、分化而来，继而小泡与扁平囊融合，并将内质网中合成的蛋白质转运到高尔基复合体中来，在高尔基复合体中进一步加工修饰。

大囊泡也称为分泌泡（secretory vesicle），直径为 0.1～0.5 μm，位于高尔基复合体成熟面，由扁平囊末端膨大、断离而形成。分泌泡逐渐向细胞膜移动，并与细胞膜融合，从而将内含物排出细胞外，而分泌泡的膜称为细胞膜的一部分。

研究表明，高尔基复合体是一个十分复杂的连续性整体结构，多数学者认为，高尔基复合体至少由互相联系的 3 个部分组成：高尔基顺面膜囊和顺面网状结构（cis-Golgi network，CGN）、高尔基中间膜囊（medial Golgi stack）以及高尔基反面膜囊和反面网状结构（trans-Golgi network，TGN）（图 5-9）。高尔基复合体在细胞中往往有比较固定的位置和方向，物质从高尔基复合体一侧进入，从另一侧离开，而三个部分的膜囊也有不同的形态、成分和功能，因此高尔基复合体是一个有极性的细胞器。

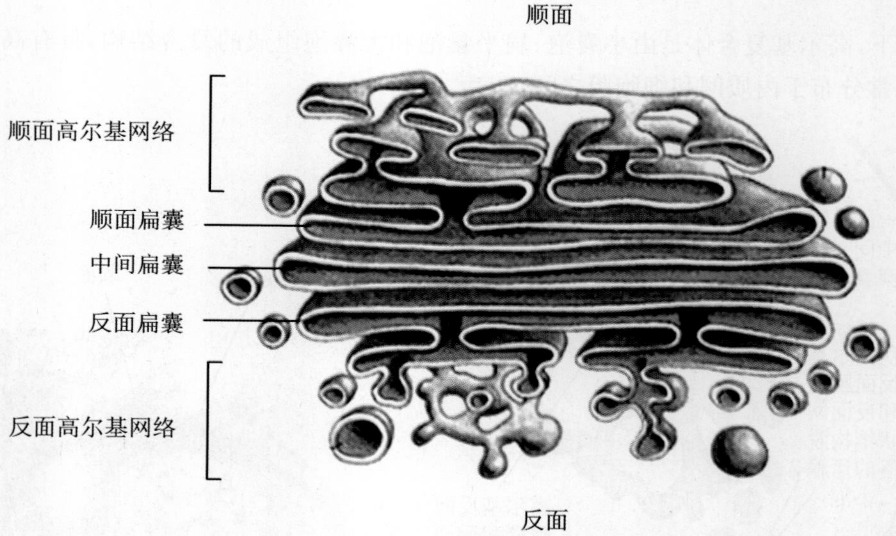

图 5-9　高尔基复合体的结构组成

高尔基复合体的数量和发达程度，会随着细胞的类型和生理状态变化而变化。一般而言，在具有旺盛分泌功能活动的细胞中，高尔基复合体也较为发达，如神经细胞，胰腺外分泌细胞等。

## 二、高尔基复合体的化学组成

高尔基复合体膜含有大约 60% 的蛋白质和 40% 的脂类，其中脂类成分含量介于质膜与内质网膜之间。蛋白质的组成、含量和复杂程度也介于二者之间，高尔基复合体含有多种酶,主要有糖基转移酶、甘露糖苷酶、氧化还原酶、磷脂酶、磷酸酶和蛋白激酶等。不同部位酶的类型和含量不同,说明不同区室的功能不同,其中糖基转移酶是高尔基复合体标志酶。

## 三、高尔基复合体的功能

高尔基复合体的主要功能是参与细胞的分泌活动,在分泌活动中,高尔基复合体对来源于内质网的蛋白进行糖基化修饰,并对各种蛋白进行分拣、包装,然后运输到细胞特定部位或分泌到细胞外。因此,高尔基复合体是细胞内大分子物质运输的"交通枢纽"。

### (一)参与细胞的分泌活动

放射性同位素标记示踪实验证明,外源性分泌蛋白最初是在内质网合成,然后转移至高尔基复合体,再到分泌泡,最后分泌到细胞外。此后的研究进一步证实,除了外输性分泌蛋白之外,内膜系统各细胞器的驻留蛋白如溶酶体中的酸性水解酶蛋白,细胞膜蛋白以及细胞外基质成分如胶原纤维等也都是经由高尔基复合体进行定向转送和运输的。因此,可以说高尔基复合体是细胞内蛋白质运输分泌的中转站。

### (二)蛋白质的加工

#### 1. 蛋白质的糖基化修饰

在内质网合成的蛋白质,绝大多数都是糖蛋白,其糖基类型主要包括 N-连接糖蛋白和 O-连接糖蛋白。N-连接糖蛋白糖链合成与修饰始于内质网,完成于高尔基复合体,在内质网合成的糖蛋白具有相同的前体,在内质网切除 3 分子葡萄糖和 1 分子甘露糖,然后转移到高尔基复合体,在高尔基复合体继续加工,切除大部分甘露糖,同时在糖基转移酶的作用下依次加上不同类型的糖分子,形成结构各异的寡糖链(图 5-10)。O-连接糖蛋白寡糖链的合成和修饰则主要是在高尔基复合体中进行和完成的(图 5-11)。寡糖链通常结合在蛋白质多肽链中的氨基酸残基如丝氨酸、苏氨酸和酪氨酸(或胶原纤维中的羟赖氨酸与羟脯氨酸)的—OH 上。在不同的糖基转移酶的作用下,每次加上一个单糖,糖的供体为核苷糖,如 UDP-半乳糖,最后一步加上唾液酸残基,至此完成糖基的加工与修饰。表 5-1 是 N-连接糖蛋白与 O-连接糖蛋白的寡糖链主要区别。

表 5-1　N-连接糖蛋白和 O-连接糖蛋白的寡糖链主要区别

| 特征 | N-连接 | O-连接 |
| --- | --- | --- |
| 合成部位 | 糙面内质网 | 高尔基复合体 |
| 合成方式 | 来自同一个寡糖前体 | 一个个单糖加上去 |
| 与之结合的氨基酸残基 | 天冬酰胺 | 丝氨酸、苏氨酸、羟赖氨酸、羟脯氨酸 |
| 最终长度 | 至少 5 个糖残基 | 一般 1～4 个糖残基,但 ABO 血型抗原较长 |
| 第一个糖残基 | N-乙酰葡萄糖胺 | N-乙酰半乳糖胺等 |

#### 2. 蛋白质的水解加工

对蛋白质的水解加工,是高尔基复合体的重要功能之一。某些酶或蛋白质,只有被特异

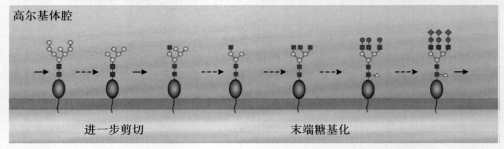

图 5-10  N-连接糖蛋白糖链合成与修饰过程

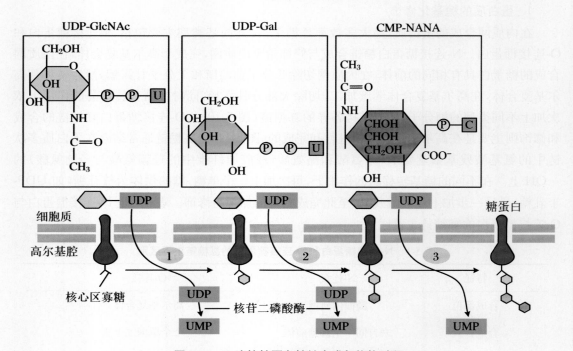

图 5-11  O-连接糖蛋白糖链合成与修饰过程

性水解后,才能够成熟或转变为活性形式。例如人胰岛素,在内质网中合成时是由 86 个氨基酸残基组成,含有 A、B 两条肽链和起连接作用的 C 肽所构成,当其被转运到高尔基复合体时,在水解酶作用下切除 C 肽后才成为有活性的胰岛素。血清白蛋白、胰高血糖素等的成熟,也都是经过在高尔基复合体中的水解加工完成的。另外,粗面内质网合成的某些蛋白质分子是含有多个相同氨基酸序列的前体,在高尔基复合体中可以水解为有活性的多个相同的多肽,如神经肽。

### (三)参与形成溶酶体

溶酶体酶蛋白在内质网上合成并进行 N-糖基化修饰后转移至高尔基复合体,在高尔基复合体中进一步加工后带上溶酶体酶蛋白特异性分选基团甘露糖-6-磷酸(mannose-6-phosphate,M6P),高尔基复合体反面膜囊上有 M6P 受体,受体与配体识别并结合,酶蛋白被浓缩并以网格蛋白包被小泡的形式将酶蛋白转移至内体形成前溶酶体(图 5-12)。

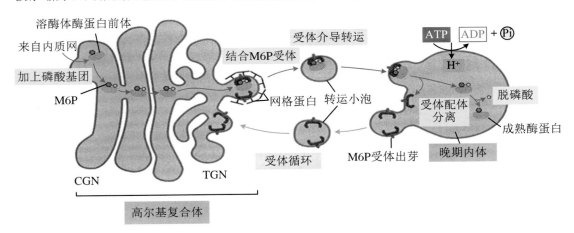

**图 5-12 高尔基复合体参与溶酶体的形成**

### (四)是胞内蛋白质的分选和膜泡定向运输的枢纽

在内质网合成的蛋白质,大部分必须通过高尔基复合体修饰、加工、分选、包装然后再运输到目的地,而这些蛋白质均是以膜包裹形成膜泡进行运输的,其中有一些膜泡与内体融合形成前溶酶体,然后进一步形成溶酶体,有一些运向细胞膜或被分泌释放到细胞外,还有一些膜泡暂时性地储存于细胞质中,在细胞接受外部信号后,再被分泌释放到细胞外去。由此可见,高尔基复合体在细胞内蛋白质的分选和膜泡的定向运输中具有极为重要的作用。

# 第三节 溶　酶　体

溶酶体(lysosome)是内膜系统的另一种重要的细胞器。1949 年,C. de Duve 在对大鼠肝组织匀浆进行差速离心分离分析寻找与糖代谢有关的酶时发现,作为对照的酸性磷酸酶活性主要集中在线粒体分离层,进一步的研究表明在线粒体分离层组分中可能存在另一种细胞器,并于 1955 年通过电镜观察得以证实,因其内含多种水解酶而被命名为溶酶体。

## 一、溶酶体的形态结构和化学组成

溶酶体是由一层单位膜包被的囊泡结构(图 5-13),内含多种酸性水解酶,其主要功能是行使细胞内的消化作用,溶酶体普遍存在于各类组织细胞中。溶酶体膜厚约 6 nm,通常呈圆球形,直径为 $0.2\sim0.8~\mu m$,通常一个动物细胞中约含有几百个溶酶体,但是,在不同细胞中溶酶体的数量差异是巨大的。

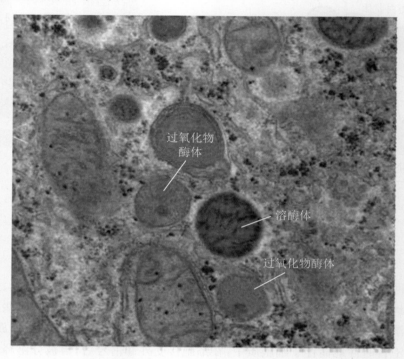

过氧化物酶体

溶酶体

过氧化物酶体

**图 5-13　溶酶体形态结构**

目前人们已发现 60 多种溶酶体酶,包括蛋白酶、核酸酶、糖苷酶、酯酶、磷酸酶和硫酸酶等,这些酶的最适 pH 通常在 $3.5\sim5.5$,其中酸性磷酸酶是溶酶体的标志酶。溶酶体是一种具有高度异质性的细胞器,主要是指不同细胞中溶酶体的数量、大小和所含酶的种类有很大差异,即使是同一种细胞在不同的生理状态,其溶酶体的数量、大小以及所含酶的种类都可能有很大的不同。

溶酶体膜上嵌有质子泵,可依赖水解 ATP 释放出的能量将 $H^+$ 逆浓度梯度泵入溶酶体中,以形成和维持溶酶体腔中酸性的内环境。同时,溶酶体膜上具有多种载体蛋白,用于将水解产物转运至细胞质中再利用。溶酶体膜蛋白高度糖基化,可能有利于防止自身膜结构的消化分解,以保持其稳定。

## 二、溶酶体的类型

关于溶酶体类型的划分,目前存在两种不同的分类体系。

（一）按功能阶段分类

1. 初级溶酶体

初级溶酶体（primary lysosome）是指通过其形成途径刚刚产生的溶酶体，只含有酸性水解酶，不含被消化的底物，在形态上一般为不含有明显颗粒物质的透明圆球状，初级溶酶体中的酶通常处于非活性状态。

2. 次级溶酶体

当初级溶酶体与细胞内的自噬体或异噬体融合，并与之发生相互作用时，即成为次级溶酶体（secondary lysosome）。次级溶酶体体积相对较大，外形多不规则，内含水解酶和相应的底物。依据底物来源的不同，次级溶酶体可以分为：① 自噬溶酶体（autolysosome），由初级溶酶体与自噬体（autophagosome）融合后形成的一类次级溶酶体，其作用底物主要是细胞内衰老或损伤的细胞器（如损坏的线粒体、内质网等）。② 吞噬溶酶体（phagolysosome），由初级溶酶体与吞噬体或吞饮体小泡相互融合而成的次级溶酶体，其作用底物源于细胞外物质。

3. 三级溶酶体

三级溶酶体（tertiary lysosome），又称为残余体（residual body），是指次级溶酶体在完成对底物的消化、分解之后，随着酶活性逐渐降低乃至消失，还有一些不能被消化、分解的物质残留于其中，即形成三级溶酶体。例如，常见于脊椎动物和人类神经细胞、肝细胞、心肌细胞内的脂褐质（lipofuscin）即为三级溶酶体的一种。

（二）根据溶酶体形成过程和功能状态分类

内体溶酶体（endolysosome）被认为是由高尔基复合体芽生的运输小泡和内体融合所形成的；吞噬溶酶体则是由内体性溶酶体和自噬体或异噬体相互融合而成。

## 三、溶酶体的发生

溶酶体的形成是一个非常复杂的过程，参与的细胞器有内质网、高尔基复合体和内体等。溶酶体的形成目前主要分为甘露糖-6-磷酸途径和非甘露糖-6-磷酸途径，其中研究得比较清楚的是甘露糖-6-磷酸途径，下面就以此途径为例讲述溶酶体的形成过程。

溶酶体酶蛋白前体在内质网合成并经 N-糖基化修饰后进入内质网腔，经过加工、修饰后以出芽的形式形成运输小泡，转送至高尔基复合体的顺面。

在高尔基复合体顺面膜囊，由于酶蛋白前体折叠形成的特殊信号斑块被 N-乙酰葡萄糖胺磷酸转移酶与磷酸糖苷酶两种酶识别并催化，酶蛋白上的甘露糖残基磷酸化形成甘露糖-6-磷酸（M6P），而 M6P 是溶酶体酶蛋白区别于其他分泌蛋白的重要分选信号。

当带有 M6P 标记的溶酶体酶蛋白前体运输至高尔基复合体反面时，被高尔基复合体反面膜上的 M6P 受体识别并结合，二者的结合触发网格蛋白包被小泡的组装，并最终以有被小泡（coated vesicle）形式与高尔基复合体囊膜断离，从而将溶酶体酶蛋白与其他分泌蛋白分选出来。

断离后的有被小泡很快脱去网格蛋白外被，形成表面光滑的无被小泡，并与细胞质内的晚期内体(也称晚期内吞体)融合,形成内体性溶酶体。

晚期内体的膜上有质子泵,能将胞质中的 H$^+$ 泵入,使其腔内 pH 从 7.4 左右下降到 6.0 以下。在酸性内环境中,溶酶体酶蛋白前体与 M6P 受体分离,并通过去磷酸化而成熟;同时,M6P 受体以出芽方式形成运输小泡,回到高尔基复合体反面的膜上被重新利用。经历这些过程之后,最终形成内体性溶酶体。内体性溶酶体的发生过程如图 5-14 所示。

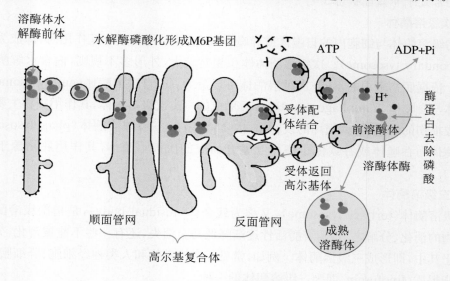

图 5-14　溶酶体发生过程

M6P 途径是目前溶酶体酶蛋白分选机制中了解得比较清楚的一条途径,但并非溶酶体酶蛋白分选的唯一途径。有实验提示,在某些细胞中可能还存在着非 M6P 依赖的其他分选机制。

## 四、溶酶体的功能

溶酶体的主要功能是参与细胞的各种消化活动,根据在消化活动中所起作用的不同,溶酶体的功能主要有以下几点:

（一）清除无用的生物大分子、衰老的细胞器及衰老损伤和死亡的细胞

细胞中的生物大分子和细胞器都有一定的寿命,通过溶酶体的消化作用不断地清除无用的生物大分子和衰老的细胞器,是细胞维持正常代谢所必需的。占成人细胞总数 1/4 的红细胞的正常寿命只有 120 天,每天都有 10$^{11}$ 个红细胞因衰老死亡而被清除。此外,在个体发育过程中和成体中的凋亡细胞,也是通过溶酶体清除的。当溶酶体酶缺失或溶酶体发生功能障碍时,就会导致底物不能被水解而堆积在溶酶体中,从而出现溶酶体病。

（二）防御功能

细胞防御是机体免疫防御系统的重要组成部分,在机体中,巨噬细胞和中性粒细胞可以识别并吞噬入侵的病毒、细菌或其他异物,而这些细胞均具有发达的溶酶体,被吞噬的细菌或病毒颗粒,最终在溶酶体的作用下得以杀灭,并被分解消化。

### （三）物质消化与细胞营养功能

原生动物如变形虫、草履虫，其生存主要是依赖溶酶体分解消化细胞从外界摄入的各种物质而获取营养。在饥饿状态下，细胞可通过溶酶体分解细胞内的一些对于细胞生存并非必需的生物大分子物质，为生命活动提供营养和能量，维持细胞的基本生存。高等动物溶酶体亦能为细胞提供营养，如通过受体介导的胞吞作用摄取低密度脂蛋白，最终也是在溶酶体内彻底消化，并释放胆固醇供细胞利用。

### （四）参与甲状腺素分泌

甲状腺素是在溶酶体的参与下分泌的。在甲状腺中，甲状腺滤泡上皮细胞首先合成甲状腺球蛋白并分泌到滤泡腔碘化，碘化后的甲状腺球蛋白通过吞噬进入滤泡上皮细胞并与溶酶体融合，在溶酶体水解酶的作用下生成甲状腺素，然后经细胞基底部分泌到细胞外进入毛细血管。

### （五）在个体发育过程中起重要作用

在无尾两栖类动物的变态发育过程中，其幼体尾巴的退化、吸收，哺乳动物子宫内膜的周期性萎缩，断乳后母体乳腺的退行性变化及某些特定的细胞编程性死亡等，都离不开溶酶体的作用。

### （六）参与受精过程

动物精子头部最前端的顶体是特化的溶酶体，内含多种水解酶，当受精时，精子释放顶体中的水解酶，进行溶解、消化围绕卵细胞的滤泡细胞及卵细胞外被，从而为精核的入卵受精打开一条通道。

## 五、溶酶体与疾病

由于溶酶体的结构或功能异常所引起的疾病统称为溶酶体病，主要分为以下几类：

### （一）溶酶体酶缺乏引起的类储积症

类储积病主要是由于基因突变导致溶酶体中某些酶的缺乏或缺陷所引起，目前已经发现有 40 余种先天性溶酶体病。现举两例简单介绍如下：

#### 1. 泰-萨氏病

泰-萨氏病（Tay-Sachs disease）旧称黑蒙性痴呆。是由于患者溶酶体内缺乏氨基己糖酯酶 A，阻断了 $GM_2$ 神经节苷脂的代谢，导致了 $GM_2$ 的代谢障碍，使得 $GM_2$ 在脑及神经系统和心脏、肝脏等组织的大量累积所致，泰-萨氏病的主要症状是渐进性失明，痴呆和瘫痪。

#### 2. Ⅱ型糖原累积病

Ⅱ型糖原累积病是由于缺乏 $\alpha$-糖苷酶，以致糖原代谢受阻而沉积于全身多种组织。其主要受累器官组织有：脑、肝、肾、肾上腺、骨骼肌和心肌等。

### （二）溶酶体酶的释放或外泄造成的疾病

由于受到某些理化或生物因素的影响，使得溶酶体膜的稳定性发生改变，导致酶的释放，结果造成细胞、组织的损伤或疾病。

## 1. 矽肺

矽肺是一种与溶酶体膜受损导致溶酶体酶释放有关的常见职业病。其发病机制是：吸入肺中的矽尘颗粒，被肺组织中的巨噬细胞吞噬，形成吞噬体；进而与初级溶酶体融合为吞噬性溶酶体。带有负电荷的矽尘颗粒在溶酶体内形成矽酸分子，以非共价键与溶酶体膜受体或膜上的阳离子结合，影响到膜的稳定性，使得溶酶体酶和矽酸分子外泄，造成巨噬细胞的自溶。一方面，外泄的溶酶体酶消化和溶解周围的组织细胞；另一方面，释放出的不能被消化分解的矽尘颗粒又被巨噬细胞所吞噬，重复上述过程。结果诱导成纤维细胞增生，并分泌大量胶原物质，造成肺组织纤维化，降低肺的弹性，引起肺功能障碍甚至丧失。

## 2. 痛风

痛风是以高尿酸血症为主要临床指征的嘌呤代谢紊乱性疾病。患者尿酸盐的生成与清除失衡，血尿酸盐升高时，尿酸盐会以结晶的形式沉积于关节、关节周围及多种组织，并被白细胞所吞噬。被吞噬的尿酸盐结晶与溶酶体膜之间形成的氢键结合，导致溶酶体膜穿孔、破裂；溶酶体水解酶释放，在引起白细胞自溶坏死的同时，引发所在沉积组织的急性炎症，并吸引更多的白细胞到达炎症部位，同时坏死的白细胞释放的尿酸盐被正常白细胞吞噬。如此循环，病情逐渐加重，患者关节处出现溶骨性缺损。尿酸盐沉积在关节、关节周围、腱鞘等处会形成异物性肉芽肿，而沉积在肾脏，则可能导致尿酸性肾结石或慢性间质性肾炎。

此外，溶酶体酶的释放，与类风湿性关节炎的发生、休克发生后细胞与机体的不可逆损伤等都有着密切的关系。

# 第四节　过氧化物酶体

过氧化物酶体（peroxisome）又称微体（microbody），J. Rhodin 于 1954 年首次在鼠肾小管上皮细胞中观察到这种细胞器。

## 一、过氧化物酶体形态特征与化学组成

### （一）过氧化物酶体的形态特征

过氧化物酶体是由一层单位膜包裹而成的圆球形细胞器（图 5-15），直径为 $0.2\sim1.7\ \mu m$。过氧化物酶体和初级溶酶体的形态和大小类似，但电镜下常常可见过氧化物酶体中含有电子致密度较高、排列规则的尿酸氧化酶结晶，被称作类晶体（crystalloid）或类核体（nucleoid）。人类、鸟类细胞的过氧化物酶体内无尿素氧化酶，因此亦无类晶体。

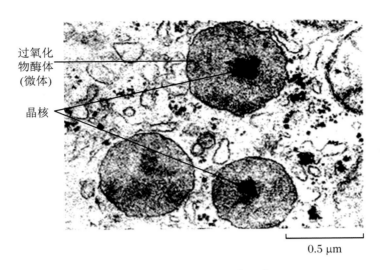

图 5-15　过氧化物酶体结构示意图

### （二）过氧化物酶体的化学组成

过氧化物酶体含酶丰富，目前已知在各种过氧化物酶体中存在 40 余种酶，但是至今尚未发现一种过氧化物酶体含有全部 40 多种酶。根据不同酶的作用性质，可把过氧化物酶大体上分为三类：

1. 氧化酶类

氧化酶类占过氧化物酶体酶总量的 $50\%\sim60\%$。包括尿酸氧化酶、D-氨基酸氧化酶、L-氨基酸氧化酶等酶类，它们的作用底物不同，但共同的特征是底物在被氧化过程中能够把氧还原成过氧化氢。其化学反应式为

$$RH_2 + O_2 \longrightarrow R + H_2O_2$$

2. 过氧化氢酶类

过氧化氢酶类约占酶总量的 $40\%$，主要作用是将过氧化氢分解成水和氧气，因几乎所有过氧化物酶体中都存在该酶，故而被看作过氧化物酶体的标志性酶。过氧化氢分解的化学式为

$$2H_2O_2 \longrightarrow 2H_2O + O_2$$

3. 过氧化物酶类

过氧化物酶的含量很少，可能仅存在于如血细胞等少数几种细胞类型的过氧化物酶体中。其作用与过氧化氢酶相同，即催化过氧化氢生成水和氧气。

此外，在过氧化物酶体中还含有苹果酸脱氢酶、柠檬酸脱氢酶等。

## 二、过氧化物酶体的功能

### （一）清除细胞代谢过程中产生的过氧化氢及其他毒性物质

过氧化物酶体中的过氧化氢酶能将氧化酶催化底物产生的 $H_2O_2$ 还原成水，同时还能对

多种底物如甲醛、甲酸、酚、醇等进行分解，消除 $H_2O_2$ 和其他有害物质对细胞的毒害作用。例如，饮酒时进入人体的乙醇，主要就是通过此种方式被氧化解毒的。这种解毒作用在肝、肾组织细胞中显得尤为重要。

### （二）调节细胞氧张力

尽管过氧化物酶体只占到细胞内氧耗量的 20%，但是，其氧化能力却会随氧浓度的增高而增强。因此，即便细胞出现高浓度氧状态时，也会通过过氧化物酶体的强氧化作用而得以有效调节，以避免细胞遭受高浓度氧的损害。

### （三）参与细胞内脂肪酸等高能分子物质的分解转化

过氧化物酶体的另一功能是分解脂肪酸等高能分子，使其转化为乙酰辅酶 A，并被转运到细胞质基质，以备在生物合成反应中的再利用，或者向细胞直接提供热能。

## 三、过氧化物酶体的发生

组成过氧化物酶体的膜蛋白与可溶性基质蛋白均由细胞核基因编码，主要在细胞质游离核糖体合成，然后分选转运至过氧化物酶体。关于过氧化物酶体的发生，目前已知有两种途径：一是细胞内已有的成熟过氧化物酶体经分裂增殖而产生子代过氧化物酶体，然后接受胞质转运过来的过氧化物酶体膜蛋白与基质蛋白以及通过磷脂交换蛋白从内质网转运过来的脂质，使过氧化物酶体的体积增大，其过程与线粒体发生过程类似。二是从内质网开始，从头装配，具体过程如下：内质网出芽衍生出前体膜泡，然后在基质蛋白 Pex19、Pex3、Pex16 的帮助下插入过氧化物酶体酶膜蛋白，形成过氧化物酶体前体膜泡，待所有膜蛋白插入后，基质蛋白输入，形成有功能的过氧化物酶体（图 5-16）。

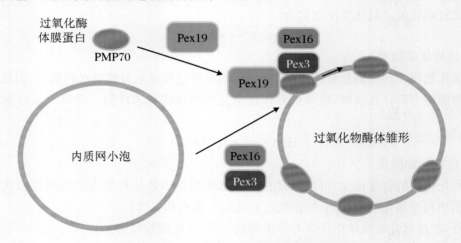

**图 5-16　过氧化物酶体从头发生的过程模型**

# 第五节　内膜系统与膜泡转运

内膜系统在细胞内、外物质合成和运输中起重要作用。其中,内质网是内膜系统的发源地,合成膜脂和外输性蛋白等,并经转运小泡转运至高尔基复合体的顺面并与其顺面膜囊融合,经高尔基复合体加工、修饰、分选和包装之后,这些蛋白质和膜脂又以膜泡的形式转运至细胞表面或溶酶体。从内质网到高尔基复合体进而到其各膜囊之间,以及高尔基复合体到细胞表面或溶酶体的物质运输都是以膜泡方式进行的,研究表明,承担细胞内物质定向运输的膜泡类型至少有 10 种以上。目前了解较多的主要有三种膜泡类型,根据膜泡表面覆盖的包被蛋白不同分别称为网格蛋白有被小泡(clathrin-coated vesicle)、COP I 有被小泡(COP I -coated vesicle)和 COP II 有被小泡(COP II -coated vesicle)。

## 一、膜泡的类型与作用

### (一) 网格蛋白有被小泡

网格蛋白有被小泡直径一般在 50～100 nm 范围。如图 5-17 所示,其外层包被蛋白主要是网格蛋白(clathrin),网格蛋白的组装首先是由 3 条重链和 3 条轻链组成三腿蛋白复合体,然后多个三腿蛋白复合体自组装形成六角形或五角形篮网状结构,覆盖在膜的最外层,网格蛋白外被与囊膜之间是衔接蛋白,衔接蛋白一方面可以将网格蛋白连接到膜上,另一方面又能特异性地结合膜受体胞质面的尾部信号肽,促进膜受体-配体复合物富集到形成包被的膜区。

网格蛋白有被小泡主要介导从高尔基复合体向质膜、溶酶体或胞内体的物质转运;而通过细胞膜受体介导胞吞作用形成的网格蛋白有被小泡则是将外来物质转送到细胞质,或者从胞内体转运到溶酶体。

### (二) COP II 有被小泡

COP II 有被小泡由粗面内质网产生,主要介导内质网到高尔基复合体的物质运输(图 5-18)。COP II 包被蛋白主要是由 Sar1、Sec23/ Sec24、Sec13/ Sec31 以及 Sec16 组成的复合物,其中的 Sar1 蛋白是一种小的 GTP 结合蛋白,它通过结合 GTP 或 GDP 来调节膜泡外被的装配与去装配。当 Sar1 蛋白与 GDP 结合时其处于一种非活性状态;当其与 GTP 结合时,Sar1 蛋白被激活,并导致其构象改变,暴露出疏水基团并插入内质网膜,引发其他蛋白亚基组分在内质网膜上聚合、装配、出芽,最后脱离内质网形成 COP II 有被小泡(图 5-19)。

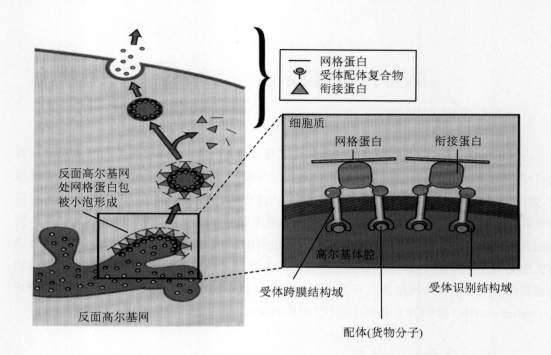

图 5-17　网格蛋白包被小泡形成过程及结构

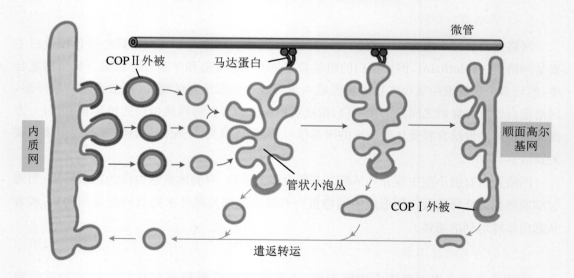

图 5-18　内质网与高尔基复合体之间的膜泡运输

红色包被的是 COPⅡ有被小泡,蓝色包被的是 COPⅠ有被小泡

　　COPⅡ有被小泡在形成之后,Sar1 蛋白结合的 GTP 水解成 GDP,Sar1 蛋白构象改变,从膜泡上释放,促使膜泡包被蛋白发生去装配,成为无被转运小泡。

（三）COPⅠ有被小泡

　　COPⅠ有被小泡介导细胞内膜泡逆向运输,主要负责内质网逃逸蛋白的回收转运以及物质从高尔基体反面膜囊到顺面膜囊的运输（图 5-18）。内质网驻留蛋白的 C-端均含有

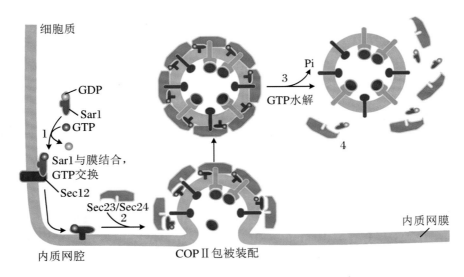

**图 5-19 COP Ⅱ 包被膜泡装配与去装配过程示意图**

1. sar1 与 GTP 结合并活化,插入膜;2. COP Ⅱ 包被蛋白装配;3. GTP 水解;4. COP Ⅱ 包被蛋白去装配

KDEL 四肽序列,而含有 KDEL 信号序列的蛋白质通常不会被转运至高尔基复合体,但一旦意外转运,在高尔基复合体顺面膜上有识别 KDEL 的受体,通过受体识别并结合这些内质网逃逸蛋白,形成 COP Ⅰ 有被小泡将它们遣返至内质网(图 5-20)。

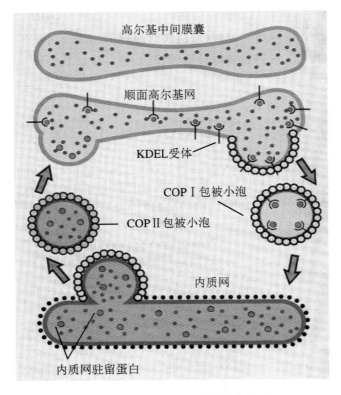

**图 5-20 内质网驻留蛋白的回收图解**

COP I 有被蛋白是一种由 7 个亚基组成的多聚体。其中 ARF 蛋白是一种 GTP 结合蛋白,通过结合 GTP/GDP 调节膜泡外被的装配与去装配。

## 二、膜泡的定向运输

转运膜泡抵达靶标之后与靶膜的融合,是一个涉及多种蛋白的识别、组装与去组装的复杂调控过程,具有高度的特异性。膜泡与靶膜的选择性融合是物质定向运输的重要因素之一。

目前研究发现参与膜泡定向运输和融合的蛋白主要包括:N-乙基马来酰亚胺-敏感因子(N-ethylmaleimide-sensitive factor,NSF),可溶性 NSF 结合蛋白(soluble NSF attachment protein,SNAP),SNAP 受体(soluble NSF attachment protein receptor SNARE)和 Rabs 蛋白。Rabs 蛋白是一类 GTP 结合蛋白,具有 GTP 酶活性,当 Rabs 蛋白结合 GTP 时,其构象改变并插入到转运膜泡膜上,同时与靶膜表面 Rabs 效应器结合蛋白相互作用,从而转运膜泡被锚定在靶膜上,但转运膜泡与靶膜的融合还需要其他蛋白的参与。NSF 和 SNAP 负责介导不同类型的膜泡的融合,没有特异性,膜融合的特异性是由 SNARE 提供的,这种蛋白可以作为膜融合时 SNAPs 的附着点。每一种运输小泡上都有特殊的 v-SNARE(vesicle-SNAP receptor),能够同适当的靶膜上的 t-SNARE(target-SNAP receptor)相互识别并结合形成 SNAREs 复合体,将膜泡与靶膜拉在一起。一旦形成 SNAREs 复合体,膜泡与靶膜就会发生融合,此时 NSF 和 SNAP 与 SNAREs 复合体结合,NSF 催化 ATP 水解,驱动 SNAREs 复合体解离,进入下一轮膜的识别与融合(图 5-21)。

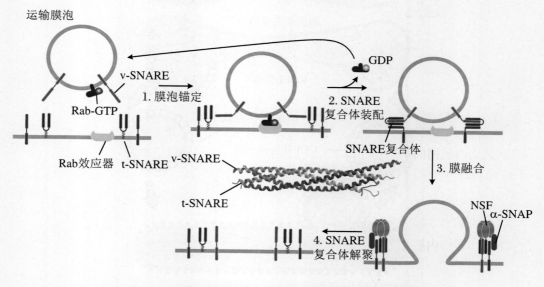

**图 5-21　供体膜和靶膜之间膜泡的锚定与融合模式图解**

内质网和细胞膜是膜泡转运的发源地,而高尔基复合体则是膜泡转运的集散中心。伴随物质的合成运输,由内质网产生的转运膜泡与高尔基复合体融合,其囊膜成为高尔基复合体膜的一部分；由高尔基体反面持续地产生和分化出的不同分泌泡，要么直接输送到细胞膜，要么经由溶酶体最终流向和融入细胞膜。细胞膜来源的膜泡转运，则以胞饮体或吞噬体的形式与溶酶体发生融合。由此可见，不断地产生、形成，存在和穿梭于质膜及内膜系统结构之间的膜泡转运，在承载和介导细胞物质定向运输功能的同时，又不断地被融合更新，从一种细胞器膜到另一种细胞器膜，形成了一个有条不紊、源源不断的膜流（图5-22），并借此进行着细胞膜及内膜系统不同功能结构之间的相互转换与代谢更新。

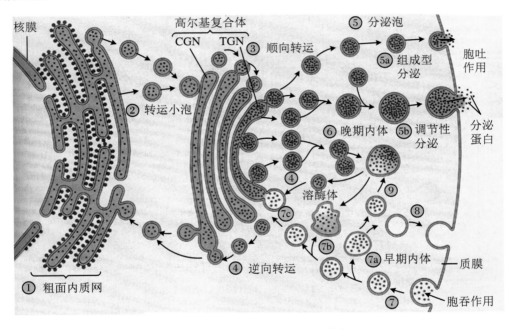

图 5-22 细胞内膜泡运输主要途径

## 思考题

① 试述内质网的结构特征及其生理功能。

② 试述高尔基复合体的结构特征及其生理功能。

③ 溶酶体是怎样发生的？它有哪些功能？

④ 试述膜泡运输的类型及其各自的主要功能。

⑤ 怎样理解内膜系统在结构、功能以及发生上的相互关联这句话。

## 本章概念图

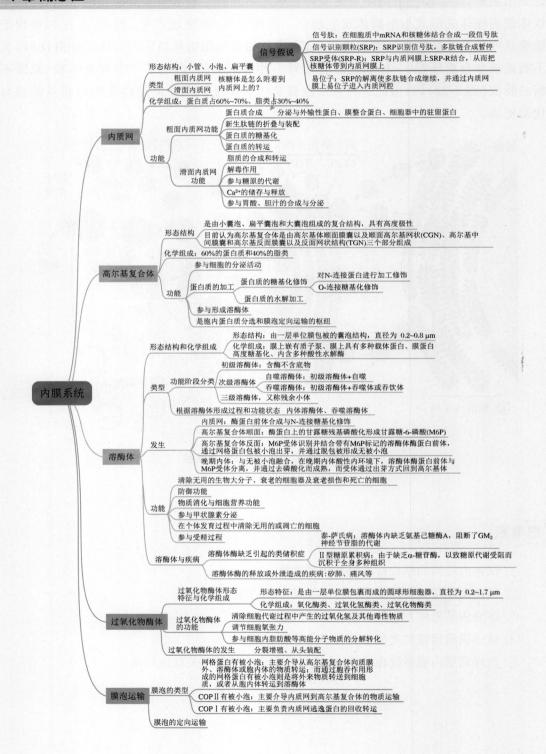

**信号假说**
- 信号肽：在细胞质中mRNA和核糖体结合合成一段信号肽
- 信号识别颗粒(SRP)：SRP识别信号肽，多肽链合成暂停
- SRP受体(SRP-R)：SRP与内质网膜上SRP-R结合，从而把核糖体带到内质网膜上
- 易位子：SRP的解离使多肽链合成继续，并通过内质网膜上易位子进入内质网腔

**内膜系统**

**内质网**
- 形态结构：小管、小泡、扁平囊
- 类型
  - 粗面内质网 — 核糖体是怎么附着到内质网上的？
  - 滑面内质网
- 化学组成：蛋白质占60%~70%、脂类占30%~40%
- 功能
  - 粗面内质网功能
    - 蛋白质合成 — 分泌与外输性蛋白、膜整合蛋白、细胞器中的驻留蛋白
    - 新生肽链的折叠与装配
    - 蛋白质的糖基化
    - 蛋白质的转运
  - 滑面内质网功能
    - 脂质的合成和转运
    - 解毒作用
    - 参与糖原的代谢
    - Ca²⁺的储存与释放
    - 参与胃酸、胆汁的合成与分泌

**高尔基复合体**
- 形态结构
  - 是由小囊泡、扁平囊泡和大囊泡组成的复合结构，具有高度极性
  - 目前认为高尔基复合体是由高尔基体顺面膜囊以及顺面高尔基网状(CGN)、高尔基中间膜囊和高尔基反面膜囊以及反面网状结构(TGN)三个部分组成
- 化学组成：60%的蛋白质和40%的脂类
- 功能
  - 参与细胞的分泌活动
  - 蛋白质的加工
    - 蛋白质的糖基化修饰 — 对N-连接蛋白进行加工修饰、O-连接糖基化修饰
    - 蛋白质的水解加工
  - 参与形成溶酶体
  - 是胞内蛋白质分选和膜泡定向运输的枢纽

**溶酶体**
- 形态结构和化学组成
  - 形态结构：由一层单位膜包被的囊泡结构，直径为 0.2~0.8 μm
  - 化学组成：膜上嵌有质子泵、膜上具有多种载体蛋白、膜蛋白高度糖基化、内含多种酸性水解酶
- 类型
  - 功能阶段分类
    - 初级溶酶体：含酶不含底物
    - 次级溶酶体 — 自噬溶酶体：初级溶酶体+自噬、吞噬溶酶体：初级溶酶体+吞噬体或吞饮体
    - 三级溶酶体，又称残余小体
  - 根据溶酶体形成过程和功能状态 — 固体溶酶体、吞噬溶酶体
- 发生
  - 内质网：酶蛋白前体合成与N-连接糖基化修饰
  - 高尔基复合体顺面：酶蛋白上的甘露糖残基磷酸化形成甘露糖-6-磷酸(M6P)
  - 高尔基复合体反面：M6P受体识别并结合带有M6P标记的溶酶体酶蛋白前体，通过网格蛋白被小泡出芽，并通过脱包被形成无被小泡
  - 晚期内体：与无被小泡融合，在晚期内体酸性内环境下，溶酶体酶蛋白前体与M6P受体分离，并通过去磷酸化而成熟，而受体通过出芽方式回到高尔基体
- 功能
  - 清除无用的生物大分子、衰老的细胞器及衰老损伤和死亡的细胞
  - 防御功能
  - 物质消化与细胞营养功能
  - 参与甲状腺素分泌
  - 在个体发育过程中清除无用的或凋亡的细胞
  - 参与受精过程
- 溶酶体与疾病
  - 溶酶体酶缺乏引起的类储积症 — 泰-萨氏病：溶酶体内缺乏氨基己糖酶A，阻断了GM₂神经节苷脂的代谢；Ⅱ型糖原累积病：由于缺乏α-糖苷酶，以致糖原代谢受阻而沉积于全身多种组织
  - 溶酶体酶的释放或外泄造成的疾病：矽肺、痛风等

**过氧化物酶体**
- 过氧化物酶体形态特征与化学组成
  - 形态特征：是由一层单位膜包裹而成的圆球形细胞器，直径为 0.2~1.7 μm
  - 化学组成：氧化酶类、过氧化氢酶类、过氧化物酶类
- 过氧化物酶体的功能
  - 清除细胞代谢过程中产生的过氧化氢及其他毒性物质
  - 调节细胞氧张力
  - 参与细胞内脂肪酸等高能分子物质的分解转化
- 过氧化物酶体的发生 — 分裂增殖、从头装配

**膜泡运输**
- 膜泡的类型
  - 网格蛋白有被小泡：主要介导从高尔基复合体向质膜外、溶酶体或胞内体的物质转运；而通过胞吞作用形成的网格蛋白有被小泡则是将外来物质转送到细胞质，或者从胞内体转运到溶酶体
  - COPⅡ有被小泡：主要介导内质网到高尔基复合体的物质运输
  - COPⅠ有被小泡：主要负责内质网逃逸蛋白的回收转运
- 膜泡的定向运输

（唐宝定）

# 第六章
# 线 粒 体

线粒体(mitochondria)是一种敏感而多变的细胞器,普遍存在于所有真核细胞中(除哺乳动物成熟红细胞)。1894年,德国学者Altmann首先利用光镜在动物细胞中发现,他将这种结构描述为生命小体(bioblast);因其形态多呈线状或颗粒状,1897年,Benda将其命名为线粒体(mitos和chondrion在希腊字中分别代表短线和颗粒的意思)。1900年,Leonor Michaelis用染料Janus green对肝细胞进行染色,发现细胞消耗氧之后,线粒体的颜色逐渐消失了,从而提示线粒体具有氧化还原反应的作用。后又经过几十年的研究,逐步证明了线粒体具有Krebs循环、电子传递、氧化磷酸化的作用,从而证明了线粒体是真核生物进行能量转换的主要部位。

线粒体是细胞进行生物氧化和能量转换的主要场所,细胞内三大供能物质:糖、脂肪和蛋白质均能在线粒体内彻底氧化,并能将其能量转换合成ATP,人体内95%的ATP都是来源于线粒体,所以线粒体常被喻为细胞的"能量转换系统"或"换能中心"。

线粒体是细胞氧化供能中心,但同时又是一个敏感多变的细胞器,细胞内、外环境的改变均可引起线粒体结构与功能的异常,进而引起疾病。人类许多疾病如退行性疾病、心脏病、衰老和癌症等都与线粒体结构与功能的改变密切相关。因此,探讨由线粒体结构与功能异常而导致的疾病已经成为生物医学的研究热点之一。

## 第一节 线粒体的基本特征

### 一、线粒体的形态与大小、数量与分布、融合与分裂

线粒体是一种敏感而多变的细胞器,在形态上,具有多形性;在数量和分布上,具有特异性与适应性。

（一）形态与大小

在光镜下线粒体一般呈线状、粒状或短杆状，但线粒体是一种敏感而多变的细胞器，其形态常随细胞种类和生理状态不同而不同，可呈环形、哑铃形、线状、分叉状或其他形状。线粒体的直径一般在 $0.5\sim1.0\ \mu m$ 范围，长度通常为 $1.5\sim3.0\ \mu m$，但在长度上变化很大，如在胰脏外分泌细胞中可长达 $10\sim20\ \mu m$，人成纤维细胞的线粒体则更长，可达 $40\ \mu m$。

（二）数量与分布

在不同类型的细胞中，线粒体数目相差很大，一般有数百到数千个。如哺乳动物的肾细胞约有 300 个，肝细胞约有 2 000 个。通常，生理功能旺盛的细胞，其线粒体数量就较多，反之分布就较少。如代谢率高的心肌细胞、骨骼肌细胞、肝细胞、分泌细胞等，其内线粒体较多；相反亦然，在代谢率低的精子细胞中仅有约 25 个线粒体。线粒体在细胞中的分布位置也有一定的规律性，在多数细胞中，线粒体呈弥散状态，均匀分布在整个细胞质中，但在某些细胞中，线粒体的分布是不均一的，如在肠上皮细胞中，线粒体分布在细胞的两极；在鞭毛、纤毛和肾小管细胞的基部线粒体分布较多；在肌细胞内线粒体沿着肌纤维分布，在精子细胞中分布在鞭毛中区（图 6-1）。

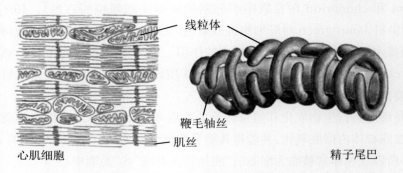

心肌细胞 线粒体 鞭毛轴丝 肌丝 精子尾巴

**图 6-1　线粒体的特异性分布**

线粒体也是个动态细胞器，具有运动的特性，如线粒体可以向细胞功能旺盛的区域迁移，在此过程中，微管是导轨，需要马达蛋白提供动力。

（三）融合与分裂

动植物细胞中均可观察到线粒体融合与分裂的现象，研究认为：这是线粒体形态调控的基本形式，也是线粒体数目的调控基础。

多个颗粒状的线粒体融合可形成体积较大的线状或棒状线粒体，后者也可通过分裂形成体积较小的颗粒状线粒体，这二者通过线粒体融合与分裂可以互变。当分裂与融合大致处于平衡状态时，细胞内线粒体数目趋于恒定。

有学者研究认为：较小颗粒状线粒体便于在细胞内动态运输，而较大的线状线粒体则适合在细胞内特定区域呈相对静止分布。所以，线粒体融合与分裂现象可能被认为是细胞应对生命活动的需求对线粒体进行合理的"排兵布阵"的手段之一。通过线粒体的融合与分裂，细胞内所有线粒体可以看作是一个不连续的动态整体。

## 二、线粒体的化学组成及各部分的标志酶

### (一) 化学组成

经过对线粒体各结构组分的生化分析,线粒体的化学组分主要是蛋白质、脂类。蛋白质占线粒体干重的 65%～70%,多数分布在内膜和基质;脂类占干重的 20%～30%,大部分是磷脂。此外,线粒体还含有 DNA 和完整的遗传系统,线粒体是除细胞核外唯一含有 DNA 的细胞器。

线粒体的蛋白质分为可溶性和不溶性。可溶性的蛋白质主要是基质的酶和膜的外周蛋白;不溶性的蛋白质是膜的镶嵌蛋白、结构蛋白和部分酶。

线粒体中的脂类多数是磷脂,占总脂的 3/4 以上。磷脂在内外膜上的组成不同,外膜主要是磷脂酰胆碱、磷脂酰乙醇胺,磷脂酰肌醇和胆固醇含量较少;内膜主要含心磷脂,其含量高达 20%,比细胞其他膜结构的都高,但胆固醇含量极低,这与内膜的高度疏水性有关。

线粒体内、外膜在化学组成上的主要区别是脂类和蛋白质的比例不同,内膜上的脂类与蛋白质的比值低(1:3),外膜中的比值较高(接近 1:1)。内膜富含酶蛋白和辅酶,外膜仅含少量酶蛋白。

### (二) 各部分的标志酶

线粒体含有众多酶系,如催化三羧酸循环(tricarboxylic acid cycle,TCA-cycle)、脂肪酸氧化、氨基酸分解等有关的酶,目前已确认有 140 余种,是细胞中含酶最多的细胞器。这些酶分布在线粒体的不同部位,在线粒体行使细胞氧化功能时起重要作用,有些酶可作为线粒体不同部位的标志酶,如外膜的标志酶是单胺氧化酶、膜间腔的是腺苷酸激酶、内膜的是细胞色素 c 氧化酶、基质的是苹果酸脱氢酶(表 6-1)。

表 6-1　线粒体各部位标志酶及其主要酶的分布

| 部位 | 主要的酶 |
|---|---|
| 外膜 | 单胺氧化酶(标志酶)、NADH-细胞色素 c 还原酶、犬尿酸羟化酶 |
| 膜间腔 | 腺苷酸激酶(标志酶)、二磷酸激酶、核苷酸激酶 |
| 内膜 | 细胞色素氧化酶(标志酶)、ATP 合成酶、琥珀酸脱氢酶、肉毒碱酰基转移酶、NADH 脱氢酶 |
| 基质 | 苹果酸脱酸酶(标志酶)、柠檬酸合成酶、丙酮酸脱氢酶系、脂肪酸氧化酶系、蛋白质和核酸合成酶系 |

## 三、线粒体的结构

用高倍电镜和负染色法,观察到线粒体是由两层单位膜套叠而成的封闭性膜囊结构,两层膜互不相连,外膜将线粒体内部空间与胞质空间隔离开来,内膜将线粒体内部分隔成两个独立的空间:其中内膜内的空间称为内室(inner space)或基质腔(matrix space);内膜与外膜之间的空间称为外室(outer space)或膜间腔(intermembrane space)。总之,线粒体超微

结构主要包括外膜(outer membrane)、内膜(inner membrane)、膜间腔和基质(matrix)或内室四个功能区隔(图6-2)。

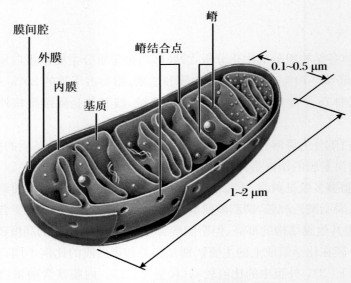

图 6-2　线粒体亚显微结构模式图

**(一) 外膜**

线粒体外膜是最外面一层全封闭的单位膜结构,是线粒体的界膜,厚 5.5~7 nm,平整光滑。外膜是较多孔蛋白形成的水溶性通道,允许分子量为 5kD 以下的分子自由通过。所以外膜的通透性非常高,使得膜间隙中的环境几乎与细胞质的环境相同。外膜含有一些特殊的酶类,如单胺氧化酶(monoamine oxidase,MAO),这种酶能够使儿茶胺类神经递质失活,可用作抗抑郁症药物。

**(二) 内膜**

线粒体内膜是位于外膜的内侧且包裹线粒体基质的一层单位膜结构,厚 4~5 nm。由于内膜的脂类双分子层中含有大量心磷脂(cardiolipin)和极低的胆固醇,因此内膜的通透性很低,一般不允许离子和大多数带电的小分子通过。这种通透性屏障在合成 ATP 过程中起着特别关键的作用。

内膜的蛋白质含量很高,占内膜总量的 75% 左右,除转运蛋白外,线粒体氧化磷酸化的电子传递链也位于内膜上,因此从能量转换角度来说,内膜起主要的作用。内膜的标志酶为细胞色素 c 氧化酶。

内膜向线粒体基质折叠形成嵴(cristae),嵴能显著扩大内膜表面积,有人估计大鼠肝细胞线粒体嵴的表面积是其外膜的 5 倍,这极大地提高了线粒体进行生化反应的效率。嵴的形状与数量因细胞类型和生理状态不同而改变,一般来说,耗能多的细胞,不仅线粒体多,而且线粒体嵴的数量也多。如心肌细胞代谢率高、耗能多,它的线粒体嵴长而且密集,嵴的数量比肝细胞的多 2 倍。高等动物细胞内,线粒体嵴主要有两种类型:① 板层状,其方向与线粒体长轴垂直(图 6-3)。② 管状或分支管状(图 6-4),但以板层状居多。

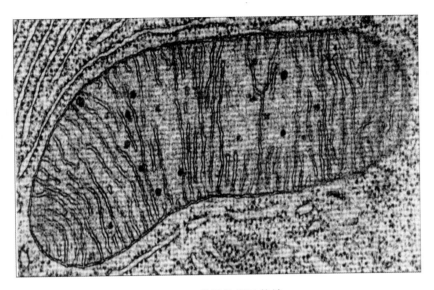

**图 6-3　线粒体板层状嵴**

引自 Gerald karp(1999)

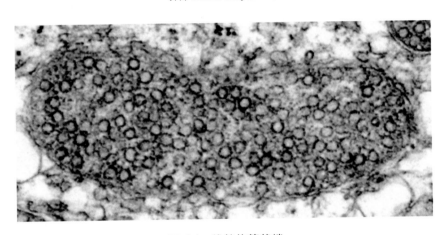

**图 6-4　线粒体管状嵴**

引自 Gerald karp(1999)

用电镜负染色法观察分离线粒体时,可见内膜和嵴的基质面上覆有许多带柄的球状颗粒,称为基本颗粒(elementary particle),简称基粒。它是偶联磷酸化的关键装置。1960~1961 年,Green 等人在牛心、鼠肝等线粒体嵴的基质面上成功观察到许多圆形的颗粒即基粒,其直径为 8~10 nm。有人估计,每个线粒体上有 $10^4$~$10^5$ 个基粒。基粒是由多种蛋白质亚基组成的,分为头部和基片,球状的头部向内突入内室,基片嵌入内膜,柄部连接头部和基片。基粒头部具有酶的活性,能够催化 ADP 磷酸化合成 ATP,所以头部又称为 ATP 合酶复合体(ATP synthase complex)。

（三）膜间腔

膜间腔是内外膜之间的腔隙,延伸至嵴的轴心部,腔隙宽 6~8 nm。由于外膜具有大量亲水孔道与细胞质相通,因此膜间腔的 pH 与细胞质的相似。标志酶为腺苷酸激酶。

### （四）基质

基质为内膜和嵴包围的空间，其本质就是一个复杂的生化反应环境。除糖酵解在细胞质中进行外，其他的生物氧化过程都在线粒体中进行。催化三羧酸循环，脂肪酸和丙酮酸氧化的酶类均位于基质中，其标志酶为苹果酸脱氢酶。

基质具有一套完整的转录和翻译体系。包括线粒体 DNA（mitochondria DNA，mtDNA），70S 型核糖体，tRNAs、rRNA、DNA 聚合酶，氨基酸活化酶等。许多细胞的线粒体基质中还含有直径为 $30 \sim 50$ nm 的电子密度很大的致密颗粒状物质，称为基质颗粒（matrical granules），内含 $Ca^{2+}$、$Mg^{2+}$、$Zn^{2+}$ 等离子，多见于转运大量水和无机离子的细胞中，如肠上皮细胞、肾小管上皮细胞等。当组织钙化时，基质颗粒显著增大，导致造成线粒体破裂。

此外，在线粒体内外膜相互接触的地方，膜间腔变窄，形成主要由特异受体和通道蛋白构成的蛋白质等进出线粒体的通道，有学者将其称为转位接触点（translocation contact site）。

## 四、线粒体的半自主性

线粒体不仅是动物细胞中除细胞核外唯一含有 DNA 的细胞器，而且线粒体还具有完整的遗传信息传递与表达系统，能转录和翻译合成自身蛋白质。研究发现，线粒体大多数蛋白质是由核 DNA 编码，在线粒体外合成后转运入线粒体执行其功能的，这其中也包括线粒体遗传信息传递和表达系统的重要成分。因此，尽管线粒体基因组与核基因组是两个相互独立的遗传系统，但线粒体的发生及功能执行还要依赖两个遗传系统的相互协作，所以说线粒体是一个半自主性细胞器。

1963 年，M. S. Nass 发现线粒体 DNA（mitochondrial DNA，mtDNA）后，人们又在线粒体中发现了 RNA、DNA 聚合酶、RNA 聚合酶、tRNA、核糖体、氨基酸活化酶等进行 DNA 复制、转录和蛋白质翻译的全套装备，说明线粒体具有独立的遗传体系。

绝大多数真核细胞 mtDNA 分子均为环状双链 DNA 分子，外环为重链（H），内环为轻链（L）。Anderson 等人于 1981 年测定了人类线粒体基因组，人类 mtDNA 长为 16 569 bp，有 37 个编码基因：其中 13 个为编码蛋白质基因（包含 1 个细胞素 b 基因，2 个 ATP 酶复合体组成成分基因，3 个细胞色素 c 氧化酶亚单位的基因及 7 个呼吸链 NADH 脱氢酶亚单位的基因），2 个为 rRNA 基因，还有 22 个 tRNA 基因。

有学者利用标记氨基酸培养细胞，用氯霉素和放线菌酮分别抑制线粒体和细胞质蛋白质合成的方法，发现人的线粒体 DNA 编码的多肽为细胞色素 c 氧化酶的 3 个亚基，$F_0$ 的 2 个亚基，NADH 脱氢酶的 7 个亚基和细胞色素 b 等 13 条多肽。

线粒体虽然含有独立的遗传体系，但 mtDNA 分子量小，其所含的遗传信息有限；基因数量少，能编码的遗传信息也十分有限，其合成的蛋白质只占线粒体蛋白质的 10%，而大多数线粒体蛋白质（90%）由核基因编码，并在细胞质中合成后转运到线粒体中去；其 RNA 转录、蛋白质翻译、自身构建和功能发挥等必须依赖核基因组编码的遗传信息，即线粒体遗传系统受控于细胞核遗传系统。

# 第二节 线粒体与能量转换

线粒体是糖类、脂肪和蛋白质最终彻底氧化释能的场所,其主要功能是进行三羧酸循环和氧化磷酸化(oxidative phosphorylation),合成 ATP,为细胞生命活动提供直接能量。人体内 95% 的 ATP 来源于线粒体,所以线粒体被誉为细胞的"动力工厂"。此外,线粒体还是细胞内氧自由基生成的主要场所,在细胞信号转导、细胞凋亡的调控、细胞内氧化还原电位和电解质稳态平衡等方面的调节具有重要作用。

## 一、细胞呼吸

### (一)定义

高等动物包括人,都能依靠呼吸系统从外界吸取氧并排出二氧化碳,与其类似,在细胞中也存在这样的呼吸作用,称为细胞呼吸(cellular respiration),其定义是指在活细胞特定细胞器内(线粒体),有氧气参与的情况下,胞内糖类、脂肪和蛋白质等有机物彻底氧化分解为二氧化碳和水,且伴随着能量释放和 ATP 生成的过程。这一过程也称为生物氧化(biological oxidation)或细胞氧化(cellular oxidation)。糖类和脂肪等营养物质在细胞质中经过降解作用产生丙酮酸和脂肪酸,这些物质进入线粒体基质中,形成乙酰辅酶 A,即可进一步参加三羧酸循环。三羧酸循环中脱下的氢,经线粒体内膜上的电子传递链(呼吸链),最终传递给氧,生成水。在此过程中释放的能量,通过内膜上的基粒使 ADP 磷酸化,生成高能化合物 ATP,供机体各种活动的需要(图 6-5)。

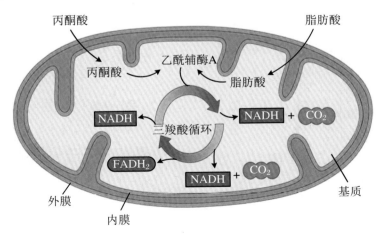

**图 6-5 线粒体是细胞氧化代谢中心**

### (二) 过程与发生场所

细胞呼吸的过程一般包括糖酵解、乙酰辅酶 A 形成、三羧酸循环和电子传递及氧化磷酸化四个主要步骤。葡萄糖在有氧条件下彻底氧化生成水和二氧化碳的反应过程称为糖的有氧氧化(aerobic oxidation)。糖是细胞内最主要的供能物质,有氧氧化是糖氧化的主要方式,绝大多数组织细胞都通过它获得能量。

绝大多数组织细胞通过糖的有氧氧化途径获得能量。此代谢过程主要在线粒体内进行。一分子葡萄糖(glucose)彻底氧化分解可产生 36 或 38 分子 ATP。下面以葡萄糖为例,简要说明其在真核细胞内有氧氧化及能量转化过程。

糖的有氧氧化分四个阶段进行。第一阶段:葡萄糖分解生成丙酮酸,在细胞质基质中进行;第二阶段:丙酮酸进入线粒体氧化脱羧,生成乙酰辅酶 A;第三阶段:三羧酸循环;第四阶段:电子传递及氧化磷酸化,在线粒体内膜进行。

葡萄糖进入细胞后,在细胞质基质中,葡萄糖经酵解途径生成丙酮酸,在有氧条件下,丙酮酸在线粒体内膜特异载体蛋白的帮助下转运到线粒体基质,在丙酮酸脱氢酶系催化下进行氧化脱羧,并与辅酶 A 结合形成乙酰辅酶 A。

三羧酸循环是指在线粒体基质中,以乙酰辅酶 A 与草酰乙酸缩合生成柠檬酸开始,然后经过一系列酶促的氧化脱氢和脱羧反应,最后又以草酰乙酸的再生为一个循环的连续酶促反应过程。因为这个反应过程的第一个产物是含有 3 个羧基的柠檬酸,故称为三羧酸循环,也叫作柠檬酸循环。又因为这个循环学说是由 Krebs 于 1937 年首先提出的,故又叫作 Krebs 循环。三羧酸循环在线粒体基质中进行(图 6-6)。三羧酸循环运转一周:有 2 次脱羧(氧化 1 分子乙酰辅酶 A)、4 次脱氢(3 次由 $NAD^+$ 接受、1 次由 FAD 接受)、1 次底物水平磷酸化。结果在葡萄糖的分解代谢中,1 分子葡萄糖共生成 10 个 NADH 和 2 个 $FADH_2$,

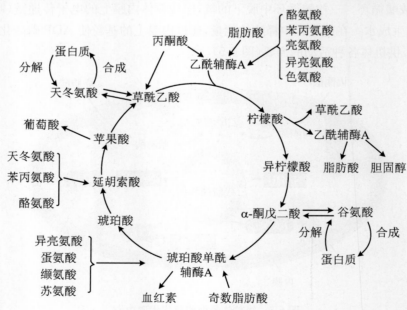

**图 6-6 三羧酸循环是物质代谢枢纽**

其标准生成自由能是 613 kcal,而在燃烧时可放出 686 kcal 的热量,即 90% 的能量储存在还原型辅酶中。呼吸链使这些能量逐步释放,有利于形成 ATP 和维持跨膜电势。

## 二、呼吸链与电子传递及能量释放

经过三羧酸循环,供能物质如葡萄糖得到彻底氧化分解,能量完全释放并转移至 NADH 和 $FADH_2$,下面的问题是 NADH、$FADH_2$ 中的能量如何转换合成细胞能量货币 ATP。

NADH 和 $FADH_2$ 中的 H 必须与氧结合生成水,整个氧化过程才算结束。研究表明,H 不能直接与氧结合,而是先分解成 $H^+$ 和 $e^-$,然后经线粒体内膜上递氢体和递电子体依次传递,最终与氧结合生成水,葡萄糖才真正氧化分解形成二氧化碳和水,这些递氢体和递电子体是线粒体内膜上呼吸链(respiratory chain)的重要组分。

### (一) 呼吸链的概念、组成及定位

呼吸链是指线粒体内膜上一系列氢载体(hydrogen transfer)和递电子体(eletron transfer),它们在内膜上有序地排列成相互关联的链状,具有传递电子和质子的作用,也称为电子传递链(electron-transport chain)(图 6-7)。

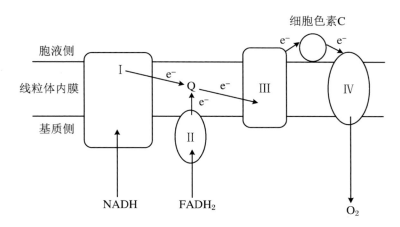

**图 6-7 线粒体内膜上呼吸链分布**

只传递电子的酶和辅酶称为电子传递体(简称递电子体),一般包括醌类、细胞色素和铁硫蛋白;既传递电子又传递质子的酶和辅酶称为递氢体。

Green 等人首先将呼吸链拆离成 4 种复合物(分别称为复合物 I～IV)以及泛醌(辅酶 Q)和细胞色素 c。其中辅酶 Q 是脂溶性蛋白质,可在内膜的一侧向另一侧移动,它在电子传递链中处于中心地位;细胞色素 c(Cyt c)是内膜上的膜周边蛋白,可在内膜表面移动(图 6-8)。

### (二) 呼吸链的复合物

目前普遍认为呼吸链 4 种复合物组成细胞内两条主要的呼吸链:① 复合物 I、III、IV 组成主要的呼吸链,催化 NADH 的脱氢氧化,在细胞内处于主导地位。② 复合物 II、III、IV 组

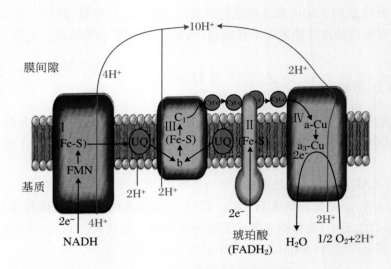

图 6-8　线粒体内膜上呼吸链组分

成另一条呼吸链,催化琥珀酸的脱氢氧化。对于每个复合物Ⅰ,大约需要 3 个复合物Ⅲ,7 个复合物Ⅳ,任何两个复合物之间没有稳定的连接结构,复合物Ⅰ与Ⅲ、复合物Ⅱ与Ⅲ均由辅酶 Q 连接,复合物Ⅲ与Ⅳ之间有细胞色素 c 连接(图 6-9)。线粒体电子传递各组分的特点与功能见表 6-2。

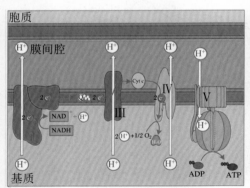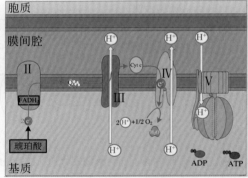

图 6-9　线粒体内两条主要呼吸链片

表 6-2　线粒体电子传递链各组分的特点与功能

| 呼吸链组分 | 酶复合物 | 亚基数 | 相对分子量 | 功能 |
|---|---|---|---|---|
| 复合物Ⅰ | NADH 脱氢酶 | >25 | 880 kD | 将电子从 NADH 传递给辅酶 Q;既传递电子,又能使质子跨膜运送(相当于质子泵) |
| 复合物Ⅱ | 琥珀酸脱氢酶 | 4 | 140 kD | 将电子从 FADH$_2$ 传递给辅酶 Q 只能传递电子 |
| 复合物Ⅲ | CoQ-细胞色素 c 还原酶 | 10 | 250 kD | 将电子从辅酶 Q 传递给细胞色素 C;既传递电子,又能使质子跨膜运送(相当于质子泵) |
| 复合物Ⅳ | 细胞色素 c 氧化酶 | 6~13 | 160 kD | 将电子从细胞色素 c 传递给氧;既传递电子,又能使质子跨膜运送(相当于质子泵) |

① 复合体Ⅰ：即 NADH 脱氢酶（一种以 FMN 为辅基的黄素蛋白）和一系列铁硫蛋白（铁-硫中心）组成。它从 NADH 得到 2 个电子，经铁硫蛋白传递给辅酶 Q。铁的价态变化使电子从 $FMNH_2$ 转移到辅酶 Q。

② 复合体Ⅱ：由琥珀酸脱氢酶（一种以 FAD 为辅基的黄素蛋白）和一种铁硫蛋白组成，将从琥珀酸得到的电子传递给辅酶 Q。

③ 复合体Ⅲ：细胞色素 c 氧化还原酶复合体，是细胞色素和铁硫蛋白的复合体，把来自辅酶 Q 的电子依次传递给结合在线粒体内膜外表面的细胞色素 c。

④ 复合体Ⅳ：细胞色素 c 氧化酶复合体，将电子传递给氧。

大量实验证明，复合物Ⅰ、Ⅲ、Ⅳ递氢体在传递电子的同时，又能传递质子，相当于质子泵，这些复合物递氢体将质子从基质腔泵至膜间腔，即从内膜的 M 侧泵至内膜的 C 侧。由于内膜对 $H^+$ 是不通透的，这就造成了膜间隙的 $H^+$ 浓度高于基质，并使原有的外正内负的跨膜电位差增大，质子浓度梯度和跨膜电位共同构成跨膜的质子动力势，这种质子动力势可以驱动基粒即 ATP 合酶复合体合成 ATP（图 6-10）。

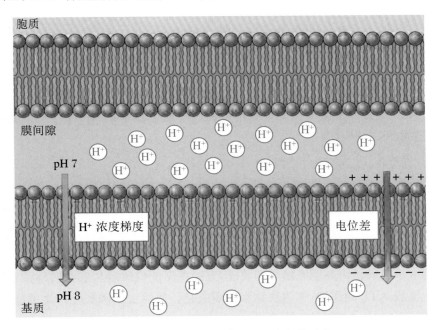

**图 6-10　线粒体跨内膜的质子动力势形成**

## 三、细胞的能量货币——ATP

### （一）ATP 的含义

胞内供能物质如糖类、脂肪和蛋白质等有机物虽然储存能量，但是它们氧化释放的能量不能被细胞代谢直接利用，细胞生命活动时直接能量利用形式是 ATP。

ATP 也叫三磷酸腺苷，是一种高能磷酸化合物（图 6-11），含有两个高能磷酸键，最外面的高能磷酸键易断裂，变成 ADP，释放的能量可被细胞生命活动直接利用，这一过程称为

ATP 的去磷酸化,ADP 也可利用细胞呼吸时的氧化过程释放的自由能合成 ATP,这一过程称为 ADP 磷酸化,细胞就是通过 ATP 的去磷酸化和 ADP 的磷酸化来实现细胞内能量的释放和储存。

$$A{-}P{\sim}P{\sim}P \underset{\text{磷酸化}}{\overset{\text{去磷酸化}}{\rightleftharpoons}} A{-}P{\sim}P + Pi + 30.5\ kJ$$

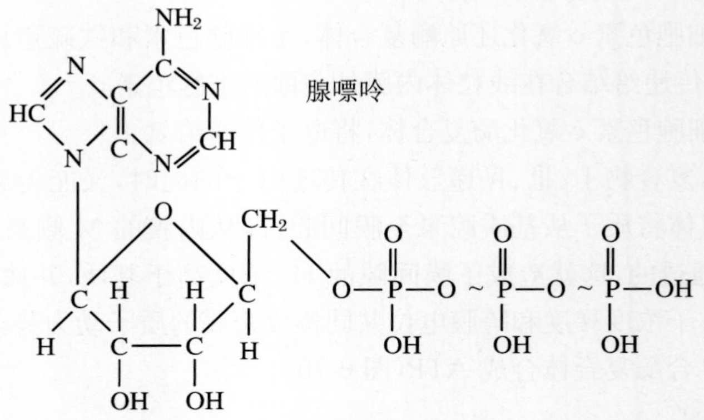

图 6-11　ATP 分子结构式

### (二) ATP 的作用

从上面的论述中可清楚地知道 ATP 在细胞中的作用:① ATP 是细胞生命活动的直接供能者。② ATP 是细胞能量转换的中间携带者,即"能量货币"。③ ATP 是细胞的能量获得、转换、储存和利用的枢纽。

### (三) ATP 的产生途径

细胞内合成 ATP 的途径主要有两种:氧化磷酸化和底物水平磷酸化。

① 氧化磷酸化是指高能电子在线粒体内膜呼吸链的电子传递过程中释放出的能量,被线粒体内膜和嵴上的基粒用来催化 ADP 磷酸化而合成 ATP 的过程,称为氧化磷酸化。这种方式是合成 ATP 的最主要形式,占细胞 ATP 来源的 80% 以上。

② 底物水平磷酸化由高能底物水解放能,直接将高能磷酸键从底物转移到 ADP 上,使 ADP 磷酸化生成 ATP 的作用,称为底物水平磷酸化。底物水平磷酸化产生的能量较少,占细胞 ATP 来源的 10%～20%。

## 四、基粒与能量转换

电子沿呼吸链传递的本质就是进行一系列氧化还原反应,在这个过程中能量逐步释放出来,但是这种"能量"仍然不能被细胞直接利用,还需内膜上另一特殊结构——基粒。可以说电子沿呼吸链传递仅仅是为基粒合成 ATP 造势的(形成质子动力势)。许多研究表明,基粒是将呼吸链电子传递过程中释放的能量用于使 ADP 磷酸化生成 ATP 的关键结构,如果把呼吸链比作放能装置,那么基粒相当于换能装置。它是由多种亚基构成的复合体,其化学本质是 $F_0F_1$ATP 合成酶。分子量约为 500 kD,状如蘑菇。分为球形的 $F_1$(头部)和嵌入内

膜中的 $F_0$（基部），它可以利用质子动力势（即为电子在呼吸链传递过程中释放的能量）合成 ATP（图 6-12）。有人计算过：人体内线粒体的表面积总计约 14 000 $m^3$，每天大约可以生成 65 kg 的 ATP 来满足人体各种生命活动的需要。如果把 ATP 比作细胞"能量货币"的话，那么基粒就是它的"印钞机"。

（一）头部

头部又称偶联因子 $F_1$，由 5 种多肽组成 $\alpha_3\beta_3\gamma\delta\epsilon$ 复合体，相对分子量 360 kD。$\alpha$ 和 $\beta$ 单位交替排列，状如橘瓣。$\gamma$ 贯穿 $\alpha\beta$ 复合体（相当于发电机的转子），并与 $F_0$ 接触，$\epsilon$ 帮助 $\gamma$ 与 $F_0$ 结合。$\delta$ 与 $F_0$ 的两个 b 亚基形成固定 $\alpha\beta$ 复合体的结构（相当于发电机的定子）。$F_1$ 具有三个 ATP 合成的催化位点（每个 $\beta$ 亚基具有一个）。

（二）基片

基片又称偶联因子 $F_0$，嵌合在内膜中，是由疏水性蛋白复合体构成，主要由 a、b、c 三种亚基组成 $ab_2c_{12}$ 复合体，嵌入内膜，12 个 c 亚基组成一个环形结构，a 亚基与 2 个 b 亚基位于环形结构外侧，a 亚基、b 亚基二聚体与 $F_1$ 的 $\delta$ 亚基共同组成"定子"（stator）。$F_0$ 具有质子通道的作用，是质子由膜间腔流回基质的通道（图 6-12）。

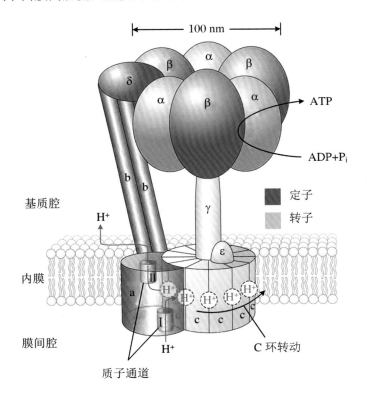

图 6-12  基粒分子结构示意图

## 五、氧化磷酸化的偶联——化学渗透学说

线粒体主要功能就是生物氧化,合成 ATP。氧化和磷酸化是两个不同的概念。氧化是底物脱氢或失电子的过程,是放能的;而磷酸化是指 ADP 与 Pi 合成 ATP 的过程,是储能的。在结构完整的线粒体中氧化放能是在线粒体内膜呼吸链上完成的,而磷酸化储能是在内膜上的基粒完成的,这两个过程是如何协调工作的呢? 即氧化释放的能量是如何迅速用于 ATP 合成而储存起来?

用超声波分离线粒体及重组实验,证明氧化(放能)和磷酸化(储能)是同时进行并密切偶联在一起的,而且是由不同的结构系统实现的。1968 年,E. Racker 等人用超声波将线粒体破碎,线粒体内膜可自然卷曲成颗粒朝外的小膜泡,直径约为 100 nm,具有和线粒体相同功能,故称为亚线粒体小泡(submitochondrial vesicles)或亚线粒体颗粒(submitochon drial particles)。用电镜负染方法可观察到这些小泡外表面分布着直径约为 10 nm 的颗粒,这就是完整线粒体中位于嵴和内膜内侧的基粒。这些亚线粒体小泡均同时具有电子传递和磷酸化的功能。如果用更强的超声波或胰酶处理,则这些亚线粒体小泡外面的颗粒就会解离下来,这样的小泡便只能进行电子传递,而不能合成 ATP,即没有磷酸化功能;如果将这些解离下来的颗粒重新装配到无颗粒的小泡上时,则重新形成的亚线粒体小泡又恢复电子传递和磷酸化合成 ATP 的能力。这个实验证明氧化(放能)和磷酸化(储能)是偶联在一起且同时进行的,同时也证明氧化和磷酸化分别需要不同的结构来完成,进行氧化的呼吸链各组分存在于线粒体内膜中,而完成磷酸化的是基粒的头部颗粒(图 6-13)。那么呼吸链的氧化作用是如何和基粒磷酸化作用相偶联的呢?

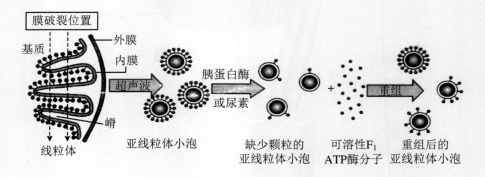

**图 6-13 亚线粒体小泡分离与重组**

关于电子传递与磷酸化的偶联机制一直是研究热点,许多学者曾先后提出很多假说,其中以 1961 年英国学者 P. Mitchell 提出的化学渗透学说(chemiosmotic hypothesis)最为著名,该学说也得到大量实验结果的支持,成为一种较为流行的假说,Mitchell 本人也因此获得 1978 年诺贝尔化学奖。

化学渗透学说认为:当电子沿呼吸链传递时,所释放的能量将质子从内膜基质侧(M 侧)泵至膜间隙(C 侧),由于线粒体内膜对离子是高度不通透的,从而使膜间腔的质子浓度高于基质,在内膜的两侧形成 pH 梯度($\triangle$pH)及电位梯度($\triangle\Psi$),两者共同构成电化学梯度,即

质子动力势（△P）。在这种势能驱动下，$H^+$穿过 ATP 合成酶的基片质子通道回流到基质，同时合成 ATP，电化学梯度中蕴藏的能量储存到 ATP 高能磷酸键中。合成的 ATP 通过线粒体内膜 ADP/ATP 载体与细胞质中 ADP 交换进入细胞质，参与细胞的各种需能过程（图6-14）。

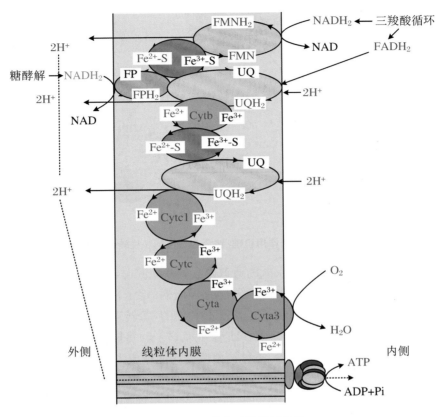

**图 6-14　化学渗透学说示意图**

化学渗透学说也存在一些不足，比如用该学说就难以解释质子动力势是如何驱动 ATP 合酶复合体合成 ATP 这一问题，为此有学者提出结合变构机制。

## 六、ATP 合酶复合体的作用机理

1979 年，美国人 Boyer 提出结合变构机制和旋转催化假说（binding change and rotational catalysis hypothesis），该假说较好地解决了化学渗透学说所不能解释的问题：ATP 合酶是如何利用跨膜质子动力势合成 ATP 的。Boyer 认为质子动力势的作用不是直接合成 ATP 的，而是使 ATP 合酶头部构象改变，从而引起β催化亚基与底物的亲和力改变，导致 ADP 与 Pi 形成 ATP。

$F_1$具有 3 个β亚基催化位点，但在任一时刻，3 个β亚基催化亚基都以三种不同构象存在，即在 L（loose）构象时，底物（ADP、Pi）与酶结合松散；在 T（tight）构象时，底物与酶结合紧密，能自动形成 ATP 且能与之牢固结合；在 O（open）构象时，ATP 与酶无亲和力，而被释放出去(图6-15)。

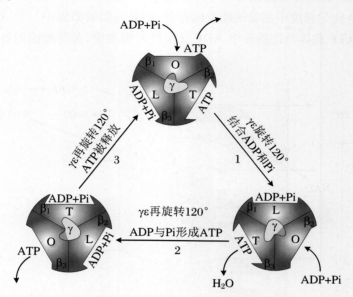

图 6-15　ATP 合酶作用机理：结合变构机制和旋转催化假说

ATP 通过旋转催化合成：质子通过 $F_0$ 通道回流到基质腔时，驱动 c 亚基构成的环旋转，从而带动中心轴 γε 亚基(转子)旋转，由于外侧有外周柄(定子)的固定作用，这种转动相对于膜表面是静止的。由于 γ 亚基的端部是高度不对称的，每转动 120°，γ 亚基就会与一个 β 亚基接触，从而导致 β 亚基构象改变。中心轴 γε 亚基(转子)每旋转一周，每一个 β 亚基都经历 3 种不同构象周期性改变(L、T、O)，每种构象改变均能形成 1 个 ATP，共形成 3 个 ATP。

当 $H^+$ 流跨膜转运时，带动 ATP 合成酶基部 $F_0$ 的类车轮结构和与之连接的轴进行转动，就像水流带动水轮机一样。这一转动继而引起与轴相连的三个叶片(即 3 个 β 催化亚基)发生一定的构象变化，结果使 ADP 和 Pi 合成 ATP 分子并将其释放出来。因此，基粒(或 ATP 合酶)被誉为"细胞内发电机"。

这一假说在随后得到一些有力的实验证实，被多数人接受和认可。支持构象偶联假说的实验有：① 日本的吉田(Massasuke Yoshida)等人将 $\alpha_3\beta_3\gamma$ 固定在玻片上，在 γ 亚基的顶端连接荧光标记的肌动蛋白纤维，在含有 ATP 的溶液中温育时，显微镜下可观察到 γ 亚基带动肌动蛋白纤维旋转(图6-16)。② 在另外一个实验中，将荧光标记的肌动蛋白连接到 ATP 合酶的 $F_0$ 亚基上，在 ATP 存在时同样可以观察到肌动蛋白的旋转。1994 年，Walker 等发现了分辨率为 0.28 nm 的牛心线粒体 $F_1$-ATP 合酶的晶体结构，外形呈扁圆球体，高 8 nm，宽 10 nm，α 和 β 亚基像橘瓣一样绕 γ 亚基交替排列，从晶体结构可以观察到 ATP 合酶的 3 个 β 亚基由于结合的核苷酸底物不同，而呈现不同的构象，这也为 Boyer 提出的结合变构机制和旋转催化假说提供了一个最重要的结构学上的证据，他也因此与 Boyer 分享了 1997 年的诺贝尔化学奖。

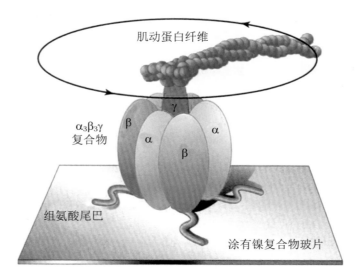

图 6-16　γ亚基旋转实验观察

# 第三节　线粒体的增殖与起源及其与医学的关系

现在对于真核细胞中线粒体的发生机制,学术界还存在争议。自从人们发现线粒体DNA以来,学术界普遍接受了"线粒体是以分裂方式进行增殖的"这一理论。由于线粒体具有独特的半自主性细胞器,它的起源一直以来都是学者们争论的话题。目前被广泛认可和支持的假说是内共生起源学说。

线粒体是细胞氧化供能中心,但同时又是一个敏感多变的细胞器,细胞内、外环境的改变均可引起线粒体结构与功能的异常,进而引起疾病;同时,线粒体的异常改变也可能是一些疾病的表现,所以说线粒体与医学关系极为密切。

## 一、线粒体的增殖

大量研究表明:细胞内线粒体的增殖是通过已有的线粒体的分裂或出芽的方式进行的。电镜观察显示,线粒体分裂主要有以下两种方式:

① 间壁分离。分裂时先由内膜向中心皱褶,将线粒体分裂为两个,常见于鼠肝和植物分生组织中(图 6-17)。

② 收缩分离。分裂时通过线粒体中部缢缩并向两端不断拉长,然后分裂为两个,这种线粒体分裂方式常见于蕨类和酵母中(图 6-18)。

此外还有存在于酵母和蕨类植物中的出芽增殖,其过程是首先从线粒体上出现球形小芽,然后从母体脱落,不断长大而发育为新的线粒体。

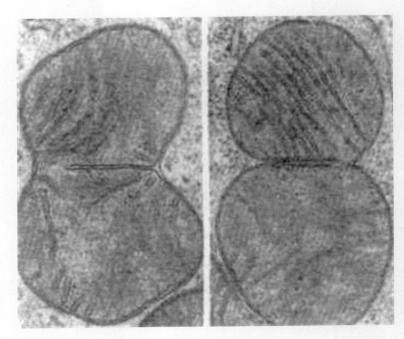

图 6-17　线粒体间壁分离
引自 Van der Bliek（2000）

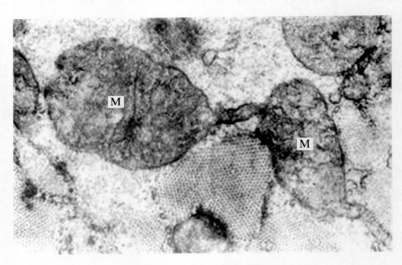

图 6-18　线粒体收缩后分离
引自 Van der Bliek（2000）

　　1975 年，Attardi 认为线粒体形成过程分为两个阶段。第一阶段是线粒体膜进行生长和复制，然后分裂增殖；第二阶段是线粒体的分化过程，形成能够行使氧化磷酸化功能的结构。线粒体整个生物发生过程分别受到细胞核和线粒体两个独立的遗传系统协调控制。

## 二、线粒体的起源

由于线粒体在形态、染色反应、化学组成、物理性质、活动状态、遗传体系等方面,都很像细菌,所以人们推测线粒体起源于古老厌氧真核细胞中寄生的需氧细菌。按照这种观点,需氧细菌被原始真核细胞吞噬以后,有可能在长期互利共生中演化形成了现在的线粒体。在进化过程中好氧细菌逐步丧失了独立性,并将大量遗传信息转移到了宿主细胞中,形成了线粒体的半自主性。我们现在所见到的线粒体独特的 DNA 分子和遗传信息传递与表达系统就是其长期进化的遗迹。以上就是关于线粒体发生的内共生学说(symbiosis hypothesis)。但仍有某些问题如细胞核是如何进化来的? 无法用该学说解释。为此,又有学者提出非内共生学说(asymbiont hypothesis),该学说也称细胞内分化学说,认为真核细胞的前身是一个进化上比较高等的好氧细菌,线粒体发生是质膜内陷、扩张和分化的结果。该学说不足之处:实验证据不多;无法解释为何线粒体与细菌在 DNA 分子结构和蛋白质合成性能上有那么多相似之处;对线粒体 DNA 酶、RNA 酶和核糖体的来源也很难解释。总之,两种学说都存在一些不足,探讨线粒体起源还需要进一步深入研究。

## 三、线粒体与细胞凋亡

众所周知,线粒体是真核细胞的重要细胞器,是动物细胞生成 ATP 的主要地点。在产生能量的同时,细胞内也持续产生需氧代谢的副产品:活性氧(reactive oxygen species, ROS),因此线粒体也是细胞内 ROS 的主要来源和靶位。最近的研究发现,呼吸链所产生的低水平的 ROS 在由线粒体到细胞核的信号转导中具有一定作用;而当 ROS 超出可承受的临界值后,ROS 便可诱导线粒体膜渗透性的改变和细胞色素 c(Cyt-c)的释放,进而引起细胞凋亡。越来越多的研究表明,在凋亡信号的刺激下,线粒体内膜上通透性转换孔(permeability transition pore,PTP)开放,导致其通透性增强,跨膜电位下降。同时,线粒体发生膨胀,细胞色素 c 外漏和其他诸多凋亡效应因子(apoptotic effector)释放,再启动 caspase 的级联活化,最终导致细胞凋亡。最近有学者发现细胞凋亡是受线粒体 DNA 和核 DNA 相互作用、双重调控的,线粒体蛋白可以释放进入细胞核内,调节凋亡相关基因表达,产生凋亡效应,这些现象充分显示了线粒体在凋亡发生过程中发挥着重要作用(相关内容详见本书第十二章)。

关于线粒体凋亡因子的释放机制,目前普遍认为是通过线粒体膜通透性转换孔(permeability transition pore,PTP)或 bcl-2 家族成员形成的线粒体跨膜通道释放到细胞质的。PTP 孔道有开放与关闭两种构象,正常情况下,绝大多数孔道关闭,保证质子跨膜动力势形成;在凋亡诱导因素作用下,PTP 孔道开放,内膜通透性增强,导致跨膜电位下降。与此同时,细胞启动凋亡因子如细胞色素 c、凋亡诱导因子(AIF)等释放,进而导致细胞凋亡。

近年的研究还表明,若干个线粒体蛋白能直接激活细胞的凋亡过程,如细胞色素 c、Smac/Diablo、凋亡诱导因子 AIF、Omi/HtrA2 等。这些线粒体蛋白均由核基因编码,在细胞质中的核糖体合成后定向运输至线粒体的膜间腔。在受到凋亡刺激后,它们被释放到胞浆和细胞核内,促进细胞凋亡。

## 四、线粒体异常与疾病

线粒体疾病(mitochondrial disorders)一般是指因遗传缺陷引起线粒体代谢酶缺损,致使 ATP 合成障碍、能量产生不足而导致的一组多系统疾病。最常受影响的是骨骼肌、脑及心肌等特别需要 ATP 能量的组织与器官,所以该病也称为线粒体脑肌病(mitochondrial encephalomyopathy)。

线粒体是细胞内最易受伤的一个敏感细胞器,线粒体的形态结构在细胞处于不正常状态下可发生改变。例如,在有害物质渗入、病毒入侵等情况下,线粒体可发生肿胀、破裂等现象,肿胀后的线粒体体积有的比正常大 3~4 倍;在人体原发性肝癌细胞癌变过程中,线粒体嵴的数目日趋下降;缺血性损伤时的线粒体也会出现结构变异如凝集、肿胀等;在坏血病患者的病变组织中常出现线粒体融合现象。线粒体对外界环境因素的变化也很敏感。如在细胞受到射线或微波辐射时,其线粒体会发生显著变化。有学者用微波治疗仪分别在功率密度为 20 mW/cm² 、10 mW/cm² 、1 mW/cm² 的情况下一次性全身照射大鼠 1 h,在电镜下观察到三组大鼠的大脑神经细胞均有不同程度的变化,其中线粒体变化明显:出现线粒体肿胀、融合和变形;嵴缺损、断裂及空化等,进而导致功能上的改变。有时某些环境因素的影响可直接造成线粒体功能的异常。如氰化物中毒、CO 中毒,是因为氰化物、CO 等物质可阻断呼吸链上的电子传递,造成细胞氧化中断,细胞内能量货币 ATP 合成受阻,最终导致细胞死亡。因此,人们往往把线粒体作为对疾病诊断与测定环境因素的指标。

线粒体疾病多呈母系遗传。因为在受精过程中,进入卵子的精子头部只携带极少数线粒体,仅占受精卵线粒体的 0.001%,即受精卵中的线粒体基因组几乎是完全由母体世代遗传的。也就是说,线粒体疾病母亲可将 mtDNA 传递给她的儿子和女儿,但只有女儿能将其mtDNA 传递给下一代。

线粒体疾病具有阈值效应。一个细胞的 mtDNA 有多重拷贝,线粒体疾病的发生与否依赖于一个细胞内突变型和野生型 mtDNA 的相对比例,存在突变线粒体"阈值"效应。能引起特定组织器官功能障碍的突变 mtDNA 的最少数量称为阈值。在特定组织中,突变型mtDNA 积累到一定程度,超过阈值时,能量的产生就会急剧地降到正常的细胞、组织和器官功能的最低需求量以下,引起某些器官或组织功能异常,导致疾病。

阈值是一个相对概念,易受突变类型、组织、老化程度变化的影响,个体差异很大。例如,缺失 5 kb 的变异的 mtDNA 比率达到 60%,就会急剧地丧失产生能量的能力。线粒体脑肌病合并乳酸血症及卒中样发作(MELAS)患者 tRNA 点突变的 mtDNA 达到 90% 以上,能量代谢急剧下降。

突变 mtDNA 随年龄增加在细胞中逐渐积累,因而线粒体疾病常表现为与年龄相关的渐进性加重。在一个伴有破碎红纤维的肌阵挛癫痫(MERRF)家系中,有 85% 突变 mtDNA的个体在 20 岁时症状很轻微,但在 60 岁时症状却相当严重。

众多研究表明:线粒体疾病的发病机制主要是线粒体 DNA 异常突变引起的遗传性疾病。mtDNA 易突变,其突变率比核 DNA 的突变率高 10~100 倍。为什么这么说呢?第一,线粒体DNA较核DNA更易受到各种外界因素的伤害。因为线粒体DNA没有和组蛋白结合,是裸露的;第二,线粒体进行生物氧化的过程中产生的大量氧自由基也使其DNA更易受到损伤;第三,线粒体DNA分子的基因排列紧密,不含内含子,故线粒体DNA分子任一碱基改变都可能直接导致遗传表达结果的改变,进而影响线粒体的正常功能。此外,线粒体缺乏DNA损伤修复系统,虽然胞内溶酶体可通过自噬作用清除部分异常线粒体,但携带受损DNA的线粒体在细胞中的累积还是随年龄增长而增多。

线粒体是细胞内提供能量的细胞器,mtDNA缺失或点突变使编码线粒体氧化磷酸化过程必需的酶或电子传递链酶系发生异常,糖原和脂肪酸等不能进入线粒体,导致能量代谢障碍和产生复杂的临床症状。

线粒体生产的ATP为肌细胞收缩和神经元兴奋提供了主要的能量来源。因此,肌细胞和神经元对线粒体缺陷尤为敏感。这些细胞在能量获得不足和毒性物质堆积的联合作用下,就会产生线粒体肌病和线粒体脑肌病的主要症状。目前已发现的100多种人类线粒体疾病,其发病机制都是mtDNA异常(突变、缺失和重排)引起的遗传性疾病,表现为呼吸链的电子传递链酶系和氧化磷酸化酶系的异常,多数为神经肌肉系统疾病。

## 五、线粒体与肿瘤的研究

线粒体的基因突变、呼吸链缺陷、线粒体膜的改变等因素均会影响整个细胞的正常功能,从而导致病变。肿瘤(cancer)的发生、发展是一个复杂的过程,与癌基因激活、抑癌基因失活、细胞凋亡异常以及DNA损伤修复功能异常密切相关。近年来,随着对线粒体研究的深入,线粒体在肿瘤发生、发展中的作用,日益受到人们的关注。

线粒体呼吸链缺陷与肿瘤的发生、发展关系密切。早在几十年前,Warburg就提出了线粒体呼吸链的缺陷可导致细胞去分化,并因此发生致瘤性转化。大部分正常细胞生成ATP的主要方式是氧化磷酸化,而肿瘤细胞主要通过糖酵解途径,研究表明,许多肿瘤细胞线粒体内膜的ATP酶复合体β亚基的表达显著下降。任何降低线粒体氧化磷酸化功能的事件,均可促进氧化组织中发生转化的细胞或肿瘤细胞的增殖,呼吸酶复合体大量减少与肿瘤细胞快速增长和侵袭性增加密切相关。可见线粒体生物氧化功能的改变是细胞发生致癌性转化的机制之一。此外,也有研究发现,线粒体膜异常在肿瘤的发展中也起着重要作用。尤其是分布在线粒体内、外膜通透性转换通道复合物(PTPC),有关它们的具体机制还有待进一步研究。

## 思考题

① 简述线粒体的亚显微结构和各部位的标志酶?

② 何为细胞呼吸? 简述细胞呼吸的特点和它的4个步骤的名称及其发生场所。

③ 为什么说线粒体是一个半自主性细胞器?

④ 氧化磷酸化偶联机制的化学渗透假说的主要论点是什么? 有哪些证据?

⑤ 查阅资料,写一篇关于线粒体异常引起疾病的研究进展。

## 本章概念图

**线粒体**

### 线粒体的基本特征

- 形态、大小、数量与分布；线粒体融合与分裂现象

- 化学组成特点：内膜是细胞内蛋白含量最高的膜，是细胞内含酶最多的细胞器，是动物细胞内唯一含DNA的细胞器；各部分标志酶，细胞色素c氧化酶是内膜的标志酶

- 亚显微结构：外膜通透性高，内膜富有心磷脂和极低的胆固醇，通透性很低；内膜向内折叠形成嵴，嵴能显著扩大内膜表面积，有板层状嵴和管状嵴；嵴上覆有基粒；膜间隙和基质

- 半自主性：线粒体不仅含有DNA，还具有完整的遗传信息传递与表达系统，能转录和翻译合成自身蛋白质；但mtDNA分子量小，含的遗传信息有限，其编码和合成蛋白质只占线粒体蛋白的10%，大多数线粒体蛋白（90%）是由核基因编码，并在细胞质中合成后转运过来的。综上，线粒体是一个半自主性的细胞器。

### 线粒体与能量转换

- 细胞呼吸：概念，过程包括糖酵解、乙酰辅酶A形成、三羧酸循环和电子传递及氧化磷酸化四个步骤，各步骤发生场所

- 细胞的能量货币——ATP：ATP的含义、作用和产生途径；氧化磷酸化和底物水平磷酸化

- 呼吸链与电子传递及能量释放：呼吸链概念、组成（四种复合物、辅酶Q和细胞色素c）及两条主要呼吸链

- 基粒与能量转换：基粒的结构与组成（头部F1和基片F0），功能（换能装置，比喻"印钞机"）：利用跨膜的质子动力势合成ATP

- 氧化磷酸化的偶联机制——化学渗透学说

- ATP合酶复合体作用机理：基粒的超微结构（转子和定子等），被誉为"细胞内发电机"

### 线粒体的增殖与起源及其与医学关系

- 线粒体的增殖：间壁分离和收缩分离

- 线粒体的起源：内共生学说——起源于古老厌氧真核细胞中寄生的需氧细菌；非共生起源学说

- 线粒体异常与疾病：线粒体疾病含义、特点与实例

- 线粒体与细胞凋亡：研究表明细胞凋亡是受线粒体DNA和核DNA相互作用、产生凋亡效应的，线粒体在凋亡发生过程中发挥着重要作用

- 线粒体肿瘤研究：研究表明线粒体呼吸链缺陷与肿瘤发生、发展关系密切

（鲍明升）

# 第七章
# 细 胞 骨 架

　　脊椎动物的骨骼是由硬化的元件组成的常见器官，支撑着躯体并调节躯体的运动。那么真核细胞中是否也有这样的"骨骼"来支撑着细胞并调节细胞的运动呢？

　　20世纪20年代末，Klotzoff首次提出了细胞骨架的原始概念。由于早期制作电镜样品一般采用高锰酸钾或锇酸低温固定细胞，致使大部分细胞骨架受到破坏。直到20世纪60年代，采用戊二醛常温固定的方法后，人们才普遍观察到各种骨架纤维的存在，之后，科学家们把它们当作一类细胞器并正式命名为细胞骨架。

　　狭义的细胞骨架（cytoskeleton）是指细胞质骨架，由微管（microtubule）、微丝（microfilament）和中间纤维（intermediate filament）组成的广泛存在于真核细胞中的蛋白质纤维网架体系，它对于支撑细胞的形态、维持细胞器的定位、介导细胞的运动、参与细胞内的物质运输、调节细胞的分裂等起着重要的作用（图7-1）。广义的细胞骨架则包括细胞核骨

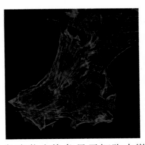

(a) 免疫荧光染色显示细胞内微丝

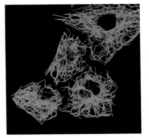

(b) 微管

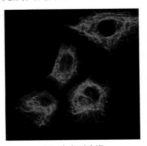

(c) 中间纤维

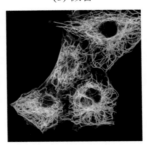

(d) 在体外培养的小鼠上皮细胞内的分布以及三种细胞骨架结构的叠加图

**图7-1　细胞骨架的基本类型及其分布**

由 Ueli Aebi 博士惠赠

架、细胞质骨架、细胞膜骨架和细胞外基质这四个部分,是贯穿于细胞核、细胞质、细胞外的一体化的网架体系。本章将重点介绍细胞质骨架的结构与功能。

# 第一节 微 管

微管存在于所有的真核细胞中,以脊椎动物的脑组织最多,但大部分微管在细胞质内形成暂时性结构,如间期细胞内的微管、分裂期细胞的纺锤体微管;另外一些微管形成相对稳定的"永久性结构",如存在于纤毛和鞭毛内的轴丝微管、神经元突起内部的微管束结构等。

## 一、微管的组成与结构

微管的基本成分是微管蛋白(tubulin)。微管蛋白呈球形,主要有三种:α微管蛋白(α-tubulin)、β微管蛋白(β-tubulin)和γ微管蛋白(γ-tubulin)。α微管蛋白和β微管蛋白数量最多,占微管总蛋白含量的80%～95%。γ微管蛋白定位于细胞内微管组装的始发区——微管组织中心(microtubule organizing center,MTOC),对微管的形成、数量、定位、极性确定及细胞分裂起重要作用。

在电子显微镜下观察到微管是呈中空的管状结构(图7-2),外径约24 nm,内径约15 nm,管壁厚约5 nm。微管壁是由13根原纤维(protofilament)纵向排列构成,每根原纤维是由α/β微管蛋白异二聚体首尾相连组成,这样原纤维的两端都是不对称的,形成的微管一端是α微管蛋白,另一端是β微管蛋白,从而使微管在结构上呈极性状态。结构的不对称性也导致了微管组装时微管蛋白二聚体在两端聚合速度上的差异,通常将组装快的一端(β微管蛋白端)称为正极(plus end),而组装慢的一端(α微管蛋白)称为负极(minus end)。

α/β微管蛋白异二聚体是组成微管的单体,在α微管蛋白和β微管蛋白上各有一个GTP结合位点,GTP为微管的组装提供能量。由于构象的原因,α微管蛋白的GTP通常不会水解,称为不可交换位点(non-exchangeable site,N位点);β微管蛋白的GTP在微管蛋白二聚体组装成微管后即被水解成GDP,微管去组装后,该位点的GDP又被GTP替换,继续参与微管的组装,所以称为可交换位点(exchangeable site,E位点)。此外,微管蛋白上还有二价阳离子结合位点,秋水仙碱(colchicine)和长春花碱(vinblastine)结合位点。

在细胞中,微管有单管(singlet)、二联管(doublet)和三联管(triplet)三种不同的存在形式(图7-3)。① 单管是微管的主要存在形式,由13根原纤维组成,分散或成束分布,但不稳定,在低温、$Ca^{2+}$等因素的影响下容易解聚,可随细胞周期发生变化。② 二联管主要形成纤毛和鞭毛的杆状部分,由A、B两管组成,A管有13根原纤维,B管与A管共用3根原纤维,故二联管由23根原纤维组成。③ 三联管主要形成中心粒、纤毛和鞭毛的基体,由A、B、C三管组成,A管有13根原纤维,B管和C管均由10根原纤维组成,B管和A管、C管和B管之间均共用3根原纤维,故三联管由33根原纤维组成。二联管和三联管是比较稳定的微管结构,对低温、$Ca^{2+}$和秋水仙素(colchicine)等因素不敏感。

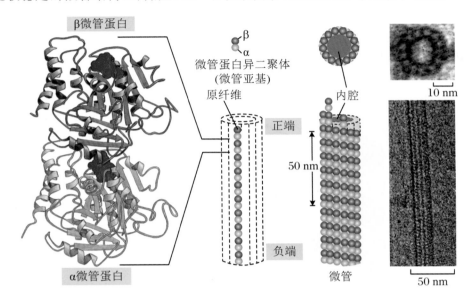

图 7-2　微管的结构

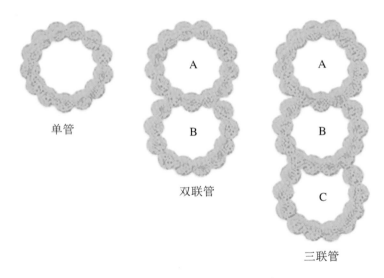

图 7-3　微管三种类型横断面示意图

## 二、微管结合蛋白

在细胞内,微管除了含有微管蛋白外,还有一些与微管相结合的辅助蛋白,参与微管的装配,称为微管结合蛋白(microtubule associated protein,MAP)。微管结合蛋白主要包括 MAP-1、MAP-2、tau 和 MAP-4,前三种微管结合蛋白主要存在于神经元中,MAP-2 分布于胞体和树突中,而 tau 只存在于轴突中。MAP-4 在神经元和非神经元细胞中广泛存在,在进化上具有保守性。它们不是构成微管壁的基本构件,而是在微管蛋白装配成微管后结合在微管表面的辅助蛋白上,有利于维持微管的稳定并连接其他细胞器。

微管结合蛋白由两个功能区域组成:一个是碱性微管结合区域,与微管表面结合,起到明显加速微管的成核作用;另一个是酸性突出区域,以横桥的方式从微管蛋白表面突出,与其他骨架纤维相连接,突出区域的长度决定微管在成束时的间距大小,酸性突出区域与其他微管相连时,使微管成束排列(图 7-4)。

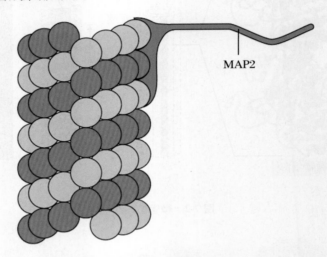

图 7-4 微管结合蛋白 MAP-2

## 三、微管的组装与动态调节

### (一) 微管的组装过程

微管的体外组装可分为三个时期:成核期、聚合期和稳定期。① 成核期(nucleation phase),又称为延迟期(lag phase)。α 和 β 微管蛋白聚合成短的寡聚体(oligomer)结构,即核心形成;随后,异二聚体在核心两端和侧面不断增加使之扩展成片状带,当片状带加宽至13 根原纤维时,即合拢成一段微管。由于该期是微管聚合的开始阶段,速度较慢,为微管聚合的限速过程,因此称为延迟期。② 聚合期(polymerization phase),又称为延长期(elongation phase)。细胞内高浓度的游离微管蛋白聚合速度大于解聚速度,新的二聚体不断添加到微管正端,使微管延长,故又称为延长期。③ 稳定期(steady state phase),又称为平衡期(equilibrium phase)。随着胞质中游离的微管蛋白浓度下降,微管的组装(聚合)与去组装(解聚)速度达到平衡,微管的长度相对稳定,所以稳定期也称为平衡期。

微管的体内组装比体外组装更为复杂,除受到细胞内环境的影响外,对时间和空间都有严格要求,体内的微管装配发源于微管组织中心(MTOC)。微管在生理状态及实验处理解聚后重新装配产生的地方称为微管组织中心,功能为起始微管的成核,并使之延伸。细胞内起微管组织中心作用的结构有中心体、纤毛和鞭毛的基体等细胞器。微管组织中心上有γ-微管蛋白环形复合体(γ-tubulin ring complex,γ-TuRC),γ-TuRC 可形成一含有 10～13

个 γ-微管蛋白分子的环形结构,与微管具有相同直径,微管组装时,微管蛋白异二聚体按一定的方向添加到 γ 微管蛋白环上,形成微管生长的核心,微管由此生长、延伸。由于 γ 微管蛋白只与异二聚体的 α 微管蛋白结合,造成 γ-TuRC 像帽子一样戴在微管的负端,使之得到稳定保护,所以细胞内微管的延长主要发生在微管的正端(图 7-5)。

（二）影响微管组装的因素

微管的组装受到多种因素的影响,包括微管蛋白临界浓度、GTP、pH、温度、离子浓度、药物等。在体外,当 α、β 微管蛋白异二聚体达到临界浓度(约为 1 mg/mL)且在有 $Mg^{2+}$、无 $Ca^{2+}$、适当的 pH(pH 6.9)和温度(37℃)的缓冲液中时,异二聚体同 GTP 结合后被激活,异二聚体即聚合成微管。影响微管组装的药物有:秋水仙素、长春花碱和紫杉醇(taxol)等。秋水仙素能结合和稳定游离的微管蛋白,抑制微管蛋白组装成微管,并破坏纺锤体结构;长春花碱能结合微管蛋白异二聚体,同时抑制它们组装成微管。紫杉醇能结合到聚合的微管上,使微管保持稳定,抑制微管的解聚。这些微管特异性药物对研究微管的结构和功能有着重要作用。

（三）微管组装的模型

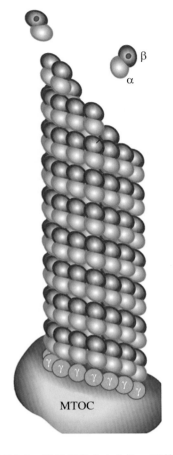

图 7-5　微管组织中心中的 γ 微管蛋白环

自 1972 年发现微管以来,科学家们对微管蛋白如何组装成微管提出了一系列理论模型,以描述微管蛋白组装成微管的动力学性质。但目前普遍认为,非稳态动力学模型和踏车模型是最具代表性的两个模型。

非稳态动力学模型认为微管的装配具有动态不稳定性(dynamic instability),当 α/β 微管蛋白异二聚体同 GTP 结合后被激活,引起微管蛋白分子的构象呈直线型,从而使异二聚体聚合成微管,而 GTP 则分解为 GDP 和磷酸。当微管蛋白的聚合迅速进行时,微管蛋白分子添加到微管上的速度大于它们所携带的 GTP 水解速度,因此新生成的微管上全是 GTP-微管蛋白亚基。正因为 GTP-微管蛋白亚基之间结合得比较牢固,结果在微管末端形成一个称为 GTP 帽的结构,它可以防止微管的解聚。当微管生长较慢时,GTP 帽中的亚基会在新的携带有 GTP 的亚基结合上来以前,水解它自己的 GTP 成 GDP,这样则失去 GTP 帽,携有 GDP 的亚基由于对微管聚合体的结合不紧密而很快从游离端上释放出来,这样微管就不停地缩短(图 7-6)。即如果微管末端是 GTP 帽,微管趋于生长;如果微管末端是 GDP 帽,微管则趋于缩短。帽的类型取决于 GTP-微管蛋白异二聚体的浓度和 GTP 的水解速度。

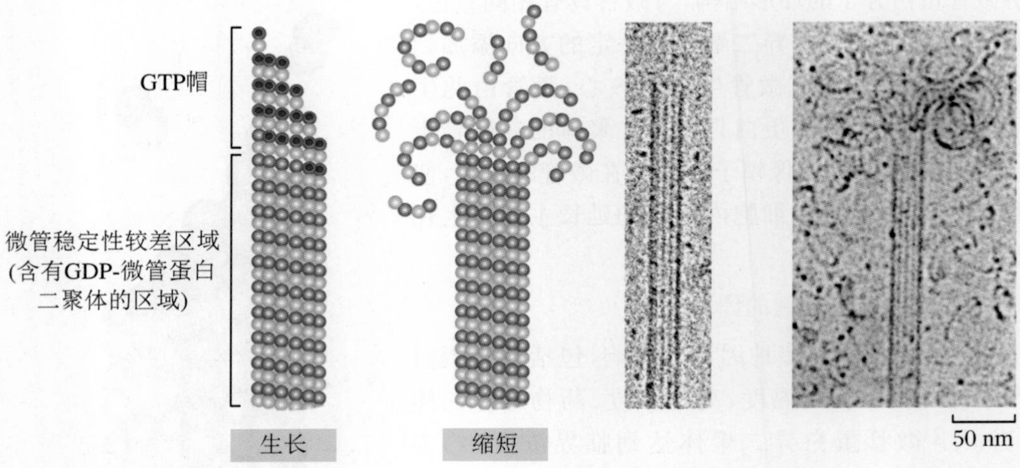

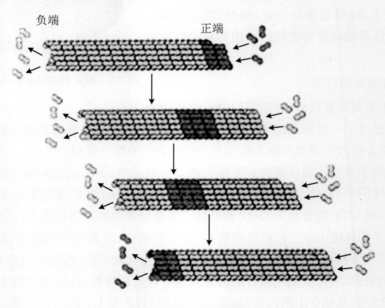

GTP帽

微管稳定性较差区域
(含有GDP-微管蛋白
二聚体的区域)

生长　　　缩短　　　　　　　　　50 nm

图 7-6　微管非稳态动力学模型

原纤维中异二聚体亚单位重复排列具有极性,使细胞内所有由微管构成的结构也具有极性。踏车模型认为在一定条件下,微管两个端点的装配速度不同,表现出明显的极性。微管的一端发生 GTP 和微管蛋白的添加,使微管不断延长,称为正端;而在另一端具有 GDP 的微管蛋白发生解聚而使微管缩短,称为负端。当一端组装的速度和另一端解聚的速度相同时,微管的长度保持不变,即所谓的踏车行为(treadmilling)(图 7-7)。

负端　　　　　　　　正端

图 7-7　微管踏车模型

## 四、微管的功能

### (一) 构成细胞内的网状支架,维持细胞的形态

微管本身不能收缩,但具有一定的刚性,能够抗压和抗弯曲,给细胞提供了机械支持力。因此,微管对维持细胞的形态具有重要作用。例如,血小板环形微管束排列在血小板周围,维持血小板的圆盘形结构。当血小板暴露于低温中,环形微管即消失,血小板变成不规则的球形,但当温度恢复到 37 ℃,环形微管重新出现,血小板又恢复成圆盘形结构。另外,微管对于细胞突起部分,如纤毛、鞭毛、轴突的形成和维持也具有关键作用。

### (二) 参与中心粒、纤毛和鞭毛的形成

在光学显微镜下,中心体位于细胞核附近,由中心粒和中心粒周围无定形物质共同组成。电镜下,中心粒是由 9 组三联体微管围成的一个圆筒状结构,在各种细胞中基本相同。中心体是动物细胞中主要的微管组织中心。在细胞分裂间期,中心体形成胞质微管,构成细胞骨架的纤维系统,一方面作为细胞内物质运输的轨道基础,另一方面对细胞形状的维持和改变也起到必不可少的作用;在有丝分裂期,经过复制的中心体形成纺锤体的两极,指导有丝分裂事件的进行,与纺锤丝的排列和染色体的移动有密切关系。

纤毛(cilia)和鞭毛(flagella)具有运动功能,用来划动其表面的液体,是细胞表面的特化结构。纤毛和鞭毛在来源和结构上基本相同。不同的是,人们一般把短而多者称为纤毛,少而长者称为鞭毛。纤毛和鞭毛都是以微管为主要构成成分的,并且有特殊的结构形式,大多数属于 9+2 类型。通过纤毛和鞭毛的横断面电镜观察可见中央有两条微管,称为中央微管。中央微管的外周包围一层蛋白性质的鞘,称为中央鞘(central sheath)。外周则以 9 组二联管围绕。二联管两两之间以微管连接蛋白相连。外周二联管和中央鞘之间也有连接,称为放射辐条(radial spoke)。放射辐条由 A 管伸出,近中央鞘一端膨大,称为辐条头。A 管上还伸出动力蛋白臂(dynein arm),其头部具有 ATP 酶活性,可为纤毛与鞭毛的运动提供动力。鞭毛与纤毛的基部埋藏在细胞内的部分称为基体(basal body),由三联管组成,与中心粒相似。基体的中央无微管(图 7-8)。

### (三) 参与细胞内物质运输

微管在核的周围分布密集,并向胞质外周伸展。在线粒体周围也有微管存在,有的微管直接连到高尔基体小泡上;核糖体可在微管和微丝的交叉点上。所以,细胞内的细胞器移动和胞质中的物质转运都和微管有着密切的关系。例如,神经细胞合成的蛋白质等物质沿神经轴索快速运送至远端的神经末梢,细胞的分泌颗粒和色素细胞的色素颗粒沿微管运输,线粒体的快速运动也是沿微管进行的。

微管参与细胞内物质运输的任务主要由微管马达蛋白(motor protein)来完成,马达蛋白是指介导细胞内物质沿细胞骨架运输的蛋白(图 7-9)。目前发现有几十种马达蛋白,可以归属于三大家族:动力蛋白(dynein)家族、驱动蛋白(kinesin)家族和肌球蛋白(myosin)家族。其中驱动蛋白和动力蛋白是以微管作为运行轨道,而肌球蛋白则是以肌动蛋白纤维作为运行轨道。胞质动力蛋白和驱动蛋白各有两个球状 ATP 结合头部和一个尾部,其头部与微管是以空间结

构专一的方式结合的,因此只有当驱动蛋白和动力蛋白以正确的姿势"指向"微管时才能结合上去;而马达蛋白(驱动蛋白和动力蛋白)的尾部通常是与细胞组分如小泡或细胞器稳定结合的,因此也就决定了马达蛋白所运载的"货物"种类。驱动蛋白和动力蛋白的头部是具有 ATP 水解活性的酶(ATP 酶),这一酶解反应所产生的能量可供这两者的头部作一个循环的构象改变,完成一套与微管结合、解离、再结合的动作,从而使蛋白沿着微管移动。

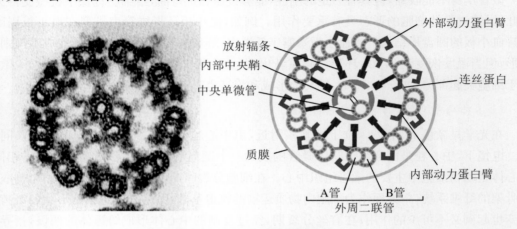

图 7-8　纤毛与鞭毛的结构

引自 Bruce Alberts(2015)

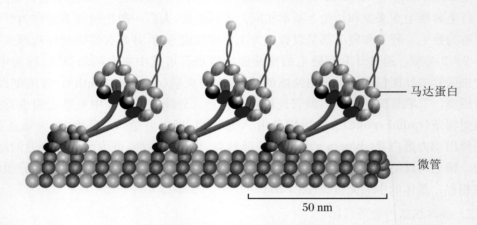

50 nm

图 7-9　沿微管运输的马达蛋白

驱动蛋白是一类微管激活的 ATP 酶,可沿微管由负端向正端移动,在胞内物质运输中具有重要作用。在神经细胞中,驱动蛋白已被证明沿着轴突的微管"轨道"负责快速运输,线粒体快速移动,使分泌小泡前体和各种轴突组成物快速运输到达神经末梢。动力蛋白是一个由 9~12 个亚基组成的蛋白质复合体,具有 ATP 酶活性,可沿微管由正端向负端移动,为细胞内物质运输和纤毛运动提供动力。间期细胞中胞质动力蛋白的一个主要作用是参与细胞器的定位和转运。

（四）维持细胞内细胞器的定位和分布

微管及其相关的马达蛋白在真核细胞膜性细胞器的空间定位中起着重要作用。细胞中线粒体的分布与微管相伴随,游离核糖体附着于微管和微丝的交叉点上,微管使内质网在细胞质中展开分布,使高尔基复合体在细胞中央靠近细胞核而定位于中心体附近。如果用秋水仙素处理细胞,破坏微管的装配,那么这些细胞器的有序空间排列就会改变,如内质网坍塌,由于内质网与核被膜相连,于是便积聚到细胞核附近;高尔基复合体分解成小泡,分散在整个细胞质中。当把秋水仙素去除以后,则细胞器的分布又重新恢复正常。

### (五) 参与染色体的运动,调节细胞分裂

微管在细胞分裂过程中可介导染色体的运动,以微管为主要成分组成的纺锤丝是有丝分裂器的重要组分。有丝分裂前期,染色体的动粒(kinetochore)出现并逐渐成熟,当核膜开始崩解时,微管侵入核区,染色体一端的动粒可捕获从纺锤体极伸出的微管,形成侧位连接,并沿着单根微管的侧面向极区方向滑动。由于极区的微管密集,这一运动使动粒容易获得更多的微管。这些微管与动粒形成端位连结,并通过在动粒一端的聚合延伸而推动染色体向纺锤体中部移动。同时另一侧姐妹染色单体上的动粒也与来自另一极的微管结合。有丝分裂后期只有在所有染色体都达到赤道板平衡后才会开始,任何一个染色体未与微管连接或未达到平衡位置,分裂后期都将被延迟。

### (六) 参与细胞内信号传导

科学家们已证明微管参与 hedgehog、JNK、Wnt、ERK 及 PAK 蛋白激酶的信号转导通路。信号分子可直接与微管作用或通过马达蛋白和支架蛋白来与微管作用。微管的信号转导功能具有重要的生物学作用,它与细胞的极化、微管的不稳定动力学行为、微管的稳定性变化、微管的方向性及微管组织中心的位置等有关。

# 第二节 微 丝

微丝(microfilament,MF)又称为肌动蛋白丝(actin filament),是由肌动蛋白(actin)组成的细丝。微丝普遍存在于真核细胞中,在肌肉细胞中,肌动蛋白占细胞总蛋白的 10%,在非肌肉细胞中占 1%～5%。它以束状、网状或散在等多种方式有序地存在于细胞质的特定空间位置上,并由此与微管和中间纤维共同构成细胞骨架,参与细胞形态维持以及细胞运动等生理功能。和微管一样,微丝是不稳定的,但它在细胞中也能形成如肌肉细胞中的收缩单位一样稳定的结构。微丝与多种肌动蛋白、结合蛋白相结合,使它能够在细胞内行使多种功能,不同的微丝结合蛋白赋予了微丝网络不同的结构特征和功能。如小肠上皮细胞微绒毛内部的微丝束及细胞皮层的微丝网络,细胞质中与黏着斑相连的张力纤维,迁移中的成纤维细胞前缘的片状伪足和丝状伪足中临时性的微丝束、细胞分裂环,还有存在于肌细胞中的细丝等。

## 一、微丝的组成与结构

微丝在电镜下是一种细丝状结构,直径为 5～8 nm,与微管相比,肌动蛋白微丝更纤细

柔顺。单个微丝通常比微管短很多,在细胞内单条微丝并不是独立行动的,而是形成横向连接的聚合物或形成束,这样要比单个微丝更结实。

微丝的主要成分是肌动蛋白。脊椎动物肌动蛋白分为 α、β 和 γ 3 种,骨骼肌、心肌和平滑肌细胞中三种肌动蛋白均有,但非肌细胞中只存在 β 和 γ 两种肌动蛋白。肌动蛋白在细胞中有两种存在形式,即球状肌动蛋白(G-actin)单体和纤维状肌动蛋白(F-actin)多聚体(图 7-10)。球状肌动蛋白单体是由 375 个氨基酸组成的单链多肽,外观呈哑铃形,中央有一裂口,裂口的内部有 ATP 结合位点和二价阳离子结合位点($Mg^{2+}$ 和 $K^+$ 或 $Na^+$)。纤维状肌动蛋白多聚体是由肌动蛋白单体首尾依次相连接形成的多聚体,即微丝。随着微丝的组装与解聚,这两种形式的肌动蛋白可相互转换。由于肌动蛋白单体有极性,由肌动蛋白单体首尾相接组装的两条肌动蛋白单链两端的结构也不同,因此,微丝的结构也具有极性。

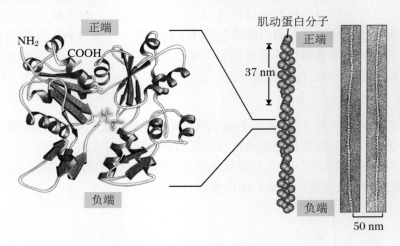

图 7-10　微丝的结构

## 二、微丝结合蛋白

体外实验纯化的肌动蛋白能够聚合形成肌动蛋白纤维,但不具有相互作用的能力,也不能行使某种功能。在显微镜下观察,它们只是杂乱无章的堆积而不像活细胞中肌动蛋白纤维能够组织成束状、薄网状等各种结构。主要原因在于细胞内存在一大类与肌动蛋白单体结合的蛋白质,与微丝的装配和功能有关,称为微丝结合蛋白(microfilament associated protein)。肌细胞和非肌细胞中都有微丝结合蛋白,目前科学家们至少已分离出 100 多种,根据功能可以分为以下八大类(图 7-11)。

### (一)成核蛋白

成核是肌动蛋白在体外组装的限速步骤。在细胞内,肌动蛋白的组装受外部信号的调控,其成核过程受成核蛋白(nucleating proteins)、Arp2/3 复合物、形成蛋白(formin)等的催化。Arp2/3 复合物由 Arp2、Arp3 和其他 5 种蛋白质组成,Arp2 和 Arp3 形成类似于微丝正端肌动蛋白两个亚基的结构,从而可以启动肌动蛋白的成核过程。新的肌动蛋白亚基在正端不断加入,而 Arp2/3 复合物则位于肌动蛋白纤维的负端。Arp2/3 复合物也可以结

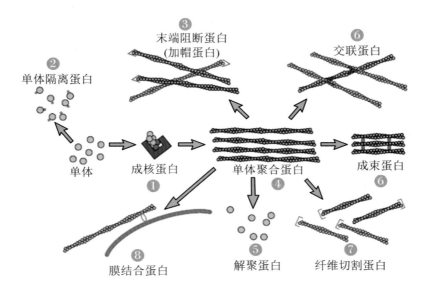

图 7-11　微丝结合蛋白

合在已有的微丝上,启动微丝的组装,新形成的微丝与原有的纤维呈 70°夹角。多个侧支的组装可使微丝连接成一个树状网络。

### (二)单体隔离蛋白

单体隔离蛋白(monomer-sequenstering protein)能够与单体肌动蛋白结合,并且抑制它们的聚合,在非肌细胞中负责维持高浓度的单体肌动蛋白,例如胸腺素(thymosin)。没有单体隔离蛋白,细胞质中可溶性的肌动蛋白几乎全部组装成肌动蛋白纤维。因此,单体隔离蛋白可调节细胞质中肌动蛋白单体-聚合体的平衡。

### (三)末端阻断蛋白

细胞内微丝的组装一旦停止,其末端的肌动蛋白亚基所带的 ATP 很可能因为水解而使得整个纤维处于不稳定状态。与微丝的末端结合,阻止微丝解聚的蛋白称为末端阻断蛋白(end blocking protein)或加帽蛋白(capping protein)。

### (四)单体聚合蛋白

抑制蛋白(profilin)又称为前纤维蛋白,与肌动蛋白单体结合,且结合位点与胸腺素相同,能促进微丝的聚合,将具有这种功能的蛋白质称为单体聚合蛋白(monomer polymerizing protein)。抑制蛋白与肌动蛋白单体的底部(正端)结合,能催化 ADP 的解离,快速地被 ATP 取代。当抑制蛋白-ATP-肌动蛋白复合体与不断生长的肌动蛋白纤维正端结合后,抑制蛋白便解离下来,与另一肌动蛋白单体结合。

### (五)肌动蛋白纤维解聚蛋白

肌动蛋白纤维解聚蛋白(actin filament depolymerizing protein)能与肌动蛋白纤维结合,并引起肌动蛋白纤维的快速解聚形成肌动蛋白单体,例如切丝蛋白(cofilin)、蚕食蛋白(depactin)。这类蛋白主要存在于肌动蛋白丝骨架快速变化的部位,对细胞的运动、吞噬活动和胞质分裂起重要作用。

### (六) 交联蛋白

交联蛋白(cross linking protein)的主要功能是改变细胞内肌动蛋白纤维的三维结构。每一种交联蛋白都有两个或两个以上与肌动蛋白结合的位点,可在多处产生交联,使细胞内的肌动蛋白纤维形成网络结构。有些交联蛋白是杆状的,能够弯曲,由这种交联蛋白形成的富有弹性的网络结构,能够抵抗机械压力。有些交联蛋白是球状的,能够促使肌动蛋白成束排列,如微绒毛中的肌动蛋白束就是靠这种蛋白交联的。

### (七) 纤维切割蛋白

纤维切割蛋白(filament severing protein)能够与已经存在的肌动蛋白纤维结合并将它一分为二。由于这种蛋白质能够控制肌动蛋白丝的长度,使肌动蛋白由凝胶态向溶胶态转化,因此大大降低了细胞的黏度。切下的新末端能够作为微丝的生长点,促进肌动蛋白的装配。

### (八) 膜结合蛋白

膜结合蛋白(membrane binding protein)是非肌细胞质膜下方产生收缩的机器,介导微丝与细胞膜的连接。在剧烈活动时,由收缩蛋白作用于质膜产生的力引起质膜向内或向外移动(如吞噬作用和胞质分裂)。这种运动是由肌动蛋白纤维直接或间接与质膜相结合后所形成的。直接的方式有与膜整合蛋白的结合,间接的方式有与外周蛋白的结合,红细胞膜骨架和细胞的整联蛋白连接是两个典型的例子。在这两种情况下,肌动蛋白丝通过膜结合蛋白与细胞质膜连接成一个网络结构。

## 三、微丝的组装与动态调节

### (一) 微丝的组装过程

微丝的体外组装也可分为三个阶段:成核期、聚合期和稳定期。① 成核期。球状肌动蛋白开始聚合,其二聚体不稳定,易水解,只有 3 个或 4 个球状肌动蛋白聚合成稳定的寡聚体才稳定,即核心形成。这是微丝组装的限速过程,需要一定的时间,故又称为延迟期。② 聚合期(又称为延长期)。核心形成后,球状肌动蛋白便迅速地在核心两端聚合,进入聚合期。此期微丝两端的组装速度有差异,正端的组装速度明显快于负端,约为负端的 10 倍以上。③ 稳定期(又称为平衡期)。微丝延长到一定时期,肌动蛋白渗入微丝的速度与其从微丝上解离的速度达到平衡,此时即进入平衡期,微丝的长度基本不变,正端延长的长度等于负端缩短的长度,并仍在进行着聚合与解聚活动。

微丝同微管一样,在体内装配时也有成核作用,所不同的是肌动蛋白纤维的成核作用发生在质膜。细胞内大部分微丝集中在紧贴细胞质膜的细胞质区域,这一区域由微丝结合蛋白交联成的凝胶态三维网状结构称为细胞皮层(cell cortex)或肌动蛋白皮层(actin cortex)。细胞皮层具有高度的动态性,与肌动蛋白一起为细胞膜提供强度和韧性,并维持细胞的形态。如细胞皮层可推动细胞膜形成细长的微刺(microspike),在神经细胞轴突的生长端可形成更长的微穗称丝状伪足(filopodia),还可形成片状伪足(lamellipodia)(图 7-12)。细胞皮层还参与细胞的多种运动,如胞质环流(cyclosis)、阿米巴运动(amoiboid)、吞噬(phagocytosis)等。

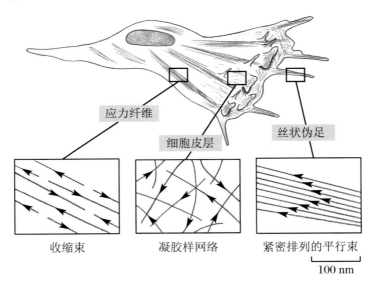

应力纤维

细胞皮层

丝状伪足

收缩束

凝胶样网络

紧密排列的平行束

100 nm

**图 7-12　动物细胞微丝的分布及内部排列方式**

（二）影响微丝组装的因素

微丝的组装受到多种因素的影响,包括肌动蛋白单体的临界浓度、ATP、$Ca^{2+}$ 浓度、$Na^+$ 浓度、$K^+$ 浓度、药物等。在含有 ATP、$Mg^{2+}$ 和高浓度的 $Na^+$、$K^+$ 的溶液中,肌动蛋白单体则装配成微丝;而在含有 $Ca^{2+}$ 以及低浓度的 $Na^+$、$K^+$ 的溶液中,微丝趋于解聚成肌动蛋白单体。影响微丝组装的药物主要有:细胞松弛素 B(cytochalasin B)和鬼笔环肽(phalloidin)等。细胞松弛素 B 是一组真菌的代谢产物,与微丝结合后可以将其切断,并结合在微丝末端起抑制微丝聚合的作用。它对微管没有作用,也不抑制肌收缩,因为肌纤维中肌动蛋白丝是稳定的结构,不发生聚合与解聚的动态平衡。鬼笔环肽是一种从毒蕈中分离出的毒素,它不与肌动蛋白单体结合,而与聚合的微丝结合,抑制微丝的解聚。因此,用荧光标记的鬼笔环肽染色可特异性显示细胞中微丝的分布。

（三）微丝组装的模型

微丝的组装也可用非稳态动力学模型和踏车模型来解释。非稳态动力学模型认为 ATP 是调节微丝组装的动力学不稳定性行为的主要因素。微丝组装的延长期通过 ATP 来调节,ATP-肌动蛋白浓度与其聚合速度成正比,当 ATP-肌动蛋白浓度高时,ATP-肌动蛋白在末端聚合的速度便升高,微丝延长;当 ATP-肌动蛋白结合到末端后,肌动蛋白的构象发生改变,ATP 水解为 ADP。ADP-肌动蛋白对纤维末端的亲和性低,容易从末端脱落,使纤维缩短。因此,微丝的长度一般不是固定不变的,而是呈动力学不稳定状态,总在延长与缩短的变化之中。

踏车模型认为在一定条件下,微丝两个端点的装配速度不同,表现出明显的极性。微丝的一端发生 ATP 和肌动蛋白单体的添加,使微丝不断延长,称为正端;而另一端发生 ADP

的肌动蛋白单体从微丝上解离而使微丝不断缩短,称为负端,当一端组装的速度和另一端解聚的速度相同时,微丝的长度保持不变,即所谓的踏车行为(图7-13)。

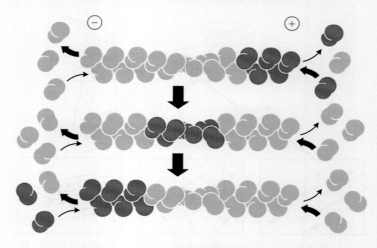

图 7-13 微丝踏车模型

## 四、微丝的功能

### (一)构成细胞的支架并维持细胞的形态

同微管一样,微丝对细胞形状的维持也起着重要作用。在细胞中,微丝往往形成网络或束状结构才能发挥支撑作用。例如,细胞的特化结构包括微绒毛(microvilli)和应力纤维(stress fiber)。微绒毛是质膜顶端表面的指状形突起(图7-14),在微绒毛中,由微丝形成的微丝束构成了微绒毛的骨架,另外还有一些微丝结合蛋白,在调节微绒毛长度和保持其形状方面具有重要作用。微绒毛的核心是由20~30个同向平行的微丝组成的束状结构,其中有绒毛蛋白和毛缘蛋白(fimbrin),它们将微丝连接成束,赋予微绒毛结构刚性。另外还有肌球蛋白-Ⅰ(myosin-Ⅰ)和钙调蛋白(calmodulin,CaM),它们在微丝束的侧面与微绒毛膜之间形成横桥连接,提供张力以保持微丝束处于微绒毛的中心位置。微绒毛在小肠吸收上皮细胞最多,使细胞的吸收面积增大20倍,对于增强消化和吸收功能具有重要意义。

应力纤维也叫张力纤维,是真核细胞中广泛存在的一张微丝束结构,由大量平行排列的微丝组成,与细胞间或细胞与基质表面的黏着斑有密切关系,在细胞形态、细胞分化和组织的形成等方面具有重要作用。

### (二)参与细胞运动

许多动物细胞在进行位置移动时多采用变形运动的方式。如变形虫、巨噬细胞、白细胞以及器官发生时的胚胎细胞等,这些细胞含有丰富的微丝,依赖肌动蛋白和微丝结合蛋白的相互作用可进行变形运动。

在体外培养条件下,可以观察到细胞沿基质表面爬行运动的现象。以成纤维细胞为例,其运动过程可以分为四步:① 突起。通过肌动蛋白聚合使细胞表面形成突起,如片状伪足

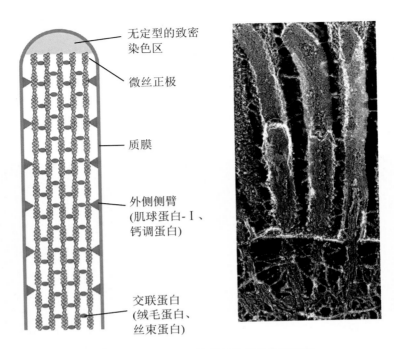

无定型的致密
染色区

微丝正极

质膜

外侧侧臂
(肌球蛋白-Ⅰ、
钙调蛋白)

交联蛋白
(绒毛蛋白、
丝束蛋白)

图 7-14　微绒毛中的微丝和微丝交联蛋白

引自 Bruce Alberts(2015)

或丝状伪足。② 锚定。细胞伸出的突起与基质之间形成新的锚定位点(如黏着斑),使突起
附着在基质表面。③ 移动。细胞以附着点为支点向前移动。④ 回缩。位于细胞后面的附
着点与基质脱离,细胞的尾部回缩迁移(图 7-15)。

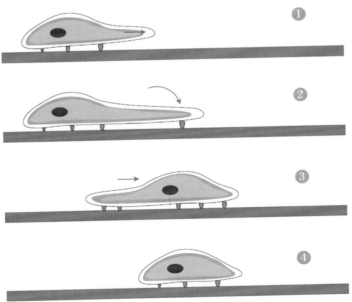

图 7-15　培养的动物细胞爬行过程模式图

（三）参与细胞分裂

动物细胞有丝分裂末期，继核分裂完成后，在即将分离的两个子细胞之间，肌动蛋白微丝与肌球蛋白-Ⅱ组装形成瞬时性收缩束以维持特殊的功能，然后解体。最突出的是有丝分裂的动物细胞质膜下皮层由微丝与肌球蛋白-Ⅱ形成的腰带状束，称为收缩环（contractile ring）（图 7-16）。收缩环产生的动力将质膜向内拉，细胞的腰部紧缩，最终一分为二，完成胞质的分裂过程。

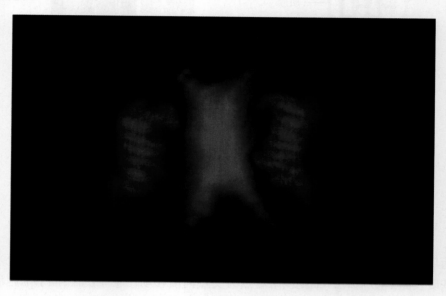

图 7-16　胞质分裂环

（四）参与肌肉收缩

真核细胞中很多与微丝相结合的蛋白都是在肌细胞中首先发现的，肌细胞的收缩是实现有机体的一切机械运动和各脏器生理功能的重要途径。肌细胞内的肌原纤维是由一连串相同的收缩单位即肌小节（sarcomere）组成的。电镜观察证明肌原纤维的肌小节是由粗肌丝（thick myofilament）和细肌丝（thin myofilament）组成的。粗肌丝直径约为 10 nm，长约 1.5 mm，由肌球蛋白（myosin）组成（图 7-17）。细肌丝直径约为 5 nm，由肌动蛋白、原肌球蛋白（tropomyosin）和肌钙蛋白（troponin）组成，又称为肌动蛋白丝（图 7-18）。

肌球蛋白粗丝与肌动蛋白细丝相互交错，肌球蛋白粗丝为双极对称的组装形式，分布在中线两侧肌细胞的收缩机制可用滑动丝模型（sliding filament model）来解释（图 7-19）。1954 年，A. F. Huxley 提出肌肉收缩的滑动丝模型，认为肌细胞收缩是由于粗肌丝与细肌丝之间相互滑动的结果。肌细胞收缩的分子基础是：肌球蛋白的头部与邻近的细肌丝结合并发生一系列的构象变化，触发肌球蛋白头部沿着细肌丝正端"行走"，从而导致肌肉的收缩。

（五）参与细胞内物质运输

微丝在微丝结合蛋白的介导下可与微管一起进行细胞内物质运输，例如小泡的运输，通过肌球蛋白-Ⅰ与微丝结合，将小泡沿微丝的负端向正端移动。另外，肌球蛋白-Ⅰ的尾部与质膜结合，利用其头部可将微丝从一个部位运向另一个部位。

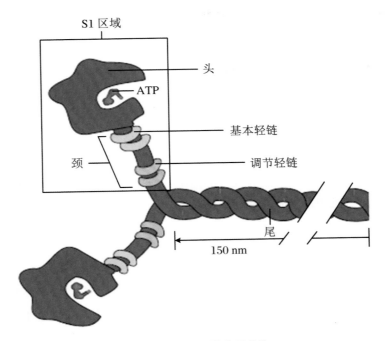

图 7-17    粗肌丝的分子结构

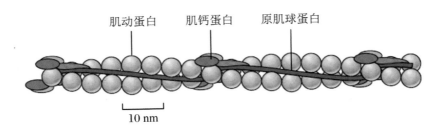

图 7-18    细肌丝的分子结构

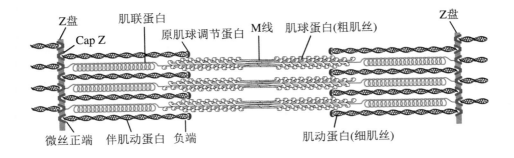

图 7-19    肌肉收缩的滑动丝模型

### （六）参与细胞内信号转导

细胞表面的受体在受到外界信号作用时，可触发质膜下肌动蛋白的结构变化，从而启动细胞内激酶变化的信号传导过程。借助微丝在细胞质中的分布，信号继续传至核膜及核内骨架，调控 DNA 的结构和功能。

# 第三节　中　间　纤　维

中间纤维（intermediate filaments，IF）又称为中间丝，广泛存在于真核细胞中，最早在平滑肌细胞内发现。中间纤维是三类细胞骨架纤维中结构最为复杂的一种。浓盐溶液与非离子性去污剂处理可使细胞内其余大部分的细胞骨架消失，唯独保留中间纤维，可见中间纤维在三类细胞骨架纤维中最为坚韧和持久。

## 一、中间纤维的组成与结构

中间纤维单根或成束分布于细胞质中，内与核纤层、外与质膜和细胞外基质均有直接联系，与微管、微丝及其他细胞器也有错综复杂的联系，形成精细发达的纤维网络。中间纤维的直径为 10nm，是一种坚韧、耐久的蛋白质纤维。它相对较为稳定，既不受细胞松弛素的影响也不受秋水仙素的影响。

中间纤维的单体（亚基）是蛋白质纤维分子，目前已经发现 60 多种，它们都有共同的结构特点：由头部（N 端）、中间杆状区和尾部（C 端）组成。中间纤维的头部和尾部是非螺旋结构，氨基酸组成高度可变，长度也相差很大。各种中间纤维蛋白的区别主要取决于头尾的长度及氨基酸的组成。杆状区为 α-螺旋区，内含 4 段高度保守的 α-螺旋段，它们之间被 3 个短小间隔区隔开。中间纤维装配时靠 α-螺旋配对形成二聚体。在杆状区两侧的 N 端的头部和 C 端的尾部通常折叠成球状结构（图 7-20）。

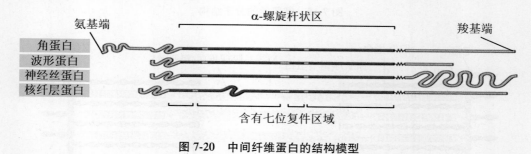

**图 7-20　中间纤维蛋白的结构模型**

## 二、中间纤维的类型

根据中间纤维蛋白的氨基酸顺序、基因结构、组装特性和组织分布特异性，可将中间纤维分为六种主要类型：Ⅰ型（酸性）和Ⅱ型（中性/碱性）角蛋白（keratin），存在于上皮细胞内。Ⅲ型中间纤维蛋白包括多种类型，其中波形蛋白存在于间充质来源的细胞；结蛋白是肌细胞特有的，在骨骼肌、心肌和平滑肌中表达；胶质原纤维酸性蛋白特异分布于神经胶质细胞；外周蛋白(peripherin)存在于中枢神经系统的神经元和外周神经系统的感觉神经元中；Ⅳ型神经丝蛋白主要分布在脊椎动物的神经元轴突中；Ⅴ型核纤层蛋白存在于内层核膜的核纤层；Ⅵ型巢蛋白分布于神经干细胞。

细胞内中间纤维的成分经常会有变化，例如许多上皮来源的细胞最初只有角蛋白，而后出现波形蛋白；胶质细胞开始只有胶质细胞原纤维酸性蛋白，后来出现波形蛋白，但它们是分开排列的，说明中间纤维的种类和成分可随细胞的生长或成熟而改变。

## 三、中间纤维的组装

中间纤维的组装比微管和微丝的组装更为复杂，其过程可分为以下四步：① 形成二聚体。两个中间纤维蛋白单体的杆状区以平行排列的方式形成双股螺旋(coiled-coil)结构的二聚体。二聚体可为同型二聚体，如波形蛋白二聚体；也可为异型二聚体，如一条Ⅰ型角蛋白和一条Ⅱ型角蛋白构成的角蛋白异型二聚体。② 组装成四聚体。2 个二聚体以反向平行和半分子交错的形式组装成两端对称、没有极性的四聚体(tetramer)。通常认为，四聚体是中间纤维组装的最小单位。③ 形成原纤维。2 个四聚体首尾相连形成一条原纤维。④ 组装成中间纤维。8 条原纤维侧向相互作用，组装成横截面上由 32 个中间纤维蛋白分子组成的中空管状的中间纤维(图 7-21)。

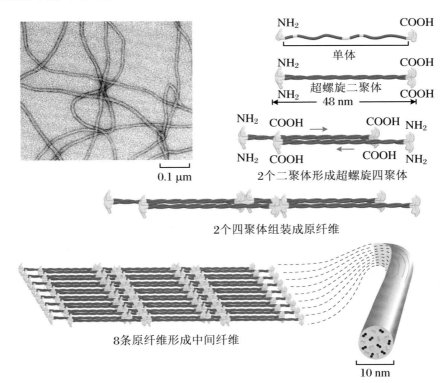

图 7-21 中间纤维的组装模型

中间纤维的组装与温度和中间纤维蛋白单体的浓度无关，不需要 ATP 或 GTP 参与。

在体内,中间纤维蛋白单体大部分都被装配成中间纤维,很少有游离的中间纤维蛋白单体,也没有踏车行为。目前认为,中间纤维的组装与去组装是通过中间纤维蛋白磷酸化与去磷酸化控制的,其中中间纤维蛋白丝氨酸和苏氨酸残基的磷酸化作用是中间纤维动态调节最常见、最有效的方式。

## 四、中间纤维的功能

### (一)在细胞内形成完整的网状骨架系统

中间纤维向外与质膜和细胞外基质相连,在细胞质中与微管、微丝和细胞器相连;向内与核膜、核基质联系,形成完整的网状骨架系统。该骨架具有一定的可塑性,对维持细胞质的整体结构和功能的完整性有重要作用,特别是与细胞核的定位和固定有关。

### (二)为细胞提供机械强度支持

中间纤维在那些容易受到机械应力的细胞质中特别丰富。体外实验证实,中间纤维比微管和微丝更耐受剪切力,在受到较大的剪切力时产生机械应力而不易断裂,在维持细胞机械强度方面有重要作用。

### (三)参与细胞连接

一些器官和皮肤的上皮细胞通过桥粒和半桥粒连接在一起。桥粒介导细胞与细胞之间的黏附,半桥粒介导细胞与细胞外基质之间的黏附。中间纤维参与黏着连接中的桥粒连接和半桥粒连接,在这些连接中,中间纤维在细胞中形成一个网络,既能维持细胞形态,又能提供支持力。

### (四)参与细胞内信息传递及物质运输

由于中间纤维外连质膜和胞外基质,内穿到达核骨架,因此形成一个跨膜的信息通道。中间纤维蛋白在体外与单链 DNA 有高度亲和性,中间纤维有明显地在核外周聚集的特点,在信息传递的过程中,中间纤维水解产物进入核内,可通过与组蛋白和 DNA 的作用来调节复制和转录过程。

中间纤维与微管、微丝一起参与物质的定向运输。近年来研究发现中间纤维与 mRNA 的运输有关,胞质 mRNA 锚定于中间纤维,可能对其在细胞内的定位及是否翻译起重要作用。

### (五)维持细胞核膜稳定

在细胞核内膜的下面有一层由核纤层蛋白组成的网络,对于细胞核形态的维持具有重要作用,而核纤层蛋白是中间纤维的一种。组成这种网络结构的核纤层蛋白 A 和 C,它们交连在一起,然后通过核纤层蛋白 B 附着到内核膜上,在内核膜上有核纤层蛋白 B 的受体。此外,中间纤维在胞质溶胶中也组成网络结构,分布在整个细胞中,维持细胞的形态。

### (六)参与细胞分化

微丝和微管在各种细胞中都是相同的,而中间纤维蛋白的表达则具有组织特异性,表明中间纤维与细胞分化可能具有密切的关系。这方面研究主要是在胚胎发育和上皮分化方面,对其详细了解还有待于进一步研究。

# 第四节　细胞骨架与疾病

细胞骨架对细胞的形态改变和维持、细胞内物质运输、细胞的分裂与分化等具有重要作用，是生命活动不可缺少的细胞结构，它们的异常可引起很多疾病，包括肿瘤、一些神经系统疾病和遗传性疾病等。不同细胞骨架在细胞内的特异性分布可用于一些疑难疾病的诊断，也可根据细胞骨架与疾病的关系来设计药物。

## 一、细胞骨架与肿瘤

恶性转化的细胞常表现为细胞骨架结构的破坏和微管解聚。在肿瘤细胞的浸润转移过程中，某些细胞骨架成分的改变可增加癌细胞的运动能力。恶性肿瘤的主要特点是细胞形态发生改变，增殖快，有侵袭组织及向周围及远处转移的能力，这些特征都与微管和微丝的变化有关。在体外培养的多种人癌细胞中，免疫荧光标记显示微管和微丝发生明显改变：微管数量减少，网架紊乱甚至消失；微丝应力纤维破坏和消失，肌动蛋白发生重组，形成小体，聚集分布在细胞皮层，由于其形状为小球形或不规则形，被命名为"肌动蛋白小体""皮层小体""面包圈小体""玫瑰花小体"等。这些细胞骨架成分的改变增加了癌细胞的运动能力。因此，微管和微丝可作为肿瘤化疗药物的作用靶点，如长春新碱、秋水仙素和细胞松弛素及其衍生物等作为有效的化疗药物可抑制细胞增殖，诱导细胞凋亡。另外，不同类型的中间纤维严格分布于不同类型的细胞中，而绝大多数肿瘤细胞继续表达其来源细胞特征性的中间纤维类型，即便在转移后，仍表达其原发肿瘤的中间纤维类型。因此可用于正确区分肿瘤细胞的类型及其来源，对肿瘤诊断有重要作用。

## 二、细胞骨架蛋白与神经系统疾病

细胞骨架蛋白的异常表达与许多神经系统疾病有关，例如，在阿尔茨海默病（也称老年痴呆症，Alzheimer's diseases，AD）患者的神经元中，可见到不溶性神经纤维缠结（insoluble neurofibrillary tangles，NFT）。NFT 为纤维性结构，主要由高磷酸化状态的 tau 蛋白组成。tau 蛋白是一种微管结合蛋白，过度磷酸化的 tau 蛋白对微管的亲和力降低，从而使微管的稳定性降低。AD 患者的神经元中微管蛋白的数量并无异常，但存在微管聚集缺陷。

在肌萎缩性侧索硬化症（amyotrophic lateral sclerosis，ALS）和幼稚性脊柱肌肉萎缩症（infantile spinal muscle atrophy）的患者中，神经原纤维在运动神经元胞体和轴突近端的堆积是其神经元退化的早期表现，随后运动神经元丧失，导致骨骼肌失去神经支配而萎缩，造成瘫痪，最终死亡。

此外，包括亨廷顿舞蹈病（Huntington disease，HD）在内的一组多聚谷氨酰胺疾病

（polyglutamine disease）的共同特点是，细胞浆内的缠结含有微管蛋白和微丝聚合蛋白Sla1。这些成分多与胞质内的运输器有关，说明细胞骨架的损坏可能造成聚集物的形成，对细胞有毒性作用。

### 三、细胞骨架与遗传性疾病

一些遗传性疾病的患者常有细胞骨架的异常或细胞骨架蛋白基因的突变。如纤毛不动综合征是一种由纤毛结构缺陷引起的常染色体隐性遗传性病，家族中的近亲婚配可能是其发病的原因。纤毛不动综合征除了会导致男性不育外，还会引起下列疾病：慢性支气管炎、支气管扩张、慢性鼻窦炎、中耳炎、内脏逆位等。虽然精子鞭毛与纤毛的长度及运动方式不同，但它们的核心结构均是轴丝，由于轴丝结构复杂，所以其中任何一处发生异常均可引起精子鞭毛摆动及纤毛运动障碍。其中，最常见的病理变化是动力蛋白臂异常，其次为放射辐和中心微管异常，甚至有的患者纤毛或鞭毛无中心微管或轴丝。据统计，纤毛不动综合征占男性不育因素的1.14%。

研究发现，中间纤维与许多遗传疾病关系密切，如人类遗传性疾病单纯性大疱性表皮松解症（epidermolysisbullosa simplex）就是由于表皮细胞层表达的角蛋白基因突变而破坏了这类细胞的角蛋白中间纤维网，因此这类疾病的患者对机械性损伤非常敏感，即一点轻微的压挤便可使突变的基底细胞破坏，使患者的皮肤起疱。在人类或小鼠中，凡带有这种突变基因的个体都变得很脆弱，以致死于机械创伤（图7-22）。

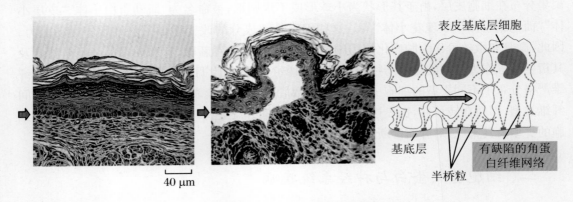

图 7-22　单纯性大疱性表皮松解症

引自 Bruce Alberts（2015）

此外，Wiskott Aldrich 综合征（Wiskott Aldrich syndrome，WAS）是 X 连锁隐性遗传的免疫缺陷疾病，临床表现有血小板减少、湿疹、反复感染，并发不同程度的细胞免疫和体液免疫缺乏。研究表明，WAS 患者 T 淋巴细胞的骨架异常，血小板和淋巴细胞变小，微绒毛数量减少，形态变小。进一步研究表明引起 WAS 的根源是微丝的异常。

### 思考题

① 简述微丝的化学组成及其在细胞中的功能。

② 比较微管、微丝和中间纤维的异同。

## 本章概念图

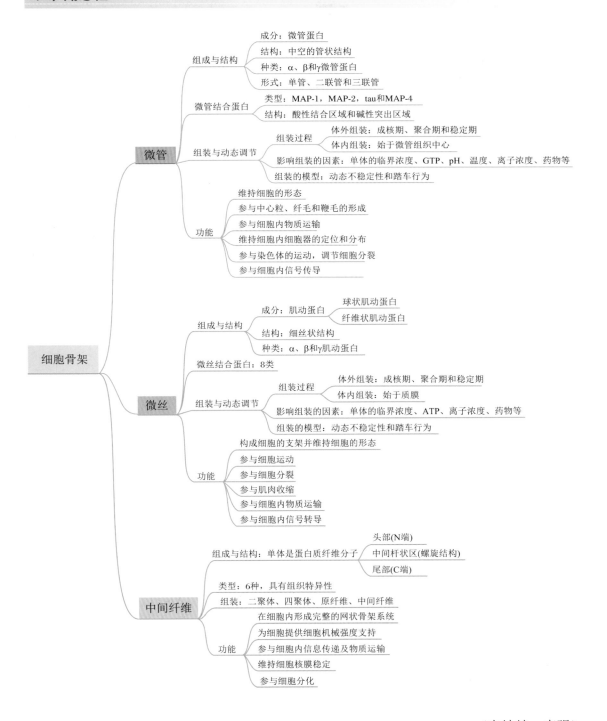

（李姝婧　李强）

# 第八章
# 细　胞　核

细胞核（nucleus）是真核细胞内最大、最重要的细胞结构，是细胞遗传与代谢的调控中心，是真核细胞区别于原核细胞最显著的标志之一。极少数真核细胞无细胞核，如哺乳动物成熟的红细胞，高等植物成熟的筛管细胞等。细胞核的形态结构在细胞周期中变化很大，分裂间期的细胞核称为间期核，只有在间期才能看到完整的细胞核。间期细胞核主要由核膜（nuclear membrane）、染色质（chromatin）、核仁（nucleolus）、核基质（nuclear matrix）等组成（图 8-1，图 8-2）。

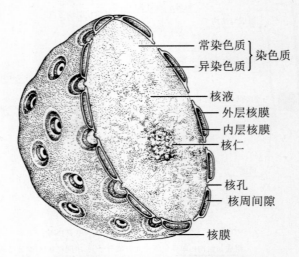

常染色质
异染色质 } 染色质
核液
外层核膜
内层核膜
核仁
核孔
核周间隙
核膜

**图 8-1　电镜下细胞核的结构模式图**

细胞核是最早发现的细胞器。由 Franz Andreas Bauer 在 1802 年对其进行最早的描述，是人类生物学史上继 R. Hooke 发现细胞之后的又一重大发现。1781 年，F. Fontana 在鳗鱼的上皮细胞中看到细胞核。1831 年，苏格兰植物学家 Robert Brown 用显微镜观察兰花时，发现花朵外层细胞有一些不透光的区域，并称其为"areola"或"nucleus"。随着 DNA 的结构、DNA 复制和转录、遗传密码的阐明，细胞核是遗传物质储存、复制、转录的细胞器，是主导控制细胞生长分化以及各种代谢活动的中心的观点更为明确。细胞核的出现是生物进化历史的重要阶段。由于它的出现，多细胞生物才能出现，细胞分化、个体发育、种族演化才有可能,所以研究细胞核是极为重要的。

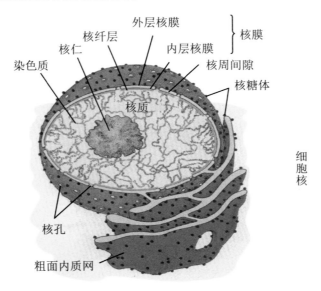

图 8-2　细胞核超微结构图

细胞核的形状因生物种类而异,并与细胞的形状、性质和发育时期有关。如动物的肝细胞核和植物分生组织的细胞核为圆球状;在蛾类、蝶类的丝腺细胞内的细胞核为分枝状;在细长的肌细胞中呈杆状;在植物胚孔细胞中有的细胞核呈网状;颗粒白细胞的核呈多裂片状;植物管状细胞的细胞核呈纺锤状;扁平细胞的细胞核为圆盘状;原生动物玉带虫的细胞核呈带状,但也有少数细胞的细胞核呈不规则状,如白细胞的细胞核呈马蹄形或多叶形,肿瘤细胞中常可见细胞核拉长、边缘呈锯齿状、凹陷、长芽、分叶及弯月形等异形、畸形核。

细胞核的大小与细胞的大小有关,一般为细胞总体积的 10% 左右,在不同生物及不同生理状态下有所差异。高等动物细胞核的直径一般为 $1\sim10\ \mu m$,高等植物的核则为 $5\sim20\ \mu m$。最小的核不到 $1\ \mu m$,而最大的核如苏铁科某种植物的细胞核直径可达 $500\sim600\ \mu m$,低等植物核较小,为 $1\sim4\ \mu m$。常用细胞核与细胞质的体积比,即核质比(nuclear-cytoplasmic ratio)来表示细胞核的相对大小:

$$核质比 = \frac{细胞核的体积}{细胞体积 - 细胞核体积}$$

核质比大表示核相对较大,核质比小则表示核相对较小。从细胞生理角度来说,最佳核质比为 0.5。当细胞年幼时,核质比 $>0.5$;而细胞年老时,核质比 $<0.5$。在肿瘤细胞中,细胞核通常较大,核质比增高。

一个细胞通常只有一个核,但也有细胞存在多个细胞核。如肝细胞、肾小管细胞和软骨细胞有双核,肠系膜间皮细胞有时有几个核,有时多到十几个核,而破骨细胞的核可达几百个。在骨髓瘤细胞中,甚至出现仅细胞核分裂但细胞质不分裂而形成的双核细胞(四倍体)。这些多核细胞大部分为核分裂后未进行细胞分裂所致,也有部分是细胞融合后形成多核细胞,如肌细胞。

细胞核的位置一般在细胞的中央,但也可因细胞中分泌颗粒的形成或包含物的推挤而发生位移。在含有分泌颗粒的腺细胞中,核多偏于细胞的一端。在年幼时植物胚细胞的核在中央,而到了成熟阶段其核被液泡挤到边缘上。动物细胞如小肠上皮细胞的核在基底部,而神经细胞的核在细胞胞体部位。平滑肌细胞的核在中央,横纹肌细胞的核在边缘,卵细胞核在动物极,便于分裂和受精。

# 第一节 核 膜

## 一、核膜的结构

核膜(nuclear membrane)也称为核被膜(nuclear envelope),其形成细胞核与细胞质之间的屏障,是将细胞核内物质包围起来的双层膜结构,位于间期细胞核的外层。在电子显微镜下,核膜是由内层核膜、外层核膜以及内外层核膜所夹的低电子密度腔隙——核周腔、核孔复合体和核纤层等结构组成(图 8-3)。它将细胞分成核与质两大结构与功能区域:DNA复制、RNA转录与加工在核内进行,蛋白质翻译则在细胞质中进行。内外层核膜都属于单位膜,主要是由蛋白质、脂类以及少量核酸组成。核膜中蛋白质、脂质等含量与内质网极为相似。核膜化学组成和功能与其他生物膜有所不同。

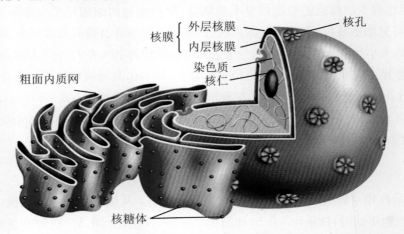

图 8-3 核被膜基本结构示意图

### (一) 外层核膜

外层核膜(outer nuclear membrane)为核膜中面向胞质的一层膜,常附着核糖体颗粒,可进行蛋白质的合成。外层核膜的有些部位与糙面内质网膜相连,两层核膜之间的核周腔与糙面内质网腔相通,因此,外层核膜在形态和生化性质上与细胞质中的糙面内质网膜相近。外层核膜与细胞质相邻的外表面附着中间纤维、微管形成的细胞骨架网络,起着固定细胞核并维持细胞核形态的作用。

### （二）内层核膜

内层核膜（inner nuclear membrane）与外层核膜平行排列，表面光滑，无核糖体附着，在它的内表面上常饰有由异染色质团块和结构致密的纤维蛋白细丝共同组成的具有高电子密度的纤维状结构，称为核纤层，对核膜起支持作用。

### （三）核周腔

核周腔又称为核周间隙（perinuclear space），随细胞不同区域、不同类型和生理状况而异，宽为 20～40 nm，这一宽度常随细胞种类不同和细胞的功能状态不同而改变。核周腔与糙面内质网腔相通，内含有多种蛋白质和酶类，是细胞质与核质之间的缓冲区，也是内外核膜在生化性质及功能上呈现较大差别的缓冲区。

### （四）核纤层

科学家们经过进一步研究发现哺乳类细胞中内层核膜结构内表面上致密的纤维蛋白细丝所形成的具有高电子密度的纤维状片层结构，显示纤维蛋白细丝是由核纤层蛋白（lamin）A、B、C 三种属于中间纤维性质的多肽亚单位蛋白装配而成的。核纤层厚度因细胞而异，一般为 10～20 nm，特殊细胞中可达 30～100 nm。

核纤层蛋白具有中间纤维蛋白的 α-螺旋区同源的氨基酸顺序，lamin A 和 lamin C 是由同一基因编码的不同的加工产物，两种蛋白质之间仅在—COOH 末端不同。lamin A 的 C 末端比 lamin C 的 C 末端多 133 个氨基酸残基。lamin B 在羧基端多了疏水的异丙基，异丙基能帮助 lamin B 插入到核膜的内脂层。lamin B 和核内膜上嵌于磷脂分子层中的特异蛋白质相结合，lamin A 和 lamin C 两个亚单位同 lamin B 亚单位相结合，染色质的特定部位和 lamin A、lamin C 亚单位相结合，从而使染色质同核膜连接在一起，使众多的染色质纤维在核内有一定的位相（图 8-4）。我们把这个位于内层核膜内侧与染色质之间的一层由高电子密度中间纤维蛋白质组成的网络片层状蛋白质纤维层结构称为核纤层（nuclear lamina）（图8-5）。

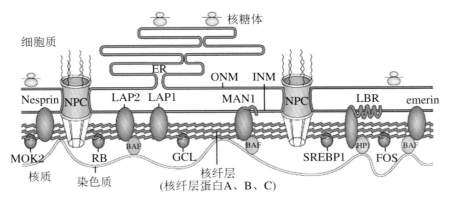

图 8-4 核纤层与内核膜、染色质间关系

核纤层与内层核膜、核孔复合体及染色质在结构和功能上有着密切的联系。① 核纤层在细胞核中支持核膜形态，固定核孔位置，起支架作用。此外，核纤层与核骨架以及穿过核

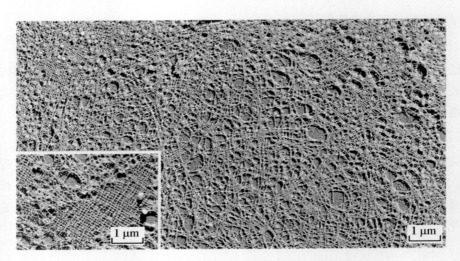

**图 8-5 核纤层的网络状纤维蛋白质片层超微结构**

被膜的中间纤维相连,使胞质骨架和核骨架形成一个连续的网络结构。② 核纤层为染色质提供附着点,参与 DNA 的复制。在间期核中核纤层提供染色质(异染色质)在核周边锚定的位点,核纤层能与染色质的特定区段结合,内核膜上具有 lamin B 的受体(为 8 次跨膜蛋白),以及 emerin 蛋白(为单次跨膜蛋白)等膜整合蛋白,能与核纤层蛋白结合。③ 核纤层参与细胞分裂中染色质凝集的调节,与核膜的裂解和重建密切相关。核纤层在细胞分裂时呈现出周期性的变化。在分裂前期结束时,核纤层被磷酸化,介导核膜解体。其中,lamin B 与核膜残余小泡结合,A 型溶于胞质中。在分裂末期,核纤肽去磷酸化重新组装,介导核膜的重建。

### (五) 核孔复合体

1949~1950 年,H. G. Callan 与 S. G. Tomlin 在用透射电子显微镜观察两栖类卵母细胞的核被膜时发现了核孔,随后人们逐渐认识到核孔并不是一个简单的孔洞,而是一个相对独立的由多种蛋白质构成的复合结构,在内外核膜的融合之处形成环状开口,称为核孔(nuclear pore)。1959 年,M. L. Waston 将这种结构命名为核孔复合体(nuclear pore complex,NPC)。他认为核孔并非单纯由内外两层核膜融合形成的简单孔洞,而是由多种蛋白质以特定方式排列形成的复合结构,故称为核孔复合体(图 8-6)。

核孔的大小、数目、密度和分布因细胞种类、生理状态和外界离子强度的不同而异。一般来说,动物细胞的核孔数多于植物细胞;代谢不活跃的细胞中核孔数较少,例如晚期有核红细胞与淋巴细胞的核孔为 1~3 孔/$\mu m^2$;但在 RNA 转运速度高,蛋白质合成旺盛的细胞中核孔数目较多,例如在肝、肾等高度分化但代谢活跃的细胞中,核孔为 12~20 孔/$\mu m^2$。核孔的分布不总是随机的,有时呈正方形和六角形排列,有时大量密集在某一区域,如在精母细胞和精子头部的核膜上,常可见到这种密集现象(图 8-7)。

研究学者利用树脂包埋超薄切片技术、负染色技术、冷冻蚀刻技术等方法研究核孔复合体的形态结构,提出了不同的核孔复合体模型。捕鱼笼式(fish-trap)核孔复合体模型认为核孔复合体的基本结构由四个部分构成(图 8-6):① 胞质环(cytoplasmic ring)。位于核孔复合体结构

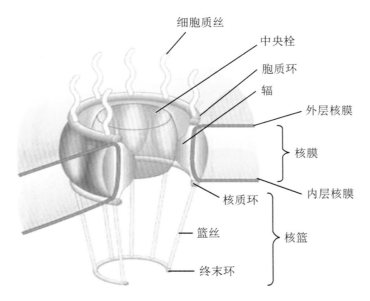

图 8-6　核孔复合体结构模式图

图中标注：细胞质丝、中央栓、胞质环、辐、外层核膜、核膜、内层核膜、核质环、篮丝、核篮、终末环

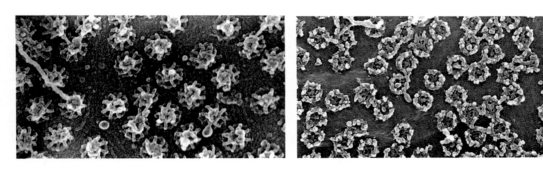

图 8-7　核孔复合体结构电镜照片

引自 Lodish H，Berk A，Matsudaira P 等（2003）

边缘胞质面一侧的环状结构，又称外环，与柱状亚单位相连，环上对称分布 8 条短纤维，伸向细胞质。② 核质环（nucleoplasmic ring）。位于核孔复合体结构边缘核质面一侧的孔环状结构，又称内环，与柱状亚单位相连，在环上对称分布 8 条长约 100 nm 的纤维伸向核内，纤维末端形成一个由 8 个颗粒蛋白组成的直径约 60 nm 的端部小环，构成捕鱼笼式的结构，称为核篮（nuclear basket）。③ 辐（spoke）。是由核孔边缘伸向中心呈辐射状八重对称分布的伸出物，把胞质环、核质环和中央栓连接在一起。辐可进一步分为三个结构域：柱状亚单位（column subunit）位于核孔边缘，连接胞质环与核质环，起支撑作用；腔内亚单位（luminal subunit）位于柱状亚单位外侧，与核膜的核孔区域接触，穿过核膜伸入双层核膜的核周隙，起锚定核孔复合体的作用；环状亚单位（annular subunit）位于柱状亚单位之内，靠近核孔复合体中心部分，由颗粒状结构绕形成。④ 转运器（transporter）。是核孔中央的一个栓状的中央颗粒，又称中央栓（central plug）或中央颗粒（central granule），位于核孔中央，呈颗粒状或棒状，其在核质交换中发挥一定的作用。有人认为中央颗粒是正在通过核孔复合体的被转运物质。

2018 年，Michael P. Rout 等在 Nature 上首次报道了酵母核孔复合体（NPC）近乎完整的三维结构(图8-8)。研究团队利用人工智能(AI)的综合建模方法,使用来自9个不同实验室的实验信息,计算确定最适合所有输入数据的一组模型,精确定位了通道中的552个NPC蛋白(核孔蛋白),确定了NPC的结构通道,发现这个通道形状有点像带有8个辐条的货车车轮,将核心脚手架连接到更灵活的中央通道区域(中央运输区域)。

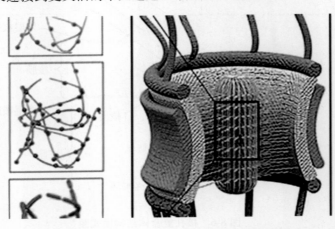

**图8-8  酵母核孔复合体(NPC)完整的三维结构**

核孔复合体整个结构在进化上高度保守,不同物种间核孔复合体的蛋白同源性很高。核孔复合体主要由蛋白质组成,推测有100余种不同的多肽,共1 000多个蛋白质分子,统称为核孔蛋白(nucleoporin,Nup)。迄今人们已在酵母中鉴定到30余种,在脊椎动物中鉴定到10余种。其中,gp210和p62是最具代表性的两个类型。gp210代表着一类结构性穿膜蛋白,是第一个被鉴定出来的核孔复合体蛋白,介导核孔复合体与核被膜的连接,在锚定核孔复合体的结构上起重要作用。它将核孔复合体锚定在"孔膜区",从而为核孔复合体的装配提供一个起始位点,在内、外核膜融合形成的核孔中起重要作用;在核孔复合体的核质交换功能活动中起一定作用。p62代表一类功能性的核孔复合体蛋白,具有两个功能结构域。① 疏水性N端区。可能在核孔复合体的功能活动中直接参与核质交换。② C端区。可能通过与其他核孔复合体蛋白相互作用,从而将p62分子稳定到核孔复合体上,为其N端进行核质交换活动提供支持,对核孔复合体行使主动运输的功能非常重要。

核孔复合体是一种特殊的跨膜运输蛋白复合体,控制着细胞核和细胞质之间的物质交换,是核质交换的双向选择性亲水通道,具有双功能和双向性的特点。双功能指的是两种运输方式:被动扩散和主动运输;双向性指的是既能介导蛋白质的入核转运,又能介导RNA、核糖核蛋白(RNP)的出核转运,行使主动运输的功能。

1. 被动扩散

核孔有效直径为9~10 nm,有的可达12.5 nm,离子、小分子以及直径在10 nm以下的物质,如水分子和某些离子,以及一些小分子单糖、双糖、氨基酸、核苷和核苷酸等,原则上可以自由扩散,穿梭于核-质之间,扩散速度与分子量成反比。

2. 主动运输

主动运输具有高度的选择性。① 对颗粒大小有限制,一般为10~20 nm,表明核孔复合体的有效直径是可以调节的。② 主动运输是信号识别和载体介导的过程,需要ATP。

③ 具有双向性。

细胞内需要入核转运行使功能的核糖体蛋白、组蛋白、聚合酶等蛋白,在细胞质内游离核糖体上合成,合成后需要或能够进入细胞核内发挥功能的一类蛋白质称为亲核蛋白(nuclear protein)。亲核蛋白的 C 端有一个信号序列,可引导蛋白质进入细胞核,称为核定位信号(nuclear localization signal,NLS)。NLS 由 4～8 个氨基酸组成,含有 Pro、Lys 和 Arg,具有定向、定位作用;NLS 序列可存在于亲核蛋白的不同部位,对其连接的蛋白质无特殊要求,并且完成核输入后不被切除;核孔选择性运输亲核蛋白还需要一些胞质蛋白因子 importinα、importinβ、exportin、Ran(一种 GTP 结合蛋白)等辅助。其中,importin 负责将蛋白从细胞质运进细胞核,exportin 负责相反方向的运输。核孔复合体的转运还涉及 Ran 蛋白,Ran 是一种 G 蛋白,主要作用是调节货物受体复合体的组装和解体。

核质蛋白(nucleoplasmin)是一种亲核蛋白,可同组蛋白 H2A、H2B 结合,协助核小体的装配。用蛋白水解酶可把核质蛋白切成头、尾两部分,用放射性核素标记后,把带有放射性标记的完整核质蛋白,以及它的头、尾片段分别注射到爪蟾卵母细胞的细胞质中,结果发现,完整的核质蛋白和其尾部片段均可在核内出现,而头部却仍停留在细胞质中。用尾部包裹直径为 20 nm 的胶体金颗粒,然后注射到细胞质中,虽然它们的直径已大大超过核孔复合体的有效直径,但在电镜下却可看到胶体金颗粒通过核孔进入核内(图 8-9)。

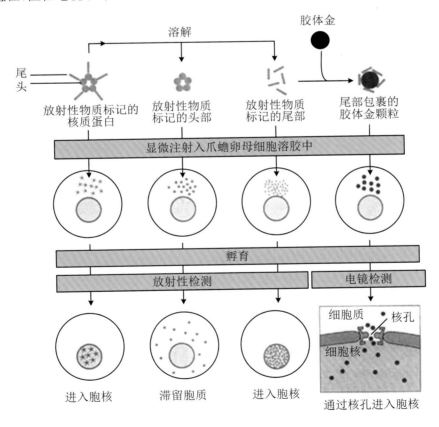

图 8-9 核质蛋白有选择性地通过核孔复合体的实验

亲核蛋白入核的运输步骤主要有：① 亲核蛋白与 NLS 受体(importinα/β 二聚体)识别并结合为复合物。② 转运复合物与核孔胞质环上的纤维结合。③ 转运器构象发生改变,转运复合物通过核孔。④ 转运复合体与核质中的 Ran-GTP 结合,复合体解散释放出货物。⑤ 与 Ran-GTP 结合的 importinβ 输出细胞核,在细胞质中 Ran-GTP 水解,Ran-GDP 返回细胞核重新转换为 Ran-GTP。⑥ importinα 在核内 exportin 的帮助下运回细胞质(图8-10)。

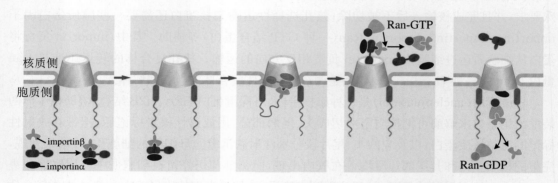

**图 8-10　NLS 介导亲核蛋白通过核孔复合体转运入核的过程**

## 二、核膜的功能

如前所述,核膜是真核生物和原核生物区分的根本性标志之一,是细胞核与细胞质的界膜,在稳定核的形态和成分,控制核-质之间的物质交换,生物大分子的合成及细胞分裂等方面起着重要作用。

（一）使遗传物质 DNA 复制转录与 RNA 翻译表达在时间和空间上分开,为基因表达提供了时空隔离屏障

DNA 在核内活动的多样性以及 DNA 转录形成 RNA 的多样性,导致细胞的多样性。细胞在分裂过程中产生分化,才最终形成多细胞生物整体,DNA 的转录和 RNA 的翻译在时空上的分离,也会产生问题,即 mRNA 的寿命问题,真核生物是通过加帽(cap),加polyA,形成 RNP 以及不同的核、质环境来解决。

（二）成为保护性屏障,使核形成一种特殊的微环境

首先,构成核膜骨架的磷脂分子是一种非离子型表面活性物质,能够显著地降低细胞内及核周腔内液体的表面张力和表面能,使细胞核处于能量较低的稳定状态。

其次,核膜是选择性渗透膜,它的双层膜结构能够有效地阻止极性分子通过,使细胞核内环境的强度、压力、pH、化学成分等维持相对恒定,使细胞形成一个相对独立和稳定的系统。

最后,核周腔不仅仅是一条位于核质与胞质之间的物质交换的通道,而且是一条界于细胞核与细胞质之间的生理缓冲地带。

由于上述结构使细胞核形成一种特殊的微环境,为染色质的存在和活动创造最有利的

环境,从而使真核细胞 DNA 的复制转录活动较原核生物效率高,而且精确可靠。

### (三)染色体的定位和酶分子的支架

内层核膜内侧的核纤层的出现有利于众多的染色体集中在一个微环境中,同时染色体定位在核膜上,使之多而不乱,在间期有利于染色体解旋伸展、复制转录活动的进行;在分裂期有利于有丝分裂时染色体的平均分配、减数分裂时同源染色体的配对。总之,核膜是染色体和酶分子的支架、固着部位以及借以进行生命活动的根基。

### (四)细胞核与细胞质之间物质的信息通道

核内外的物质和信息相互交换方式主要有以下几点:① 主动运输和被动运输。虽然至今还未发现 $Na^+$-$K^+$ 泵运输系统,但是核内 $K^+$ 浓度显著高于核外,$Na^+$ 浓度低于核外的现象是存在的,同时核膜上存在 $Mg^{2+}$-ATP 酶,多数人认为,核膜除被动运输外,也有主动运输的能力。② 内膜局部外凸,形成囊泡,然后囊泡移向外膜,最后由外膜把囊泡内含物排出核外,在一般情况下,内含物为大分子物质。③ 细胞核内物质透过内膜进入核周腔,然后经过外膜外翻到核外或由内质网腔的通道进入细胞质中。④ 通过核孔运输,同位素示踪实验表明 mRNA,tRNA,rRNA 和蛋白复合的形式为通过核孔进入细胞质,而细胞质中的 DNA 复制酶、转录酶以及组蛋白等大分子通过核孔进入核内。⑤ 有时在核膜的局部,内外核膜及它们之间的核周腔同步化地向细胞质中凸起,部分膜结构溶解后,内含物排出核外。

### (五)参与蛋白质的合成

外核膜的表面附着核糖体,可进行蛋白质的合成。通过免疫电镜技术证实,抗体的形成首先出现在核膜的外层。外膜的附着核糖体也能合成少量膜蛋白。

# 第二节　染色质与染色体

1879 年,W. Fleming 提出 chromatin 一词,表示在间期核内的遗传物质,而被 Waldeyer 正式定名 chromosome 一词,是表明细胞分裂时的遗传物质。染色质与染色体实际上是同一物质在不同时期的运动形态,在细胞周期的不同阶段可以相互转变的形态结构。染色质与染色体具有基本相同的化学组成,但包装程度不同,构象不同。

染色质(chromatin)是真核生物细胞核内的遗传物质,在间期细胞核内能被碱性染料染色,它是由 DNA、组蛋白、非组蛋白及少量 RNA 组成的线性复合结构,是间期细胞遗传物质存在的形式。在细胞分裂间期,染色质呈细丝状,形态不规则,弥散在细胞核内;当细胞进入分裂期时,染色质高度螺旋、折叠,缩短变粗,最终凝集形成条状的染色体(chromosome),以保证遗传物质 DNA 能够被准确地分配到两个子代细胞中。

## 一、真核细胞染色质的组分

真核细胞的遗传物质不同于原核细胞裸露的 DNA,它是由 DNA、RNA、组蛋白和非组蛋白四种主要组分构成,其比例为 $1:0.05:1:(1\sim1.5)$。可见染色质 DNA 与组蛋白的含量比相近,而非组蛋白含量变化较大,RNA 的含量最少。

### (一) DNA

细胞里的 DNA 绝大部分存在于染色质中,它的含量十分恒定。DNA 分子呈双螺旋结构,其两条链的核苷酸序列按碱基互补配对原则排列,即 A 对 T,G 对 C。真核细胞中每条未复制的染色体均含有一条线型 DNA 分子。常见 DNA 有 3 种构象:① B 型 DNA(右手双螺旋 DNA),是"经典"的 Watson-Crick 结构,二级结构相对稳定,水溶液和细胞内天然 DNA 大多为 B 型 DNA。② A 型 DNA(右手双螺旋 DNA),是一般 B 型 DNA 的重要变构形式,其分子形状与 RNA 的双链区和 DNA/RNA 杂交分子很相近。③ Z 型 DNA(左手双螺旋 DNA),也是 B 型 DNA 的变构形式。

凡是具有细胞形态的生物其遗传物质都是 DNA,只有少数病毒的遗传物质是 RNA 或蛋白质。在真核细胞中,每条未复制的染色体包含一条纵向贯穿的 DNA 分子。狭义而言,一个真核细胞单倍染色体组中所含的全部遗传信息称为一个基因组(genome)。真核生物基因组 DNA 的含量比原核生物高得多。DNA 的主要功能是携带和传递遗传信息,并通过转录形成的 RNA 来指导蛋白质合成。

1968 年 Britten 及 Kohne,1970 年 Atardi 及 Southern 相继提出染色质 DNA 存在重复序列(repeated sequences),并根据重复序列的频率将其分为三类:高度重复序列 DNA,中度重复序列 DNA,单拷贝 DNA。

① 高度重复序列 DNA,由 $2\sim10$ bp 序列构成,在基因组中重复频率可达 $10^7$ 左右,几乎所有真核细胞染色质 DNA 都有这种高度重复序列。其含量占 $1\%\sim50\%$,平均为 $15\%$。主要分布在染色体的端粒、着丝粒区,也有些散在分布成串联重复,均不能转录,主要是构成结构基因的间隔,维系染色体结构,还可能与减数分裂中同源染色体联会有关。

卫星 DNA 是高度重复序列中 AT 含量很高的简单的高度重复序列。由于 AT 段浮力密度小,所以在 DNA 片段进行 CsCl 密度梯度离心时,常会在 DNA 主带上有一个次要的带相伴随,因此称为卫星 DNA 或随体 DNA,卫星 DNA 的功能尚不清楚,根据它所在染色质的部位主要在着丝粒附近,推测与染色体的配对和分离有关。

② 中等重复序列 DNA,这一类核苷酸序列重复频率在基因组中从几十次到几千次,包括组蛋白基因、rRNA 基因、tRNA 基因、5sRNA 基因等,中等重复顺序 DNA 都能转录,但多数是不编码蛋白的序列,其中只有组蛋白基因能编码转译。

③ 单一序列或称单拷贝 DNA,这种 DNA 序列在基因组中只出现一次或若干次,除组蛋白外,细胞内许多种蛋白质都是由单一序列的 DNA 转录编码的。如各种酶、血红蛋白、丝心蛋白等。真核生物大多数编码蛋白质的结构基因属于这种形式。

### (二) 组蛋白

组蛋白(histone)是真核细胞染色质中的基本结构蛋白,富含带正电荷的精氨酸(Arg)

和赖氨酸(Lys)等碱性氨基酸,属碱性蛋白质。用聚丙烯酰胺凝胶电泳可将组蛋白分离成H1、H2A、H2B、H3、H4。这5种组蛋白在染色质的分布与功能上存在差异,分为:① 核小体组蛋白。包括 H2A、H2B、H3 和 H4,作用是与 DNA 组装成核小体,相对分子质量较小(102～135 个氨基酸残基),它们的作用是将 DNA 分子盘绕成核小体。它们没有种属及组织特异性,在进化上十分保守。特别是 H4 在遗传上极稳定和保守,H3、H2A、H2B 次之。② H1组蛋白。不参加核小体的组建,在构成核小体时起连接作用,并赋予染色质极性。H1有一定的组织和种属特异性。H1 的相对分子质量较大,有 215 个氨基酸残基,在进化上较不保守。

### (三) 非组蛋白

非组蛋白(non-histone)是指染色体上与特异 DNA 序列相结合的蛋白质。分子大小不均一,能从多方面影响染色质的结构和功能。非组蛋白富含天冬氨酸(Asp)、谷氨酸(Glu)的带负电荷的酸性蛋白质,用双向凝胶电泳可得到 500 多个不同的组分,分子量一般在15 000～100 000 bp 范围。包括染色体骨架蛋白、调节蛋白以及参与核酸代谢和染色质化学修饰的相关酶类。

非组蛋白和组蛋白不同,非组蛋白具有种属和组织特异性,而且在活动的染色质中比不活动的染色质中含量要高。非组蛋白在整个细胞周期中都进行合成,而不像组蛋白仅在 S期调控的重要环节和 DNA 复制中同步进行。

非组蛋白的功能:① 参与染色体的构建。这方面的作用与组蛋白相辅佐,组蛋白把DNA 双链分子装配成核小体串珠结构后,非组蛋白则帮助折叠、盘曲,以形成在复制和转录功能上相对独立的结构域;在染色质包装的“袢环”模型中,组蛋白把 DNA 双链分子装配成核小体串珠结构,非组蛋白则帮助 DNA 分子进一步盘曲折叠,DNA 袢环停泊在非组蛋白组成的支架上,构建成染色质的高级结构。② 启动基因的复制。以复合物的形式结合在一段特异 DNA 序列上,复合物中包括启动蛋白、DNA 聚合酶、引物酶等,启动和推进 DNA 分子的复制。③ 调控基因的转录。通过染色体重组实验说明非组蛋白是一种特异的转录活动的调控因子,与基因的选择性转录表达有关。一般基因调控蛋白往往以竞争性或协同性结合的方式作用于一段特异 DNA 序列上,能特异地解除组蛋白对 DNA 的抑制作用,以调控有关基因的转录,调节有关基因的表达。

### (四) RNA

染色质中含有少量 RNA,是染色质中正常成分还是转录出来的各种 RNA 的混杂成分,暂无定论。

## 二、常染色质和异染色质

间期核中的染色质螺旋化程度表现出来的形态特征、染色性能以及功能状态的不同有两种状态:一种称为常染色质(euchromatin),是进行活跃转录的部位;另一种称为异染色质(heterochromatin),是处于凝缩状态,无转录活性的染色质,也叫非活动染色质(inactive chromatin)。

### （一）常染色质

常染色质（euchromatin）是指间期核中处于伸展状态，螺旋化程度低，用碱性染料染色浅而均匀的染色质。在细胞分裂期，常染色质位于染色体的臂。常染色质的 DNA 主要是单一 DNA 序列和中度重复 DNA 序列，例如组蛋白基因、核糖体蛋白基因。常染色质是在正常情况下经常处于功能活性状态的染色质，但并非常染色质的所有基因都具有转录活性。

### （二）异染色质

异染色质（heterochromatin）是指间期核中，螺旋化程度高，处于凝缩状态，用碱性染料染色时着色较深的染色质，一般位于核的边缘或围绕在核仁的周围，是转录不活跃或者无转录活性的染色质。异染色质又分为结构（恒定）异染色质（constitutive heterochromatin）和兼性（功能）异染色质（facultative heterochromatin）两类。

结构异染色质是呈固缩状态的染色质，多位于着丝粒区、端粒、次缢痕及染色体臂的某些节段，在间期聚集成多个染色质中心（chromocenter），由相对简单的高度重复的 DNA 序列构成。结构异染色质具有显著的遗传惰性，不转录也不编码蛋白质。

兼性异染色质是指不同的细胞类型或不同发育时期出现的异染色质。在生物体的某些细胞类型或一定发育阶段，处于凝缩失活状态，而在其他时期松展为常染色质。染色质的聚缩可能是关闭基因活性的一种途径。

雌性哺乳动物细胞内有两个 X 染色体，其中一个常表现为兼性异染色质，称为巴氏小体（barr body），可用于性别和性染色质异常的鉴定。例如，人类女性卵母细胞和胚胎细胞发育早期，两条 X 染色体均为常染色质；至胚胎发育的第 16～18 天，体细胞将随机保持一条 X 染色体有转录活性，呈常染色质状态，而另一条 X 染色体则失去转录活性，成为异染色质。在间期核中失活的 X 染色体呈固缩状态，形成直径约 1 μm 的浓染小体，紧贴核膜内缘，称为 X 染色质、X 小体或巴氏小体。

## 三、染色质的结构及染色体的组装

人的每个体细胞含 DNA 约 $6 \times 10^9$ bp，分布在 46 条染色体中，总长达 2 m，平均每条染色体 DNA 分子长约 5 cm，而细胞核直径只有 5～8 μm，这就意味着从染色质 DNA 组装成染色体要压缩近万倍，相当于一个网球内包含有 2 km 长的细线。这样长的 DNA 链是如何塞进如此小的核中，细胞分裂时这些染色质细丝凝集形成染色体，染色质复制和染色单体向两极移动又是怎样进行的？这就需要我们了解染色质的基本结构。现已知道，染色质的基本结构单位为核小体，核小体在串联的基础上，发生进一步折叠、压缩形成高级结构，最终组装成染色体。

### （一）核小体——染色质的基本结构

20 世纪 70 年代以前，人们关于染色质结构的传统看法认为，染色质是组蛋白包裹在 DNA 外面形成的纤维状结构。直到 1974 年，Kornberg 等根据染色质的酶切和电镜观察，提出染色质结构的"串珠"模型（图 8-11），认为染色质纤维是由无数个亚单位——核小体组成，从而更新了人们关于染色质结构的传统观念。

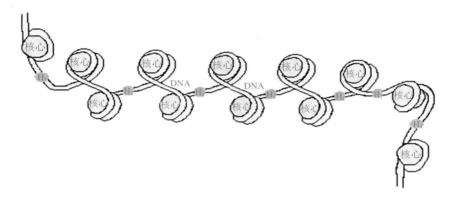

**图 8-11 核小体串珠模型**

用温和的方法裂解细胞核，将染色质铺展在电镜铜网上，通过电镜观察，未经处理的染色质自然结构为 30 nm 的纤丝，经盐溶液处理后解聚的染色质呈现一系列核小体彼此连接的串珠状结构，串珠的直径为 10 nm。

用非特异性微球菌核酸酶消化染色质时，经过蔗糖梯度离心及琼脂糖凝胶电泳分析，发现绝大多数 DNA 被降解成大约 200 bp 的片段。如果部分酶解，则得到的片段是以 200 bp 为单位的单体、二体、三体等。蔗糖梯度离心得到的不同组分，在波长 260 nm 的吸收峰的大小和电镜下所见到的单体、二体和三体的核小体组成完全一致。如果用同样的方法处理裸露的 DNA，则产生随机大小的片段群体。从而提示染色体 DNA 除某些周期性位点之外均受到某种结构的保护，避免酶的接近。

应用 X 射线衍射、中子散射和电镜三维重建技术，研究染色质结晶颗粒，发现核小体颗粒是直径为 11 nm、高 6.0 nm 的扁圆柱体，具有二分对称性。核心组蛋白的构成是先形成 (H3)$_2$ · (H4)$_2$ 四聚体，然后再与 2 个 H2A · H2B 异二聚体结合形成八聚体。

SV40 微小染色体分析：用 SV40 病毒感染细胞，病毒 DNA 进入细胞后，与宿主的组蛋白结合，形成串珠状微小染色体，电镜观察 SV40 DNA 为环状，周长 1 500 nm，约 5.0 kb。若 200 bp 相当于一个核小体，则可形成 25 个核小体，实际观察到 23 个，与推断基本一致。如用 0.25 mol/L 盐酸将 SV40 溶解，可在电镜下直接看到组蛋白的聚合体，若除去组蛋白，则完全伸展的 DNA 长度恰好为 5.0 kb。

由此提出核小体的结构要点，即核小体由 9 个组蛋白和约 200 bp 的 DNA 两部分组成（图 8-12）。

① 每个核小体包括约 200 bp 的 DNA、一个组蛋白核心颗粒和一个 H1 分子。

② 由 H2A、H2B、H3、H4 各两分子形成盘状的八聚体构成核小体的核心颗粒，由 4 个异二聚体组成，包括 2 个 H2A · H2B 和 2 个 H3 · H4。

③ DNA 分子以左手螺旋缠绕在核心颗粒表面，每圈 80 bp，共 1.75 圈，约 146 bp，两端被 H1 锁合；组蛋白 H1 在核心颗粒外结合额外 20 bp DNA，锁住核小体 DNA 的进出端，起稳定核小体的作用。5 种组蛋白和 166 bp DNA 的核小体结构又称为染色质小体（chromotosome）。

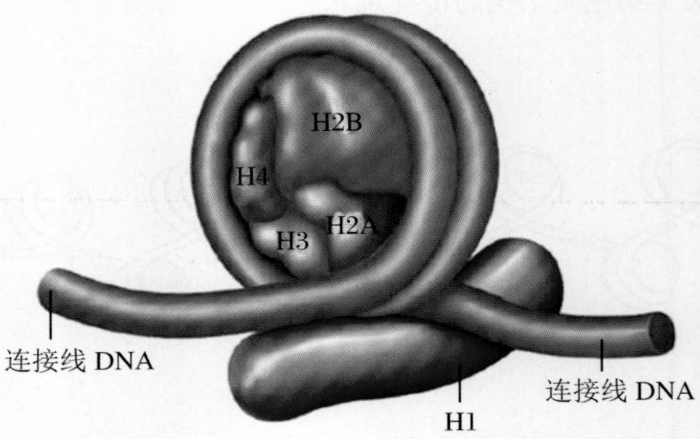

图 8-12　核小体结构图解

④ 相邻核心颗粒之间为一段 60 bp(物种间变化值 0～80 bp)的连接线 DNA(linker DNA)。

组蛋白与 DNA 之间的相互作用主要是结构性的,基本不依赖于核苷酸的特异序列。正常情况下不与组蛋白结合的 DNA,当与从动植物中分离钝化的组蛋白共同孵育时,可以体外组装成核小体亚单位。实验表明,核小体具有自组装的性质。

核小体沿 DNA 的定位受不同因素的影响。如非组蛋白与 DNA 特异性位点的结合,可影响邻近核小体的相位;DNA 盘绕组蛋白核心的弯曲也是核小体相位的影响因素。因为富含 AT 的 DNA 片段优先存在于 DNA 双螺旋的小沟,面向组蛋白八聚体;而富含 GC 的 DNA 片段优先存在于 DNA 双螺旋的大沟,面向组蛋白八聚体。结果核小体倾向于形成富含 AT 和富含 GC 的理想分布状态,从而通过核小体相位改变影响基因表达。

### (二) 染色体的组装

前期组装整个过程如下:① H3·H4 四聚体结合,由染色质组装因子 CAF-1 介导与新合成的裸露 DNA 结合。② 2 个 H2A·H2B 二聚体由 NAP-1 和 NAP-2 介导加入。为了形成一个核心颗粒,新合成的组蛋白被特异地修饰。组蛋白 H4 的 Lys5 和 Lys12 两个位点典型地被乙酰化。③ 核小体最后的成熟需要 ATP 来创建一个规则的间距以及组蛋白的去乙酰化。染色质重塑复合物 ISWI 和 SWI/SNF 家族的蛋白参与此过程的调节。连接组蛋白(H1)的结合伴随着核小体的折叠。④ 4 个核小体组成一个螺旋或由其他的组装方式形成一个螺线管结构。⑤ 进一步的折叠将使染色质在细胞核中最终形成确定的结构。

这样一个高度压缩的结构极大地阻碍了像转录这样的细胞核活动的进行。为了解决这个问题,有两个家族的染色质修饰酶在染色质上起作用,使染色质更接近于转录机器。第一个家族是通过在组蛋白尾部的共价修饰而发挥作用,这些修饰包括组蛋白的磷酸化、乙酰化和泛素化等,它们会影响以后与 DNA 或组蛋白相互作用因子的作用。第二个家族成员的主要特点是它们能够利用 ATP 水解时释放的能量来破坏核小体中的组蛋白-DNA 接触。

在真核生物细胞周期的 S 期,染色体的完全复制不仅需要基因组 DNA 的复制,也需要把复制好的 DNA 组装成染色质。普遍认为,在复制叉的移动期间,染色质短暂地解组装,然后在两条复制好的子代 DNA 链上重新进行组装。新复制的 DNA 主要通过以下两种途径组装成染色质:第一,在复制叉的移动期间,父代的核小体核心颗粒与 DNA 分离,到该段 DNA 复制完成,父代的核小体核心颗粒直接转移到两条子链 DNA 的其中一条上;第二,染色质组装因子利用刚刚合成的、乙酰化的组蛋白介导核小体在复制 DNA 上组装。

染色质组装的前期过程,即从裸露 DNA 组装成直径 30 nm 的螺线管已有直接的实验证实,并被绝大多数科学家认可。然而,染色质如何进一步组装成更高级结构,直至最终形成染色体的过程尚不是非常清楚,染色体主要有多级螺旋和骨架-放射环结构两种模型。

1. 多级螺旋模型

由 DNA 与组蛋白组装成核小体,在组蛋白 H1 的介导下核小体彼此连接形成直径约 10 nm 的核小体串珠结构,这是染色质组装的一级结构。不过在细胞中,染色质很少以这种伸展的串珠状形式存在。当细胞核经温和处理后,在电镜下往往会看到直径为 30 nm 的染色质纤维。在有组蛋白 H1 存在的情况下,由直径 10 nm 的核小体串珠结构螺旋盘绕,每圈 6 个核小体,形成外径 25～30 nm、螺距 12 nm 的螺线管。组蛋白 H1 对螺线管的稳定起着重要作用。螺线管是染色质组装的二级结构(图 8-13)。

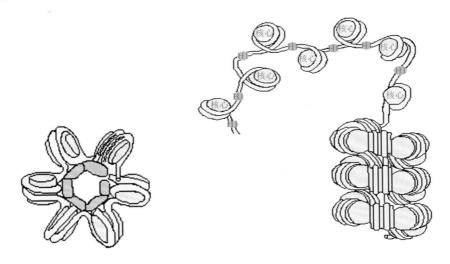

图 8-13 螺旋管结构图解

1977 年,Bak 等从胎儿离体培养的分裂细胞中分离出染色体,经温和处理后,在电镜下看到直径 0.4 $\mu m$,长 11～60 $\mu m$ 的染色线,称为单位线(unit fiber)。在电镜下观察,明确单位线是由螺线管进一步螺旋化并形成直径为 0.4 $\mu m$ 的圆筒状结构,称为超螺线管,这是染色质组装的三级结构。这种超螺线管进一步螺旋折叠,形成长 2～10 $\mu m$ 的染色单体,即染色质组装的四级结构。经过四级螺旋组装形成的染色体结构,共压缩了 8 400 倍(图 8-14)。

2. 骨架-放射环结构模型

Laemmli 等人用 2 mol/L 的 NaCl 或硫酸葡聚糖加肝素处理 HeLa 细胞中期的染色体,除去组蛋白和大部分非组蛋白后,在电镜下可观察到由非组蛋白构成的染色体骨架和由骨架伸出的无数的 DNA 侧环。此外,实验观察发现,不论是原核细胞的染色体还是两栖类卵母细胞的灯刷染色体或昆虫的多线染色体,几乎都含有一系列的袢环结构域,从而提示袢环结构可能是染色体高级结构的普遍特征。

该模型认为,30 nm 的染色线折叠成环,沿染色体纵轴,由中央向四周伸出,构成放射环,即染色体的骨架-放射环结构模型(图 8-15)。首先是直径 2nm 的双螺旋 DNA 与组蛋白八聚体构建成连续重复的核小体串珠结构,其直径 10 nm。然后按每圈 6 个核小体为单位盘绕成直径 30 nm 的螺线管,由螺线管形成 DNA 复制环,每 18 个复制环呈放射状平面排列,结合在核基质上形成微带。微带是染色体高级结构的单位,大约 $10^6$ 个微带沿纵轴构建成子染色体。

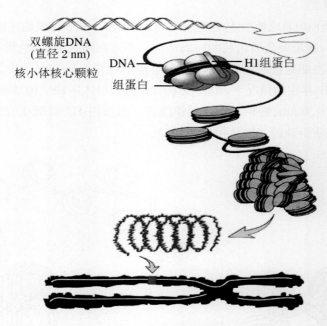

双螺旋DNA
(直径 2 nm)
核小体核心颗粒
DNA
H1组蛋白
组蛋白

图 8-14 多级螺旋模型

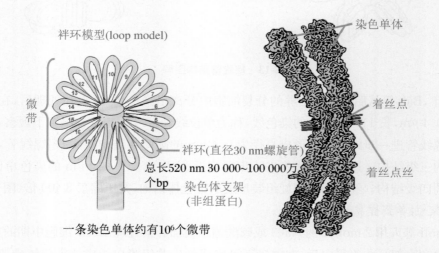

袢环模型(loop model)
微带
袢环(直径30 nm螺线管)
总长520 nm 30 000~100 000万个bp
染色体支架
(非组蛋白)
一条染色单体约有$10^6$个微带

染色单体
着丝点
着丝点丝

图 8-15 骨架-放射环结构模型

3. 放射环和螺旋共存模型

近年来又提出了放射环和螺旋共存模型,真核生物染色体统一模型,认为多级螺旋模型和放射环模型都把染色体的结构过于简单化了,染色体的螺旋结构与骨架假说并不是不相容的,相反,螺旋结构需要另外的结构成分使之稳定。

### 4. 凝聚素介导模型

2017 年,Shintomi 等提出凝聚素介导模型(condensin-mediated model)(图 8-16),Shintomi 等利用小鼠精子染色质几乎完全不存在组蛋白的特性,将小鼠精子染色质在非洲爪蟾卵提取物中转化为染色体,再使用组蛋白伴侣蛋白 Asf1(抗沉默功能 1)将爪蟾卵提取物中的组蛋白剔除,Shintomi 等发现在没有组蛋白时,染色体同样能有效地组装在提取物中。染色体的有效组装不受组蛋白缺席的影响,这使得组蛋白的教科书构建模型受到质疑。相反,似乎凝聚素可以独立于组蛋白之外建立大部分染色体结构。染色体可以基于 condensin-containing axes 进行组装,凝聚素是拓扑捕获 DNA 的蛋白质环染色体(SMC)家族结构维持的成员,人们认为它们不仅需要捕获一个 DNA,而且要建立多个 DNA 之间的相互作用。凝聚素不仅稳定了布朗运动引起的 DNA 随机接触,而且还可以主动地随着 DNA 移动以挤出或扩展由 2 个 DNA 之间的相互作用形成的 DNA 环。这挑战了人们长期以来认为核小体对染色体结构至关重要的观点。

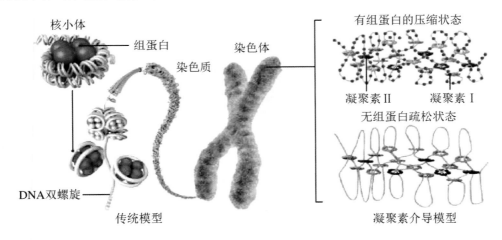

图 8-16　凝聚素介导模型

## 四、染色体

### (一) 染色体 DNA 分子的关键功能序列

间期染色质呈纤维状分散于细胞核,但在分裂期,染色质通过盘旋折叠压缩近万倍,包装成大小不等、形态各异的短棒状染色体。

一条功能性的染色质 DNA 分子必须能进行自我复制,得到两个完全相同的 DNA 分子,并将其平均分配到子细胞中,保证遗传信息的稳定传递。要达到这个目的,染色质 DNA 必须包含三类不同的功能关键序列:

① 自主复制 DNA 序列(autonomously replicating DNA sequence),是 DNA 复制的起点。复制起点每隔 30～40 kb 均匀分布在每条染色体上。

② 着丝粒 DNA 序列（centromere DNA sequence，CEN），由大量串联的重复序列组成，其功能是参与形成着丝粒，使细胞分裂中的染色体能够准确地分离。

③ 端粒 DNA 序列（telomere DNA sequence，TEL），由长 5～10 bp 的重复单位串联而成，端粒序列是高度重复的短序列，在进化上高度保守。

有丝分裂在染色体结构和 DNA 分子水平上均能精确地保持遗传质和量的连续性。在细胞有丝分裂的中期，因染色质高度凝集成染色体，此时染色体具有明显的稳定形态和结构特征，并沿着纵轴方向出现许多特殊结构（图 8-17）。常用于染色体研究及染色体病的诊断检查。

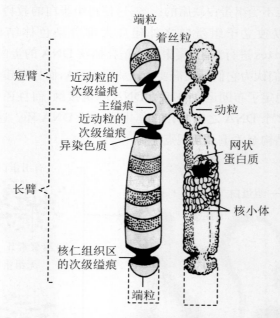

**图 8-17　中期染色体的形态结构**

（二）中期染色体的形态结构

1. 主缢痕和着丝粒

主缢痕（primary constriction）或初级缢痕是中期染色体上一个染色较浅而缢缩的部位，把姐妹染色体单体连接在一起，并把染色体分成两个臂。主缢痕处有着丝粒，所以也称着丝粒区。

着丝粒（centromere）位于主缢痕内两条姐妹染色单体相连处的中心部位，由高度重复 DNA 序列的异染色质组成。着丝粒是细胞有丝分裂和减数分裂过程中，保证染色体正常分裂、分离到子细胞的结构和功能元件，位于主缢痕处。着丝粒包含两种重要成分：① 着丝粒 DNA（centromere DNA），主要由大量的高度串联的 α-卫星 DNA 重复序列组成。② 着丝粒蛋白质（centromere protein），一部分位于着丝粒 DNA 外表部，并形成动粒。另一部分与着丝粒 DNA 结合，共同行使同源染色体的配对，姐妹染色单体的连接及复制、分离等功能。

着丝粒和动粒在结构和功能上密不可分，又把它们合称为着丝粒-动粒复合体（centromere kinetochore complex）。着丝粒三层结构模型将其分成 3 个结构域：① 动粒结构域（kinetochore domain）。位于着丝粒的外表面，主要由蛋白质和少量 DNA 构成，与纺锤体微管连接,是使染色体运动和分离的重要结构。② 中心结构域(central domain)。位于动粒结构域的内侧,是由高度重复的 α-卫星 DNA 构成的异染色质。③ 配对结构域(pairing domain)。位于中期两条染色单体的连结处,对染色体的配对、连接和分离有重要作用。此区域有内着丝粒蛋白(inner centromere protein)和染色单体连接蛋白(chromatid linking protein)(图 8-18)。

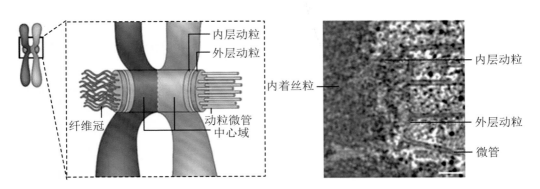

图 8-18 着丝粒和动粒结构示意图

动粒(kinetochore)过去多称为着丝点(centromeric dots),是真核细胞着丝粒区域一个复杂的多层蛋白质结构。组成动粒的蛋白质可分为基本蛋白和过客蛋白两大类。基本蛋白在整个细胞周期中都位于着丝粒区,对动粒的结构形成具有重要作用,主要包括 CENP-A、CENP-B、CENP-C、CENP-G、CENP-H 等。过客蛋白通常在细胞周期的 G 期末和前期之间暂时地与着丝粒相结合,由 Mad 家族、Bub 家族、动粒马达蛋白、CENP-F 等许多不同的蛋白质组成。

动粒可分为内动粒区域与含有许多微管蛋白和信号转导分子的板状外动粒区域。动粒是纺锤体微管的附着位点,具有捕获及稳定微管、调节染色体运动、确保染色体正确分离、监控细胞周期的功能。动粒也是微管组织的中心之一。

着丝粒可作为染色体鉴别的一个重要标志,中期染色体可根据着丝粒的位置,分为 4 种类型(图 8-19)。

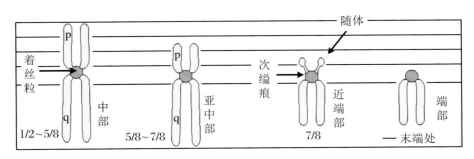

图 8-19 染色体四种类型图解

中央着丝粒染色体(metacentric chromosome):着丝粒位于或靠近染色体中央,如将染色体全长分为 8 等份,则着丝粒位于染色体纵(长)轴的 1/2~5/8 范围,将染色体分成大致相等的两臂。

亚中着丝粒染色体(submetacentric chromosome):着丝粒位于染色体纵轴的 5/8~7/8 范围,将染色体分成长短不等的短臂(p)和长臂(q)。

近端着丝粒染色体(acrocentric chromosome):着丝粒靠近染色体的一端,位于染色体纵轴的 7/8 到近末端之间,短臂很短。

端着丝粒染色体(telocentric chromosome):着丝粒位于染色体的一端,形成的染色体只有一个臂。在人类正常染色体中没有这种端着丝粒染色体,但在肿瘤细胞中可以见到。

**2. 核仁组织区和次缢痕**

有些染色体的长臂、短臂上可见凹陷缩窄区,称为次缢痕(secondary constriction),次缢痕为染色体上除主缢痕外的浅染缢缩部位,为某些染色体所特有的形态特征。次缢痕在染色体上的数目、位置及大小通常较恒定,可作为染色体鉴定的一种常用标记。

核仁组织区是位于染色体随体的次缢痕区,含有多拷贝 rRNA 基因(5S rRNA 除外),是具有组织形成核仁能力的染色质区,与核仁的形成有关,其精细结构呈灯刷状,此区称为核仁组织区(nucleolus organizing regions,NORs)。

核仁是 NORs 中的基因活动形成的可见的球体结构。核仁在中期和后期消失,而出现于间期,一直延续到前期。每组染色体中至少有一个核仁组织区,黑腹果蝇每组染色体有两个核仁组织区,分别位于 X 染色体长臂和 Y 染色体短臂上。人类有 5 个核仁组织区,分别位于 13、14、15、21 和 22 号近端着丝粒染色体的短臂上,靠近随体(satellite),核仁常互相融合,人类细胞的核仁不会超过 6 个,其他次缢痕不产生核仁,又称三缢痕,如人类染色体 1、9、16 号染色体。

核仁组织区位于染色体的次缢痕区,但并非所有的次缢痕都是 NORs。具有核仁组织区的染色体称为核仁染色体,核仁组织区定位在核仁染色体的次缢痕部位。

**3. 端粒**

在染色体两臂的末端由高度重复的 DNA 序列与端粒蛋白构成的特化结构,称为端粒(telomere),具有维持染色体的稳定性作用。在前期和间期核内,染色体的端粒结合在核膜上,以维持各个染色体的空间排列关系,当染色体断裂或丢失两个端粒后,染色体之间易于互相连接,或同一染色体两端易于连接成环形。染色体的新断裂端也可"愈合",重新获得端粒特性,如马副蛔虫的体细胞染色体除丢失两端异染色质片段外,中间的常染色质区域断裂成许多小片段,各自形成分离的小染色体。端粒有以下功能:① 保证染色体末端的完全复制,端粒 DNA 提供了复制线性 DNA 末端的模板。② 在染色体的两端形成保护性的帽结构,使 DNA 免受核酸酶和其他不稳定因素的破坏和影响,染色体的末端不会与其他染色体的末端融合,保持染色体的结构完整。③ 在细胞的寿命、衰老、凋亡以及肿瘤的发生和治疗中起作用。端粒又称细胞分裂计时器,端粒核苷酸复制和基因 DNA 不同,每复制一次减少50~100 bp,其复制要靠具有反转录酶性质的端粒酶(telomerase)来完成,正常体细胞缺乏此酶,故端粒酶随细胞分裂而变短,细胞随之衰老。正常人体细胞中,端粒酶的活性受到相当严密的调控,只有在造血细胞、干细胞和生殖细胞这些必须不断分裂的细胞之中,才可以侦测到具有活性的端粒酶。正常情况下,染色体末端彼此间不发生融合,但当染色体发生断裂而端粒丢失后,染色体的断端可以彼此粘连相接,形成异常染色体。因此有人推测一些与年龄老化相关疾病(如高血压、糖尿病、动脉粥样硬化和恶性肿瘤等)的发生机制可能与年龄增加导致的端粒磨损加速、长度缩短相关,端粒的这些异常增加了疾病等位基因杂合性丢失的概率及染色体基因型的不稳定,使发病风险升高。

4. 随体

随体是位于染色体末端的、圆形或圆柱形的染色体片段,通过次缢痕与染色体的主要部分相连,主要由异染色质组成,含高度重复的 DNA 序列,不具有常染色质的功能活性。随体的形态大小在染色体上是恒定的,因此是识别染色体的又一重要的形态特征。人类的 13、14、15、21 和 22 号染色体均有随体结构,故称随体染色体(Sat-染色体)。

## 五、染色体核型和带型

核型(karyotype)是指一个体细胞中的全部染色体,在有丝分裂的中期,按其大小、形态特征顺序排列所构成的图像。将待测细胞的核型进行染色体数目、形态特征的分析,称为核型分析(karyotype analysis)。

人们根据染色体的长度和着丝粒的位置,将人类体细胞的 46 条染色体进行配对,顺序排列编号,其中 22 对为男女所共有,称为常染色体(autosomal chromosome),编为 1~22 号,并分为 A、B、C、D、E、F、G 共 7 个组,A 组最大,G 组最小。另一对随男女性别而异,称为性染色体(sex chromosome)。女性为 XX 染色体,男性为 XY 染色体。X 染色体较大,为亚中着丝粒染色体,列入 C 组;Y 染色体较小,为近端着丝粒染色体,列入 G 组。

正常女性核型描述为 46,XX;正常男性核型描述为 46,XY。

显带技术是将染色体标本经过一定程序处理,并用特定染料染色,使染色体沿其长轴显现出明暗或深浅相间、宽窄不等的横行带纹,构成了每条染色体的带型。

目前常用的染色体显带方法有 G 带法、Q 带法、R 带法及高分辨显带等,这些方法可以恒定显示人体 24 条染色体的特异性带型(图 8-20),表明了带型的客观性和应用性,为识别染色体提供技术分析基础,为临床上某些疾病的诊断和病因研究提供了有效的手段。

## 六、染色体异常与染色体疾病

染色体异常表现为染色体数目异常或结构异常,由此所引起的疾病称为染色体病(chromosomal disease)。染色体数目异常,包括整倍体(euploid)畸变和非整倍体(aneuploid)畸变两大类。常见三倍体、四倍体属于染色体数目成倍数增加的整倍体畸变,而体细胞在二倍体的基础上,增加或减少一条或几条染色体的称为非整倍体畸变;染色体的结构异常是由于内外因素的影响,染色体断裂或变位重组后形成缺失(deletion)、倒位(inversion)、易位(translocation)、重复(duplication)等几种不同的重组方式引起染色体结构畸变。常见的染色体疾病有:21 三体综合征、Turner 综合征(45,X)、Klinefelter 综合征(47,XXY)、两性畸形等。由于染色体病往往涉及许多基因,所以常表现为复杂的综合征。

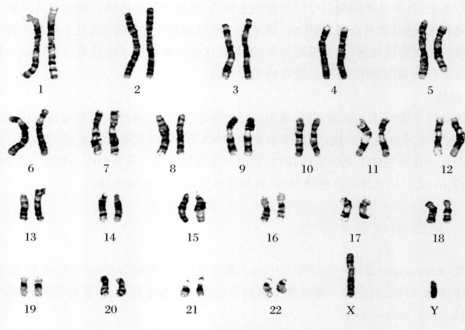

图 8-20　人类 G 显带图(46,XY)

# 第三节　核仁与核糖体

## 一、核仁

用光学显微镜观察活的真核细胞,发现间期核中出现均匀的球体,即核仁。在 20 世纪 50 年代初,用一定的染色方法固定细胞的核仁,区分出丝状结构和无定型结构两部分。核仁在细胞分裂期表现出周期性的消失和重建。核仁的形状、大小、数目依据生物的种类、细胞的形状和生理状态而异。每个细胞核一般有 1～2 个核仁,但也有多个的。核仁主要是 rRNA 合成、加工和核糖体亚基的装配场所。

### (一) 核仁的化学组成

核仁含有三种主要成分:80% 蛋白质、10% RNA、8% DNA,此外还有微量的脂类。但各种成分的含量依细胞类型和生理状态而异。

从对离体核仁的分析得知,核仁的蛋白质占核仁干重的 80% 左右,包括核糖体蛋白、组蛋白、非组蛋白等多种蛋白质。核仁中存在许多参与核仁生理功能的酶类,例如碱性磷酸酶、核苷酸酶、ATP 酶、RNA 聚合酶、RNA 酶、DNA 酶和 DNA 聚合酶等。

核仁中的 RNA 含量大约占核仁干重的 10%，变动范围在 3%～13%。RNA 转录及蛋白质合成旺盛的细胞，其核仁中的 RNA 含量高。核仁的 RNA 常与蛋白质结合成核糖核蛋白。核仁中含有约 8% 的 DNA，主要是存在于核仁染色质（nucleolar chromatin）中的 DNA。核仁还含有微量脂类。

### （二）核仁的结构

光镜下，核仁通常是匀质的球体，具有较强的折光性，容易被某些碱性或酸性染料着色。电镜下，核仁是裸露无膜的纤维网状结构。核仁的超微结构包括 3 个不完全分隔的部分，即纤维中心（fibrillar center，FC）、致密纤维组分（dense fibrillar component，DFC）、颗粒组分（granular component，GC）。

1. 核仁的纤维中心是分布有 rRNA 基因的染色质区

纤维中心由直径 10 nm 的纤维组成，是 rRNA 基因 rDNA 的存在部位。rDNA 实际上是从染色质上伸展出的 DNA 袢环，袢环上的 rRNA 基因成串排列，通过转录产生 rRNA，组织形成核仁，因此称为核仁组织者（nucleolar organizer）。rRNA 基因通常分布在几条不同的染色体上，人类细胞的 rRNA 基因分布于第 13、14、15、21 和 22 号 5 对染色体的次缢痕部位，因此，在人类二倍体的细胞中，就有 10 条染色体上分布有 rRNA 基因，它们共同构成的区域称为核仁组织区。

2. 核仁的致密纤维组分包含处于不同转录阶段的 rRNA 分子

致密纤维组分位于核仁浅染区周围，染色深，呈环形或半月形分布。由紧密排列的直径为 4～10 nm，长度为 20～40 nm 的细纤维丝组成，主要含有正在转录的 rRNA 分子，核糖体蛋白及某些特异性的 RNA 结合蛋白，构成核仁的海绵状网架。

3. 核仁的颗粒组分由正在加工的 rRNA 及蛋白质构成

颗粒组分直径为 15～20 nm，密布于纤维骨架之间，或围绕在纤维组分的外侧。该区域是 rRNA 基因转录产物进一步加工、成熟的部位。颗粒组分主要是由 rRNA 和蛋白质组成的核糖核蛋白颗粒，是处于不同加工及成熟阶段的核糖体亚基前体。

### （三）核仁周期

核仁周期是指核仁的形态大小随细胞的周期性变化而变化，在分裂前期消失，分裂末期又重新出现。这种周期性变化与核仁组织区的活动有关。在有丝分裂前期，染色质凝集，伸入到核仁组织区的 rDNA 袢环缠绕、回缩到相应的染色体次缢痕处，rRNA 合成停止，核仁的各种结构成分分散于核基质中，核仁逐渐缩小，最后消失。所以在分裂中期和后期的细胞中见不到核仁。当细胞进入分裂末期时，已到达细胞两极的染色体逐渐解旋成染色质，核仁组织区的 rDNA 袢环呈伸展状态，并开始重新合成 rRNA，核仁的纤维组分和颗粒组分开始生成，核仁又重新出现。在核仁的周期性变化中，rRNA 基因的活性表达是核仁重建的必要条件，而原有的核仁组分可能起到一定的协助作用。

### （四）核仁的功能

核仁是 rRNA 合成、加工和装配核糖体亚基的重要场所，除 5S rRNA 外，真核生物的所有 rRNA 都在核仁内合成。在 RNA 聚合酶等多种酶的参与下，核仁中的 rDNA 开始转录 rRNA，初级产物是纤维状，然后是颗粒状，最后完全成熟形成核糖体亚基，由核仁转运至细胞质。

1. 核仁是 rRNA 基因转录和加工的场所

真核生物中的 18S rRNA、5.8S rRNA 和 28S rRNA 基因组成一个转录单位,在核仁组织区呈串状重复排列。已知在所有的细胞中均含有多拷贝编码 rRNA 的基因。

2. 核仁是核糖体亚基装配的场所

核糖体大、小亚基的组装是在核仁内进行的。45S rRNA 前体转录出来以后,很快与进入核仁的蛋白质结合,组成 80S 的核糖核蛋白颗粒,以核糖核蛋白方式进行加工,即一边转录一边进行核糖体亚基的组装。大部分核糖体蛋白质参与了 45S rRNA 的包装,在加工过程中,80S 的大核糖核蛋白颗粒逐渐失去一些 RNA 和蛋白质,然后剪切形成两种大小不同的核糖体亚基。由 28S rRNA、5.8S rRNA、5S rRNA 与蛋白质一起装配成核糖体的大亚基,其沉降系数为 60S;由 18S rRNA 与蛋白质共同构成核糖体的小亚基,其沉降系数为 40S。大、小亚基形成后,经过核孔进入细胞质,进一步装配为成熟的核糖体。

# 二、核糖体

核糖体(ribosome)也称为核蛋白体,存在于所有的细胞内,即使是最简单的支原体细胞也至少含有上百个核糖体。线粒体中也含有核糖体。核糖体是细胞内的一种核糖核蛋白颗粒(ribonucleoprotein particle),主要由 RNA(rRNA)和蛋白质构成,其唯一的功能是按照 mRNA 的指令将氨基酸合成蛋白质多肽链,所以核糖体是细胞内蛋白质合成的分子机器。

## (一)核糖体的结构组成

核糖体无膜结构,主要由蛋白质(40%)和 RNA(60%)构成。细菌等原核生物及叶绿体基质中核糖体的沉降系数为 70S,按沉降系数分为两种亚基,一类是 50S 大亚基,另一类是 30S 小亚基。真核细胞的核糖体沉降系数为 80S,按沉降系数也分为两种亚基,一类是 60S 大亚基,一类是 40S 小亚基。

核糖体上存在多个与蛋白质的多肽链形成密切相关的活性部位(图 8-21)。

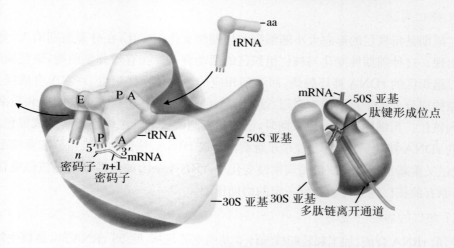

图 8-21 核糖体立体结构模型及主要功能位点

### 1. mRNA 结合位点

原核生物 30S 小亚基具有专一性地识别和选择 mRNA 起始位点的性质。研究发现，30S 小亚基通过其 16S rRNA 的 3′端与 mRNA 5′端起始密码子上游碱基配对结合。在原核生物的 mRNA 5′端起始密码子的上游都有一个 SD 序列（shine-dalgarno sequence），即 5′-AGGAGGU-3′序列，这个富嘌呤区与 30S 小亚基上 16S rRNA 3′端的富嘧啶区序列 5′-CACCUCCUUA-3′互补。SD 序列可指导 mRNA 的起始密码子正确定位在 30S 小亚基的 P 位（peptidyl site），又称为核糖体结合位点（ribosomal binding site，RBS）。在真核生物中，核糖体上有专一位点或因子识别 mRNA 的帽子结构，使 mRNA 与核糖体结合。

### 2. P 位

P 位是肽酰 tRNA 结合的位置。它大部分位于小亚基，小部分位于大亚基，是结合起始肽酰-tRNA 并向 A 位（aminoacyl site）给出氨基酸的位置。

### 3. A 位

A 位是氨酰 tRNA 结合的位置。它大部分位于大亚基而小部分位于小亚基，是结合一个新进入的氨酰 tRNA 的位置。

### 4. 转肽酶活性部位

转肽酶（transpeptidase）的活性部位位于 P 位和 A 位的连接处，其作用是在肽链延长时，催化进入核糖体的氨基酸之间形成肽键。

### 5. 参与蛋白质合成的因子的结合部位

参与蛋白质合成的因子的结合部位有结合起始因子（initiation factor，IF）、延长因子（elongation factor，EF）和终止因子或释放因子（release factor，RF）等。

### （二）核糖体合成的蛋白质在细胞内定位

核糖体的功能就是将 mRNA 上的遗传密码（核苷酸顺序）翻译成多肽链上的氨基酸顺序。因此，它是肽链的装配机，即细胞内蛋白质合成的场所，细胞合成的蛋白质可分为两类：外输性蛋白和内源性蛋白。

### 1. 外输性蛋白

外输性蛋白主要是在附着核糖体上合成，再分泌到细胞外发挥作用，如抗体蛋白、蛋白类激素、酶原、唾液等，也能合成部分自身结构蛋白，如膜嵌入蛋白、溶酶体蛋白。

### 2. 内源性蛋白

内源性蛋白又称结构蛋白，是指用于细胞本身或组成自身结构的蛋白质，主要是在游离核糖体上合成，如红细胞中的血红蛋白，肌细胞中的肌纤维蛋白。

### （三）细胞内遗传信息的传递——蛋白质的合成

蛋白质的合成是一个复杂而重要的生命活动，由于蛋白质在细胞中有着精细的结构基础，依靠分子水平上的严密组织和准确控制，蛋白质的合成进行得十分迅速有效。

蛋白质的合成不仅要有合成的场所，而且还必须有 mRNA、tRNA、20 种氨基酸原料和一些蛋白质因子及酶，如 $Mg^{2+}$、$K^+$ 等参与，并由 ATP、GTP 提供能量。mRNA 是合成过程中编码合成蛋白质的模板；tRNA 是识别密码子，转运相应氨基酸的工具；核糖体则是蛋白质的装配机，它不仅组织了 mRNA 和 rRNA 的相互识别，将遗传密码翻译成蛋白质的氨基酸顺序,并且控制了多肽链的形成。

### 1. 氨基酸的激活和转运

氨基酸的激活和转运阶段在胞质中进行,氨基酸本身不认识密码,自己也不会转运到核糖体(ribosome)上,必须依靠 tRNA。氨基酸与 tRNA 形成氨基酰-tRNA 复合物。

每一种氨基酸均有专一的氨基酰-tRNA 合成酶催化,此酶首先激活氨基酸的羟基,使它与特定的 tRNA 结合,形成氨基酰-tRNA 复合物。所以,此酶是高度专一的,能识别并反应对应的氨基酸与其 tRNA,而 tRNA 能以反密码子识别密码子,将相应的氨基酸转运到核糖体上合成肽链。

### 2. 在多聚核糖体的 mRNA 分子上形成多肽链

氨基酸在核糖体上的聚合作用是合成的主要内容,可分为三个步骤:

#### (1) 多肽链的起始

mRNA 从核到胞质,在起始因子和 $Mg^{2+}$ 的作用下,小亚基与 mRNA 的起始部位结合,甲硫氨酰(蛋氨酸)——tRNA 的反密码子,识别 mRNA 上的起始密码 AUG(mRNA)互补结合,接着大亚基也与之结合,核糖体上一次可容纳 2 个密码子(原核生物中为甲酰甲硫氨酰)。

#### (2) 多肽链的延长

第二个密码对应的氨酰基——tRNA 进入核糖体的 A 位,也称受位,密码与反密码的氢键互补结合。在大亚基上的多肽链转移酶(转肽酶)作用下,供位(P 位)的 tRNA 携带的氨基酸转移到 A 位的氨基酸后并与之形成肽键,tRNA 脱离 P 位,重新进入胞质,同时,核糖体沿 mRNA 往前移动,新的密码又处于核糖体的 A 位,与之对应的新氨基酰-tRNA 又进入 A 位,转肽键把二肽挂于此氨基酸后形成三肽,核糖体又往前移动,由此渐进,反复循环,最终使 mRNA 上的核苷酸顺序转变为氨基酸的排列顺序。在此过程中,P 位(供位):供 tRNA,供肽链;A 位(受位):受氨基酸-tRNA;受肽链核苷酸与氨基酸相联系的桥梁是 tRNA。

#### (3) 多肽链的终止与释放

肽链的延长不是无限制的,当 mRNA 上出现终止密码时(UGA,U 氨基酸和 UGA),就无对应的氨基酸转运入核糖体,肽链的合成停止,而被终止因子识别,进入 A 位,抑制转肽酶的作用,使多肽链与 tRNA 之间水解脱下,顺着大亚基中央管全部释放出来,离开核糖体,同时大、小亚基与 mRNA 分离,可再与 mRNA 起始密码处结合,也可游离于胞质中或被降解,mRNA 也可被降解。

这是在一个核糖体上氨基酸聚合成肽链的过程,每一个核糖体 1 s 可翻译 40 个密码子形成 40 个氨基酸肽键,其合成肽链的效率极高。

合成的若是结构蛋白,则这些多肽经过某些修饰、剪接后形成四级结构,投入使用。若是输出蛋白质或分泌蛋白质则先存在于内质网腔中,后经高尔基体排出,胞吐出细胞外。合成的输出蛋白质需要通过信号肽(signal peptide)介导进入内质网腔进行加工修饰、降解等。

# 第四节 核 基 质

## 一、核基质结构与组成

核基质（nuclear matrix）是指在细胞核内用核酶与高盐溶液对细胞核进行处理，将DNA、组蛋白和 RNA 进行抽提，最后由核内残留的纤维蛋白构成的网架结构，其基本形态与胞质骨架相似，也称核骨架（nuclear skeleton）。即除核被膜、染色质、核纤层及核仁以外的核内网架体系。广义核骨架由核纤层、核孔复合体、残存的核仁、染色体骨架和一个不溶的网络状结构（即核基质）组成。狭义核骨架是指核基质，它不包含核膜、核纤层、染色质和核仁等成分，但是这些网络状结构与核纤层及核孔复合体等有结构上的联系，而且在功能上与核仁、染色质结构和功能密切相关。核基质可能参与 DNA 复制、基因表达、hnRNA 加工、染色体 DNA 有序包装和构建等生命活动。

### （一）核骨架的形态结构

核骨架纤维粗细不等，形成三维网络结构，与核纤层和核孔复合体相接，将染色质和核仁网络其中。核骨架-核纤层-中间纤维三者相互联系形成一个贯穿于胞核、胞质间的统一的网络系统。染色体骨架是染色体中由非组蛋白构成的结构支架。染色体骨架与核骨架为同一类物质。

### （二）核骨架的基本化学成分

核骨架的基本化学成分主要有：① 非组蛋白性的纤维蛋白占 96% 以上。② 少量 RNA 和 DNA，RNA 用于维持核骨架的三维结构，而 DNA 为基质/支架附着区（matrix /scaffold associated region），通常为富含 AT 的 DNA 区域。③ 少量磷脂（1.6%）和糖类（0.9%）。核骨架的化学组成比较复杂，主要成分是约占 90% 以上的蛋白质和少量 RNA 及 DNA。蛋白质可分为核骨架蛋白及核骨架结合蛋白两类，它构成了核骨架的主体结构。RNA 的含量虽然很少，但它在核骨架结构之间起着某种联接和维系作用，对于维持核骨架三维网络结构的完整性是必要的。

核骨架包含 400 多种核骨架蛋白成分，其中一部分是各种类型细胞共有的，另一部分与细胞类型及分化程度相关。

#### 1. 核骨架蛋白

核骨架蛋白又称为 MAR（matrin association region）结合蛋白。这类蛋白与富含 AT 的核骨架结合 DNA 序列结合，无严格的 DNA 序列特异性，通常与 DNA 放射环两端的 MAR DNA 序列结合，将其锚定在核骨架上，以形成 DNA 放射环。

2. 核骨架结合蛋白

核骨架结合蛋白与核骨架蛋白结合在一起，共同完成核骨架的生物学功能。依据其发挥作用及性质的不同可分为以下几类：① 转录因子类。② 酶类（组蛋白乙酰化酶和组蛋白去乙酰化酶、DNA 聚合酶 α 及 β、多 ADP-核糖聚合酶、酪蛋白激酶等）。③ 受体类（许多细胞核内激素受体）。此外，在核骨架的组成中还发现与核糖体装配和 rRNA 加工有关的 B23 蛋白和肌动蛋白。

3. 核骨架结合序列

在 DNA 序列中存在核骨架结合序列（MAR），MAR 一般位于 DNA 放射环或活性转录基因的两端，在序列组成上富含 AT、DNA 解旋元件和反向重复并含有转录因子结合位点。

MAR 通过与核骨架蛋白的结合，将 DNA 放射环锚定在核骨架上，同时又可作为许多功能性基因调控蛋白的结合位点。

核骨架蛋白通过与 MAR 的结合，在 DNA 分子上形成蛋白复合体，参与 DNA 的复制、转录、修复和重组的调控。

## 二、核骨架的功能

目前认为核骨架在真核细胞 DNA 复制、基因表达、RNA 加工、染色体 DNA 有序包装和构建等生命活动过程中发挥重要作用。

1. 核骨架与 DNA 复制

DNA 以复制环的形式和核骨架结合，被锚定在核骨架上，核骨架上有 DNA 复制所需要的酶。DNA 聚合酶与 DNA 复制相关的酶及因子和 DNA 袢环锚定于核骨架上形成 DNA 复制复合体进行 DNA 复制合成；DNA 复制的起始点是核骨架结合序列（MAR）。

2. 核骨架与基因表达

RNA 的转录也需要 DNA 锚定在核骨架上才能进行。新合成的 RNA 结合在核骨架上，并在这里进行加工和修饰。RNA 是在核骨架上进行合成的，核骨架是细胞中 DNA 的转录位点。核骨架可以为 DNA 转录提供结合位点，具有调控基因转录活性的作用。

3. 核骨架与染色体构建

核骨架是普遍存在于真核细胞间期核内的稳定结构，在细胞周期进行到细胞分裂期时，随着核膜破裂、核纤层崩解、细胞核解体以及染色质高度聚缩形成染色体等变化，核骨架的形态结构也发生相应的解体变化。核骨架与染色体骨架为同一类物质，30 nm 的染色质纤维结合在核骨架上，形成放射环状的结构，在分裂期进一步包装成光学显微镜下可见的染色体。

4. 核骨架与核纤层

核纤层是位于细胞核内层核膜下的纤维蛋白片层或纤维网络，核纤层由 1～3 种核纤层蛋白多肽组成。核纤层蛋白在分子结构及免疫原性上属于中间纤维蛋白，在化学性质上与组成核骨架的纤维有一定的相似性，核纤层与中间纤维、核骨架相互连接，形成贯穿于细胞核与细胞质的骨架结构体系。

## 思考题

① 简述核膜的基本结构以及核孔复合体的结构和功能。

② 简述间期细胞核的基本结构和主要功能。

③ 简述染色质的化学组成以及染色质的类型及其特征。

④ 染色质的基本结构单位是什么? 简述其结构要点及染色质组装成染色体的过程模型。

⑤ 简述核仁的超微结构和功能,核仁为什么出现周期性消长?

## 本章概念图

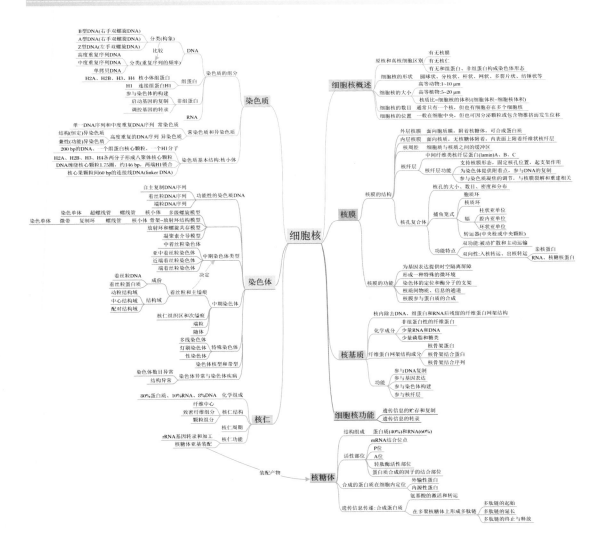

(李中文 廖亚平)

# 第九章
# 细胞信号转导

多细胞生物是一个高度有序并可控的细胞社会,细胞每时每刻都在接收和处理来自细胞内外的各种信息,并对相关信息作出适当的生物学反应,这些细胞信息的传递和整合对于生命活动具有重要作用,它不仅影响细胞自身的活动,而且通过细胞间通信与信号调控,协调每个细胞在代谢、运动、生长、增殖、分化与凋亡等行为上与细胞群体以及机体的整体活动保持一致。

多细胞生物生命活动的维持不仅依赖于细胞的物质与能量代谢,更依赖于细胞间通信与信号调控体系,所以探析细胞之间的信息传递方式、途径与分子机制十分重要。可以说,细胞的一切生命活动都与信号有关。细胞之间联系的信号有许多种,主要是由细胞外信号分子介导,由细胞分泌的、能够调节机体功能的生物活性物质是一类重要的化学信号分子,它们通过与细胞膜上或胞内的受体特异性结合,将信号转换后传给相应的胞内系统,使细胞对外界信号作出适当的反应,这一过程称为信号转导(signal transduction)。多细胞生物体的大多数细胞既能发出信号亦能接收信号,细胞内存在的多种信号转导途径彼此间相互交叉调控,构成复杂的信号网络(signaling network)。信号转导机制的阐明不仅能加深人们对细胞生命活动本质的认识,也有助于人们对疾病发生、药物和毒物的作用等相关信号转导途径改变机制的研究。

## 第一节　细胞信号转导系统的组成

### 一、细胞通信

细胞通信(cell communication)是指一个细胞发出的信息,通过介质传递到另一个细胞,通过受体的识别和信号传递作用,引起靶细胞内一系列生理生化变化,最终产生相应的生物学效应的过程。因此,细胞信号转导是细胞通信的关键过程,对于多细胞生物个体的生长发育、组织发生、器官形成及维持,以及各种生理活动的协调至关重要。

细胞通信的方式可概括为以下 3 种:

① 细胞间隙连接(gap junction),两个相邻细胞间形成由蛋白质构成的特殊结构——连接子(connexon),形成一个亲水性通道(详见本书第四章),允许分子量小于 15 000 Da 的无机离子与水溶性分子自由交换,实现相邻细胞的代谢偶联与电偶联。

② 细胞接触依赖性通信(contact-dependent signaling),细胞间直接相互接触,通过细胞跨膜信号分子与相邻靶细胞表面的受体相互识别并相互作用。接触依赖性细胞通信在多细胞生物个体发育与免疫反应中尤为重要。

③ 细胞分泌化学信号进行细胞间通信,通过化学信号为介质的信息传递称为化学通信,不需要细胞直接接触,也是多细胞生物最普遍、最重要的通信方式(图 9-1)。

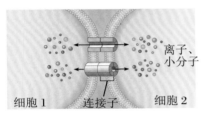 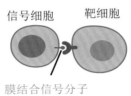 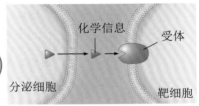

(a) 细胞间隙连接　　(b) 细胞接触依赖性通信　　(c) 细胞分泌化学信号

**图 9-1　细胞通信的方式**

细胞通过分泌信号分子进行相互通信,根据其发挥作用距离的不同,可分为以下 4 种不同方式:

① 内分泌(endocrine),由内分泌细胞分泌信号分子(如激素),经血液运输到体内各个部位,可长距离进行传递作用于靶细胞。

② 旁分泌(paracrine),细胞分泌局部化学介质信号分子到细胞外液中,通过局部扩散作用于邻近的细胞,包括各类细胞生长因子和气体信号分子,在多细胞生物调节发育、创伤与感染组织的修复方面具有重要意义。

③ 自分泌(autocrine),细胞自身或同类细胞分泌的信号分子,常见于病理条件下,如肿瘤细胞释放生长因子刺激自身,导致细胞的恶性增殖。

④ 化学突触(chemical synapse),神经递质由突触前膜释放,经突触间隙扩散到突触后膜,作用于特定的靶细胞,实现电信号-化学信号-电信号的快速转导(图 9-2)。

细胞外信号因子引发细胞通信通常涉及以下步骤:

① 信号细胞合成并释放信号分子。

② 信号分子传递至靶细胞。

③ 信号分子与靶细胞表面或细胞内受体特异性结合并激活受体。

④ 活化受体启动靶细胞内一条或多条信号转导途径。

⑤ 激活效应蛋白引发细胞形态、结构、代谢、功能或基因表达模式的改变。

⑥ 信号的解除并导致细胞重新回归静默状态(图 9-3)。

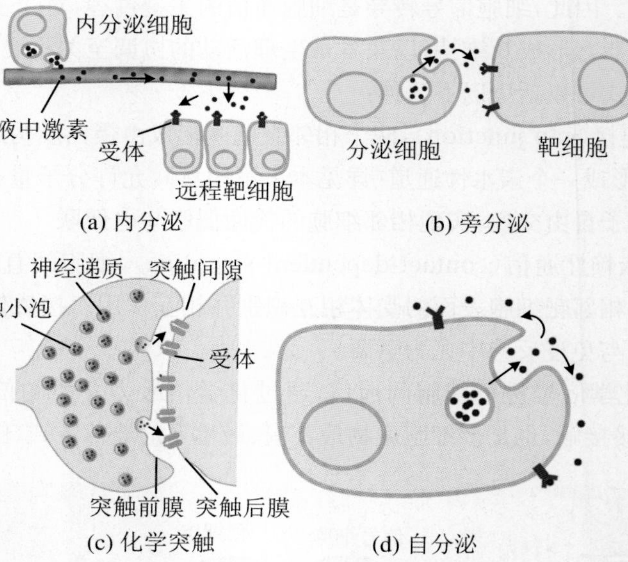

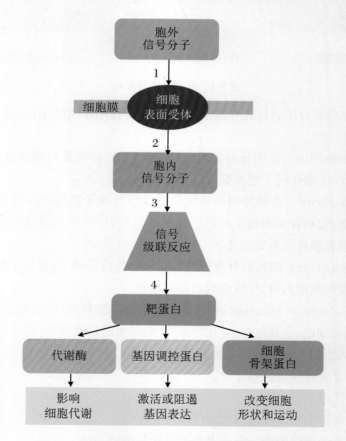

图 9-2　细胞通过分泌信号分子进行相互通信

图 9-3　细胞外信号介导细胞通信的过程及参与装置

## 二、细胞外信号

细胞能够接收的信号既包括化学信号诸如激素、神经递质等，也包括物理信号如声音、光、电与温度等。而细胞外信号是其中最重要的，它是由细胞分泌的、能够调节机体功能的一大类生物活性物质，是细胞间通信的信号，亦被称为"第一信使"（first messenger）。这类信号分子种类繁多，主要是蛋白质、肽类、氨基酸及其衍生物，也包括类固醇激素和一氧化氮等。第一信使分子与位于细胞膜或细胞内特定的受体结合后，后者可将接收到的信息转导给细胞质或细胞核中的功能反应体系，从而启动细胞产生效应。

化学信号分子大部分是水溶性的（如神经递质、生长因子、细胞因子、局部化学递质、大多数肽类激素等），不能通过细胞膜，可与细胞膜受体结合，少数是脂溶性的（甾类激素和甲状腺素等），可以直接穿过细胞膜，与细胞内的受体结合（图9-4）。

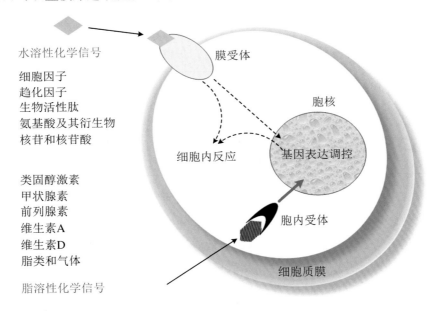

**图 9-4 水溶性和脂溶性化学信号的转导**

### （一）根据细胞外信号的特点及作用方式分类

化学信号分子可分为激素、神经递质和局部化学介质三种类型。

① 激素。由内分泌细胞合成，经血液或淋巴循环到达机体各部位的靶细胞。这类信号分子的作用特点是距离远、范围大、持续时间较长，包括胰岛素、甲状腺素和肾上腺素等。

② 神经递质。由神经元的突触前膜终端释放，作用于突触后膜上的特殊受体。这类信号分子包括乙酰胆碱与去甲肾上腺素等，具有作用时间和作用距离短等特点。

③ 局部化学介质。由某些细胞产生并分泌的一大类生物活性物质，包括生长因子、前列腺素和一氧化氮（NO）等，这类信号分子不进入血液循环，而通过细胞外液的介导，扩散作用于附近的靶细胞，除生长因子外，作用时间较短（表9-1）。

表 9-1　细胞外信号分子影响细胞代谢功能的途径

| 分类 | 信号分子 | 合成/分泌位置 | 化学性质 | 受体 | 细胞内生理功能 |
|---|---|---|---|---|---|
| 激素 | 肾上腺素 | 肾上腺 | 酪氨酸衍生物 | 膜受体 | 升高血压,加快心律和增加代谢 |
| | 皮质醇 | 肾上腺 | 类固醇 | 细胞内受体 | 影响组织中蛋白质、糖类和脂类代谢 |
| | 雌二醇 | 卵巢 | 类固醇 | 细胞内受体 | 诱导和维持雌性第二特征 |
| | 胰岛素 | 胰腺细胞 | 蛋白质 | 膜受体 | 刺激肝细胞蛋白质与脂质合成 |
| | 睾酮 | 睾丸 | 类固醇 | 细胞内受体 | 诱导和维持雄性第二特征 |
| | 甲状腺素 | 甲状腺 | 酪氨酸衍生物 | 细胞内受体 | 刺激细胞代谢 |
| 局部介质 | 表皮生长因子（EGF） | 多种细胞 | 蛋白质 | 膜受体 | 刺激上皮细胞增殖 |
| | 血小板衍生生长因子（PDGF） | 多种细胞 | 蛋白质 | 膜受体 | 刺激多种细胞增殖 |
| | 神经生长因子（NGF） | 神经支配组织 | 蛋白质 | 膜受体 | 促进神经元存活与轴突的生长 |
| | 一氧化氮（NO） | 神经元、血管内皮细胞 | 可溶性气体 | 膜受体 | 引起平滑肌细胞松弛,调节神经元活性 |
| 神经递质 | 乙酰胆碱 | 神经末梢 | 胆碱衍生物 | 膜受体 | 神经与肌肉突触的兴奋性神经递质 |
| | 氨基丁酸（GABA） | 神经末梢 | 谷氨酸衍生物 | 膜受体 | 中枢神经系统中的抑制性神经递质 |

（二）根据细胞外信号分子与受体结合后细胞所产生的效应的不同分类

　　根据细胞外信号分子与受体结合后细胞所产生的效应的不同可分为激动剂和拮抗剂两大类。激动剂是指与受体结合后能使细胞产生效应的物质。与受体结合的部位和内源性配体相同,产生的细胞效应与内源性配体相当或更强者称为Ⅰ型激动剂;与受体结合的部位不同于内源性配体,本身不能使细胞产生效应,但可增强内源性配体对细胞的作用者为Ⅱ型激动剂。拮抗剂是指与受体结合后不产生细胞效应,但可阻碍激动剂对细胞作用的物质。Ⅰ型拮抗剂结合于受体的部位与内源性配体相同,可阻断或减弱内源性配体对细胞的效应;而Ⅱ型拮抗剂结合于受体的部位与内源性配体不同,能阻断或减弱内源性配体对细胞的作用。

## 三、受体

　　受体（receptor）是一类存在于细胞膜或细胞内能够特异性识别并选择性结合某种配体（信号分子）的大分子,通过信号转导作用将胞外信号转化为胞内信号,进而激活胞内一系列生物化学反应,使细胞对外界刺激产生相应的效应,绝大多数受体是蛋白质且多为糖蛋白,少数为糖脂,至少包括两个功能区域,即与配体结合的区域和产生效应的区域。而与受体结合的生物活性物质统称为配体（ligand）,包括激素、神经递质、生长因子、某些药物和毒物等。受体在细胞信号转导系统中的作用非常关键,通过识别和结合配体,触发整个信号转导过程。

（一）受体种类

根据受体在靶细胞存在的部位，可分为细胞内受体（intracellular receptor）与细胞膜受体（cell-surface receptor）。细胞膜受体是指镶嵌在细胞膜上的糖蛋白，由与配体相互作用的细胞外域、将受体固定在细胞膜上的跨膜域和进行信号转导作用的细胞内域三部分构成，其配体主要是一些亲水的、不能直接穿过细胞膜脂质双分子层的多肽类激素、生长因子和神经递质等。细胞内受体位于细胞质基质与细胞核基质中，为 DNA 结合蛋白，主要识别亲脂性小分子甾类激素、甲状腺素、维生素 D 与视黄酸，作为转录因子与 DNA 顺式作用元件结合，调节基因的表达。

膜受体包括离子通道型受体、G 蛋白偶联受体和酶联受体三种类型。

1. 离子通道型受体与离子通道相偶联

离子通道型受体（ion channel receptor）是指受体本身既可与细胞外信号分子（配体）结合，同时又是离子通道（又称为配体门离子通道），因此具有受体与离子通道偶联的特点。离子通道型受体介导的信号转导反应是一种快速的反应，主要受神经递质等信号分子调节，当神经递质与此类受体结合后，可使离子通道打开或关闭，不仅实现离子本身的跨膜运输，而且也实现化学信号的跨膜运输，这类受体为神经系统和其他电激发细胞（如肌细胞）所特有，主要在神经系统的突触反应中起控制作用，如 N-乙酰胆碱受体等。

离子通道型受体是由多个亚基组成的多聚体，每个亚基具有 2、4 或 5 个跨膜域，可供离子通过。如 N-乙酰胆碱受体（nicotinic acetylcholine receptor，nAChR）（图 9-5），存在于神

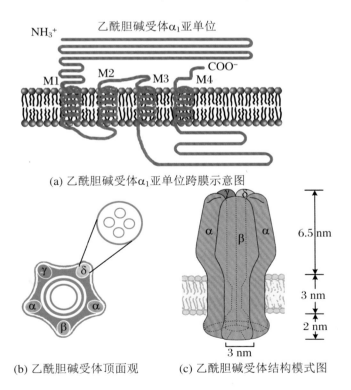

(a) 乙酰胆碱受体α₁亚单位跨膜示意图

(b) 乙酰胆碱受体顶面观　　(c) 乙酰胆碱受体结构模式图

**图 9-5　N 型乙酰胆碱受体（nAChR）的结构模式图**

经元和神经肌肉接头处，有 $\alpha_2$、$\beta$、$\gamma$、$\delta$ 五个蛋白亚单位（四个亚基），每一亚基含 4 个长度不同的穿膜区域，第二个跨膜区共同构成 $Na^+$ 通道的内壁。乙酰胆碱（ACh）的结合位点位于 $\alpha$ 亚基的 N 末端区域，因此 nAChR 有两个 ACh 结合位点。此外，nAChR 每个亚基的细胞外区域有糖基化位点，通过其胞外区域与配体结合。当离子通道型受体与配体结合后，其离子通道可在极短的时间（数毫秒）内迅速打开，离子可流入或流出细胞，在胞内产生离子流和电效应，导致膜电位的变化，引发细胞产生效应。

2. G 蛋白偶联受体通过调节 G 蛋白活性进行信号转导

G 蛋白偶联受体（G protein coupled receptor，GPCR）是细胞膜受体中最大的家族，分布广泛，家族成员达数千种，普遍存在于各类真核细胞表面，统计表明，现有 25% 的临床处方药物是针对 GPCR 所介导的信号通路为靶点研制和开发的，与人类健康密切相关。GPCR 介导的信号转导过程较慢，但敏感、灵活，而且类型多样。M-乙酰胆碱受体、视紫红质（rhodopsin）受体、$\alpha_2$ 和 $\beta$ 肾上腺素受体等均属此类。G 蛋白偶联受体为一条多肽链构成的糖蛋白，由 400～500 个氨基酸残基组成，分为细胞外、跨膜及细胞内三个区。N 末端位于细胞外区，带有多个糖基化位点；C 末端位于细胞内区，存在磷酸化部位，在蛋白激酶的作用下，可结合磷酸基团；中间跨膜结构区由 7 个跨膜的疏水 α-螺旋结构组成，其氨基酸组成高度保守，跨膜螺旋结构之间形成 6 个环状结构（胞外、胞内各三个）（图 9-6）。跨膜区的 α-螺旋结构是受体与配体结合的部位，而细胞内第三个环是能被鸟苷酸结合蛋白（G 蛋白）识别的区域；当受体被激活时，这一区域将与 G 蛋白结合，进而使 G 蛋白激活，产生生物学效应。

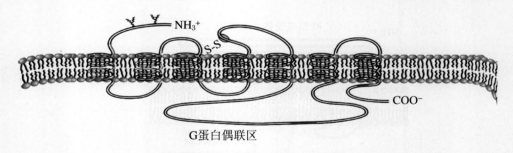

图 9-6　G 蛋白偶联受体结构示意图

G 蛋白（G protein）是指在信号转导过程中，与受体偶联并能和鸟苷酸结合的一类蛋白质，位于细胞膜胞质面，为可溶性膜外周蛋白，由 $\alpha$、$\beta$ 和 $\gamma$ 三种亚基组成。G 蛋白可通过其自身构象的变化激活效应蛋白，进而实现信号从细胞外向细胞内的传递。G 蛋白 $\alpha$ 亚基上存在 GTP 或 GDP 结合位点，具有 GTP 酶活性，能促进与其结合的 GTP 分解为 GDP。在静息状态下，$\alpha$ 亚基与 $\beta$、$\gamma$ 亚基形成三聚体后与 GDP 结合，此时 G 蛋白与受体分离，无活性。当配体与相应的 G 蛋白偶联受体结合后，受体出现构象改变，暴露出与 G 蛋白 $\alpha$ 亚基结合的位点，导致受体与 G 蛋白 $\alpha$ 亚基相互作用，$\alpha$ 亚基构象改变，与 GDP 的亲和力减弱，与 GTP 的亲和力增强，进而与 GTP 结合，G 蛋白被激活，解体为与 GTP 结合的 $\alpha$ 亚基和 $\beta$、$\gamma$ 二聚体两个部分，这两个分子沿着细胞膜自由扩散，与位于细胞膜下游的效应蛋白作用并使其激活，引发细胞产生效应。当配体与受体结合解除后，G 蛋白 $\alpha$ 亚基分解其结合的 GTP，生成 GDP，$\alpha$ 亚基与效应蛋白分离，重新与 $\beta$、$\gamma$ 亚基构成三聚体，G 蛋白回复到静息状态(图 9-7)。

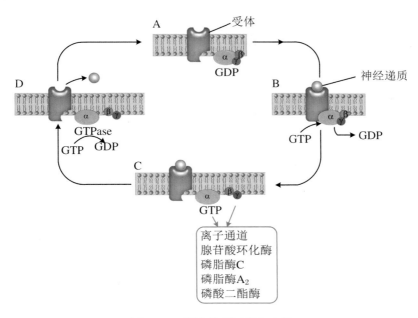

**图 9-7　G 蛋白作用过程示意图**

　　G 蛋白下游效应蛋白通常包括离子通道、腺苷酸环化酶(adenylate cyclase，AC)与磷脂酶 C(phospholipase C，PLC)等，不同的效应蛋白受不同类型的 G 蛋白的影响。在哺乳动物中已发现 20 多种不同类型的 G 蛋白，根据其在功能上对效应蛋白的作用不同，可分为激动型 G 蛋白(Gs 家族)、抑制型 G 蛋白(Gi 家族)和磷脂酶 C 型 G 蛋白(Gp)家族等类型，其生物学特性及功能见表 9-2。

**表 9-2　信号转导中 G 蛋白的生物学特性及功能**

| | Gs | Gi | Gp |
|---|---|---|---|
| α 亚基 | $\alpha_s$ | $\alpha_I$ | $\alpha_p$ |
| 偶联受体 | β 肾上腺素 | $\alpha_2$ 肾上腺 | $\alpha_1$ 肾上腺 |
| | 降钙素及相关受体 | 血管紧张素 | 促甲肾上腺素 |
| | 腺糖素受体 | 生长激素抑制受体 | α 凝血酶受体 |
| | 组胺 $H_2$ 受体 | 嘌呤 1 受体 | 加压素受体 |
| | ACTH 受体 | DA2 受体 | 缓激肽受体 |
| | LH 受体 | | 代谢型谷氨酸受体 |
| | 嘌呤 2 受体 | | |
| 对效应蛋白的作用 | 激活腺苷酸环化酶 | 抑制腺苷酸环化酶 | 激活磷脂酶 C |
| | 激活 $Ca^{2+}$ 通道 | | |
| | 抑制 $Na^+$ 通道 | | |

### 3. 酶联受体本身具有激酶活性

酶联受体本身具有激酶功能的区域可与蛋白激酶偶联而表现出激酶活性。酪氨酸蛋白激酶型受体(tyrosine-specific protein kinase receptor,TPKR)是目前研究的最为清楚的一种酶联受体,也是细胞表面一大类重要的受体家族,已鉴定出50余种,其本身具有酪氨酸激酶活性。酪氨酸蛋白激酶型受体为一条多肽链构成的跨膜糖蛋白,由500~850个氨基酸组成,N端位于胞外区,是配体结合部位;C端位于细胞内,具有酪氨酸激酶结构域,高度保守,具有结合ATP与结合底物的两个区域;跨膜区由一个高度疏水的α-螺旋构成,由22~26个氨基酸组成(图9-8)。

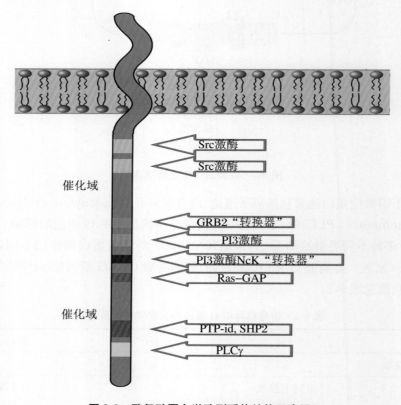

**图9-8 酪氨酸蛋白激酶型受体结构示意图**

酪氨酸蛋白激酶型受体与相应配体结合后,受体的胞外结构域构象改变,但单个跨膜α-螺旋无法传递这种构象变化,因此配体结合导致受体二聚化(dimerization)形成同源或异源二聚体,催化受体C端酪氨酸残基磷酸化,激活受体酪氨酸激酶活性。活化后的TPKR形成一个或数个SH2结合位点(SH2 binding site),结合并激活多种具有SH2结构域(Src同源序列2结构域)的蛋白质,激活的蛋白质进一步催化细胞内的生化反应,由此完成信号从细胞外向细胞内的转导。

酪氨酸蛋白激酶型受体的配体主要为多种生长因子、分化因子与胰岛素等,如表皮生长因子(epidermal growth factor,EGF)、血小板衍生生长因子(platelet-derived growth factor,PDGF)、成纤维细胞生长因子(fibroblast growth factor,FGF)和胰岛素(insulin)等,在细胞生长和分化过程中起到重要的调控作用,但引起细胞产生效应的过程较为缓慢,一般需数分钟(图 9-9)。

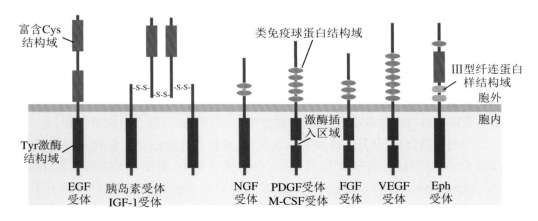

**图 9-9　酪氨酸激酶受体(7 类)结构示意图**

（二）细胞内受体分为细胞质受体和细胞核受体

　　细胞内受体的本质是依赖激素激活的基因调控蛋白,通常为 400～1000 个氨基酸组成的单体蛋白,包括四个区域:① N 末端的氨基酸序列高度可变,长度不一,具有转录激活结构域。② C 末端由 200 多个氨基酸组成,是配体(激素)结合的区域,对受体的二聚化及转录激活也有重要作用。③ 中部结构域是 DNA 结合区域,由 66～68 个氨基酸残基组成,高度保守富含半胱氨酸残基,并具有两个锌指结构。④ 配体结合区与 DNA 结合区之间为铰链区,其功能尚未完全明确,可能具有与转录因子相互作用和受体向核内移动的功能(图 9-10)。

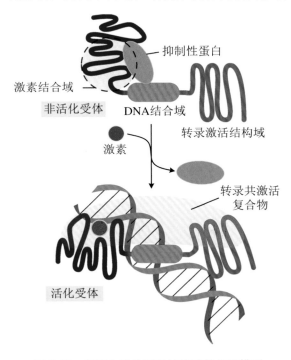

**图 9-10　细胞内受体蛋白结构及其作用模型**

细胞内受体的配体多为脂溶性小分子甾类激素,以类固醇激素类较为常见,此外还包括甲状腺素类激素、维生素 D 等,可直接以简单扩散的方式或借助于某些载体蛋白穿过靶细胞膜,与位于细胞质或细胞核内的细胞内受体结合。不同的细胞内受体在细胞中的分布情况不同,如糖皮质激素和盐皮质激素的受体位于细胞质中,称为细胞质受体;而类固醇激素、视黄酸、维生素 $D_3$ 及甲状腺素则存在于细胞核中,称为细胞核受体;还有一些受体可同时存在于细胞质及细胞核中,如雌激素受体、雄激素受体等。

细胞内受体是基因转录调节蛋白,与抑制性蛋白(如 Hsp90)结合形成复合物,处于非活化状态。当与配体结合后,其分子构象发生改变,导致抑制性蛋白从复合物上解离下来,使受体暴露出 DNA 结合位点而被激活,其 DNA 结合区与 DNA 分子上特定的激素反应元件(hormone response elements,HRE)相结合,通过稳定或干扰转录因子对 DNA 序列的结合,选择性地促进或抑制基因转录。由细胞内受体介导的信号转导过程较长,因此细胞产生的效应一般需经历数小时至数天。

### (三) 受体作用的特点

受体能特异性识别并结合相应的配体,将信号向其他信号分子进行传递,使细胞产生相应的生物学效应,受体与配体的结合具有下列特点:

1. 高度专一性

受体能选择性地与特定配体结合,这是由受体分子的立体构型决定的,受体与配体分子中反应基团的定位和空间结构互补,准确识别配体并特异地结合。

2. 高强亲和力

受体与配体的亲和力极强,极低浓度的配体与受体结合后,即可产生显著的生物学效应。但对不同的受体和配体而言,亲和力的大小差别很大。

3. 可饱和性

受体可被配体所饱和。随着配体浓度的升高,受体被配体完全结合后,就不再结合其他配体,这也是细胞控制其对胞外信号反应程度的一种方式。受体数量的相对恒定及受体对配体的高强亲和力是受体饱和性产生的基础。

4. 可逆性

受体与配体的结合与解离处于动态的可逆平衡中。受体与配体以氢键、离子键和范德华键等非共价键结合,当细胞发生效应后,两者解离,配体被灭活,受体可回到原来的状态,并再次被利用。

5. 特定的作用模式

受体与配体的结合受多种因素影响,主要涉及受体的数目及受体与配体的亲和力,常见的调节机制为受体的磷酸化与去磷酸化这一特定作用模式,如 EGF 受体酪氨酸残基磷酸化,可促进其与 EGF 的结合。而类固醇类激素受体磷酸化后,与配体的结合能力却明显减弱。

## 四、细胞内信号

细胞内信使又称为第二信使(second messenger),是指受体被激活后在细胞内产生的、能介导信号转导的活性物质,从而引发靶细胞内一系列生化反应,最后产生一定的生理效应。第二信使是细胞内产生的非蛋白类小分子,通过其浓度变化应答细胞外信号与细胞膜受体的结合,调节细胞内酶和非酶蛋白的活性,在细胞信号转导途径中可行使携带和放大信号的功能(图 9-11)。目前已经发现的细胞内信使有许多种,其中最重要的有:cAMP、cGMP、二酯酰甘油(diacylglycerol,DAG)、三磷酸肌醇(inositol triphosphate,IP3)、NO 和 $Ca^{2+}$ 等。Sutherland 正是通过阐明 cAMP 的功能并提出第二信使学说,荣获 1971 年诺贝尔生理学或医学奖,此研究结果一直作为基本模式指导细胞信号转导系统的研究,并不断发展完善。

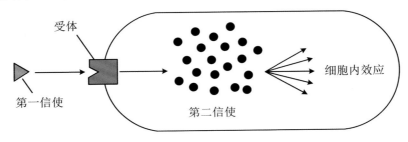

图 9-11 第二信使产生及作用模式图

# 第二节 细胞信号转导通路

细胞信号转导通路包括细胞膜受体介导的信号转导通路与细胞内受体介导的信号转导通路。神经递质、细胞因子、生长因子、胰岛素、甲状旁腺素等亲水性信号分子通过膜受体将信息传递到细胞内,经信号级联放大调节细胞功能。G 蛋白偶联受体介导的信号转导途径主要有:cAMP 信使体系、cGMP 信使体系、二酯酰甘油/三磷酸肌醇信使体系、钙离子/钙调蛋白信使体系等。本节重点介绍 G 蛋白偶联受体介导的信号通路,其他如酶活性受体介导的包括 TPKR-Ras-MAPK、PI3K-Akt 及 TGF-β 受体信号通路;细胞因子受体介导的信号通路;蛋白质水解相关信号通路等不做详细介绍。

## 一、cAMP 信使体系

### (一) cAMP 信号途径组成

cAMP 信号途径又称 PKA 系统,组成要素包括:胞外信息分子(第一信使)、膜受体、G 蛋白、腺苷酸环化酶(AC)、第二信使(cAMP)、蛋白激酶 A(protein kinase A,PKA)。环磷酸腺苷(cyclic AMP,cAMP)是细胞内最重要的细胞内信使,位于细胞膜的腺苷酸环化酶(adenylate cyclase,AC)被 G 蛋白激活后,催化 ATP 分解产生 cAMP 和焦磷酸。cAMP 亦可被特异的环核苷酸磷酸二酯酶(cyclic nucleotide phosphodiesterase,PDES)催化,迅速水解为 5′-AMP,失去信号转导功能(图 9-12)。cAMP 通过激活 cAMP 依赖性蛋白激酶 A (cAMP-dependent protein kinase A,PKA),进而使下游信号蛋白丝氨酸/苏氨酸残基的磷酸化被激活或钝化。cAMP 的作用还涉及对离子通道通透性的调节。

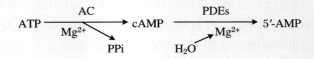

图 9-12　第二信使 cAMP 作用模式图

### (二) 腺苷酸环化酶与 PKA

腺苷酸环化酶(AC)是一种由 1 100 个氨基酸组成的、分子量为 150 kD 的多次跨膜糖蛋白(12 次),由 2 个大的疏水区域(M1、M2)及 2 个胞质催化结构域(C1、C2)组成,每一疏水区域含各个跨膜 α-螺旋,而胞质区域是 ATP 结合及具有酶活性的部位,其氨基酸组成高度保守(图 9-13)。

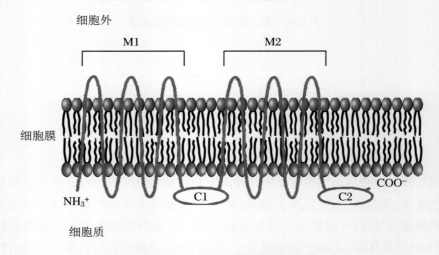

图 9-13　腺苷酸环化酶的分子结构

腺苷酸环化酶经 G 蛋白(Gs 或 Gi)激活,在 $Mg^{2+}$、$Mn^{2+}$ 存在的条件下,催化 ATP 生成 cAMP,而当 AC 与 G 蛋白分离后,其酶活性依然保留。在多细胞动物体内以 cAMP 为第二信使的信号通路中,主要是通过 cAMP 激活蛋白激酶 A(PKA)所介导的。PKA 是一种能被 cAMP 活化的蛋白激酶,由催化亚基(C 亚基)和调节亚基(R 亚基)两部分组成的 $C_2R_2$ 四聚体,分子量为 160 kD,每个调节亚基上有 2 个 cAMP 结合位点,催化亚基能催化底物蛋白质磷酸化。当 PKA 与 4 分子 cAMP 结合后,导致 PKA 释放 C 亚基,并快速使激酶活化,通过使其底物蛋白磷酸化,进一步调节细胞的代谢反应(图 9-14)。

### (三) PKA 的作用

PKA 对底物的特异性要求较低,可使许多蛋白质特定丝氨酸/苏氨酸的残基磷酸化,从而调节细胞代谢与基因表达。细胞核中的 cAMP 反应元件结合蛋白(cAMP response element binding protein,CREB)是能被 PKA 磷酸化的重要蛋白,当 PKA 被 cAMP 激活

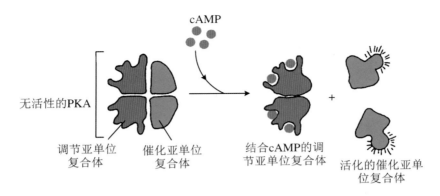

图 9-14 PKA 结构域活化示意图

后,其游离的 C 亚基可通过核孔复合体从细胞质进入细胞核,将 CREB 丝氨酸残基磷酸化并激活,进而调节基因的转录。此外,PKA 催化的蛋白质还包括细胞核内的组蛋白、非组蛋白以及细胞质内核糖体蛋白、膜蛋白与微管蛋白等,从而影响其功能。PKA 广泛存在于哺乳动物细胞的细胞质与细胞核中,脑组织细胞的许多亚细胞结构(如突触)存在高浓度的PKA。一些神经递质及激素,如异丙肾上腺素,可诱导 PKA 的 C 亚基从细胞质迁入细胞核,通过使组蛋白磷酸化影响相关蛋白的合成。如 cAMP 浓度上升可使成纤维细胞和造血细胞的增殖停止,却使上皮细胞和内皮细胞增殖加速。许多激素可导致 PKA 的激活,引发细胞产生效应,如:胰高血糖素在肝脏细胞中通过 cAMP 与 PKA 作用引起糖原代谢的效应,调控糖原合成和降解有关的酶,促进肝脏糖原分解,血糖浓度升高(图 9-15)。

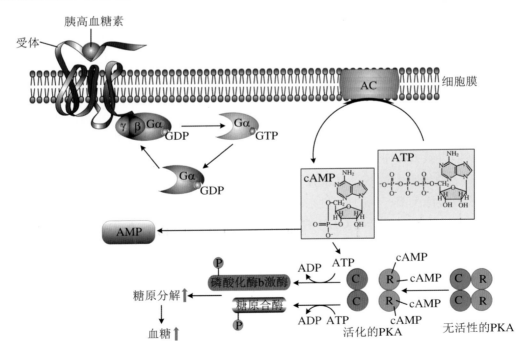

图 9-15 胰高血糖素调控肝脏细胞糖原分解示意图

PKA 作用的底物蛋白因细胞类型的不同而异,各种细胞内预先存在种类和数量各不相同的 PKA 底物,从而使得 PKA 作用底物下游的各条信号转导通路呈现差异,导致了 cAMP 的生物学效应也不相同。cAMP-PKA 信号通路涉及的反应链为:激素→G 蛋白偶联受体→G 蛋白→腺苷酸环化酶(AC)→cAMP→cAMP 依赖的蛋白激酶 A→基因调控蛋白→基因转录→生物学效应(图 9-16)。

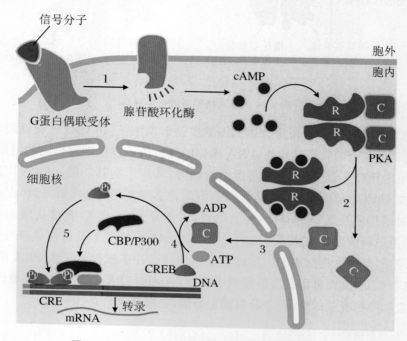

**图 9-16　cAMP-PKA 信号通路调控基因转录示意图**

### (四)霍乱毒素与百日咳毒素

霍乱是因摄入的食物或水受到霍乱弧菌污染而引起的一种急性腹泻性传染病。其致病机制是由于霍乱弧菌产生的霍乱毒素(cholera toxin)具有 ADP-核糖转移酶活性,进入细胞催化细胞内的 $NAD^+$ 中的 ADP-核糖基共价结合在 Gsα 亚基上,结果使 Gsα 亚基丧失 GTPase 活性,导致 Gsα 亚基被"锁定"在持续活化状态并不断地激活 AC,造成 cAMP 增加 100 倍以上,致使细胞大量 $Na^+$ 和水分子持续外流,产生严重腹泻而脱水,危及生命安全。

百日咳博得特氏菌产生的百日咳毒素(pertussis toxin)催化 Giα 亚基 ADP-核糖基化,结果会阻止与 Giα 亚基结合的 GDP 的释放,使 Giα 亚基被"锁定"在非活化状态,导致气管上皮细胞内 cAMP 水平升高,促使液体、电解质和黏液分泌减少。

## 二、cGMP 信使体系

### (一)cGMP 信号途径组成

环磷酸鸟苷(cyclic GMP,cGMP)是一种广泛存在于动物细胞中的细胞内信使,由鸟苷酸环化酶(guanylate cyclase,GC)催化 GTP 水解环化后形成。cGMP 亦可被细胞中的磷酸二酯酶（phosphodiesterase，PDE）水解为 5′-GMP，失去信号转导功能，因此细胞中 cGMP 的含量高低受 GC 与 PDE 的双重调节。在细胞中，cGMP 可激活 cGMP 依赖性蛋白激酶 G（cGMP dependent protein kinase G，PKG），使下游相应的蛋白质磷酸化，引起细胞效应（图 9-17）。

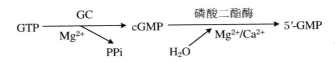

**图 9-17　第二信使 cGMP 作用模式图**

### （二）鸟苷酸环化酶与 PKG

鸟苷酸环化酶在动物细胞中有两种存在形式，即膜结合型 GC 和可溶型 GC，前者主要结合于细胞膜上，也可分布于核膜、内质网、高尔基复合体和线粒体等膜性结构中；而可溶型 GC 大部分游离在胞质中。膜结合型 GC 存在于心血管组织细胞、小肠、精子及视网膜杆状细胞中，而可溶型 GC 主要分布于脑、肺、肝等组织中；在同一种细胞中，随着细胞生长过程的变化，两种 GC 的比例可发生改变，如与幼鼠相比，成年鼠肝细胞中可溶型 GC 活性明显增高，而膜结合型 GC 的活性却降低。膜结合型的 GC 是一种单次跨膜蛋白，当细胞外结构域与配体（主要为神经肽类物质）结合后，细胞内的鸟苷酸环化酶活性即被激活，催化 GTP 分解成 cGMP。细胞质中的可溶型 GC 由两个亚单位组成，具有两个酶活性部位，可在 NO、CO 的作用下被激活（表 9-3）。

**表 9-3　鸟苷酸环化酶分类及作用特点**

| 类型 | 细胞膜结合型 | 细胞质可溶型 |
| --- | --- | --- |
| 分布 | 主要位于细胞膜上，核膜、内质网、高尔基复合体和线粒体等膜性结构也有分布 | 游离在细胞质中 |
| 结构 | 单次跨膜蛋白，细胞外结构域是受体部分，膜内为鸟苷酸环化酶催化域 | 由两个亚单位组成，具有两个酶活性部位 |
| 活化 | 当胞外受体与配体（主要为神经肽类物质）结合后，胞内的酶催化活性即被激活 | 在 NO、CO 的作用下被激活 |
| 组织分布 | 心血管组织细胞、小肠、精子及视网膜杆状细胞中 | 脑、肺、肝等组织 |

### （三）PKG 的作用

在细胞中，cGMP 形成后通过激活 PKG，引起靶细胞产生效应。PKG 是由催化亚基和结合 cGMP 的调节亚基组成的二聚体，其分子量与分子形状与 PKA 同源类似，氨基酸组成有 70%～90% 与 PKA 相同。PKG 催化的底物蛋白的丝氨酸/苏氨酸残基的磷酸化，主要涉及组蛋白、磷酸化酶激酶、糖原合成酶及丙酮酸激酶等。PKG 还可通过磷酸转移酶作用，使自身磷酸化，进而抑制其自身活性。在脊椎动物的视杆细胞中，cGMP 可直接作用于 $Na^+$ 通道，在光信号存在的情况下，使 $Na^+$ 通道关闭，引起胞内超极化，神经递质释放减少，产生视觉反应。cGMP 在细胞中的含量较低，仅为 cAMP 的 1/100～1/10，具有与 cAMP 相拮抗的特点,如 cAMP 浓度升高,细胞内特异性蛋白质合成的进程加快,将促进细胞分化;而 cGMP 浓度升高则可加速细胞 DNA 复制,促进细胞分裂(图 9-18)。

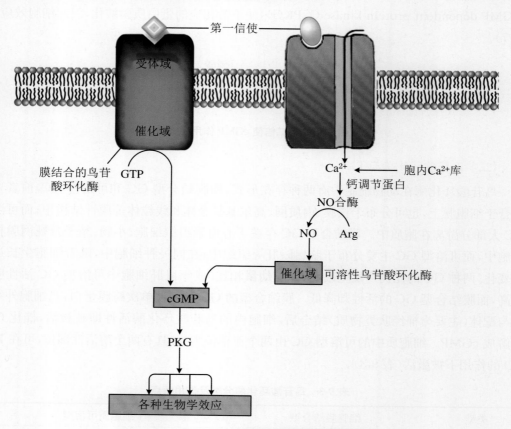

图 9-18　cGMP 通过蛋白激酶 G 介导的细胞效应

### (四) NO 气体信号分子

许多年前,人们就知道硝酸甘油(nitroglycerin)能引起平滑肌松弛,舒张血管,治疗心绞痛。R. F. Furchgot,L. J. Ignaro 和 F. Murad 三位美国科学家获 1998 年诺贝尔生理学和医学奖,他们的主要贡献是阐释了血管内皮细胞产生 NO,引起血管平滑肌细胞舒张。NO 是一种脂溶性气体分子,由血管内皮细胞和神经细胞生成,由 NO 合酶(NOS)催化,需要 NADPH 作为电子供体,以 L-精氨酸为底物,转化为瓜氨酸的同时释放出 NO。

NO 在导致血管平滑肌舒张中的作用过程:血管神经末梢释放乙酰胆碱作用于血管内皮细胞 G 蛋白偶联受体并激活磷脂酶 C,通过第二信使 IP3 导致细胞质 $Ca^{2+}$ 水平升高。当 $Ca^{2+}$ 结合钙调蛋白后,刺激 NO 合酶催化精氨酸氧化形成瓜氨酸并释放 NO,NO 透过细胞膜快速扩散进入邻近平滑肌细胞,激活具有鸟苷酸环化酶活性的 NO 受体,刺激生成第二信使 cGMP。cGMP 激活 cGMP 依赖的蛋白激酶 G,抑制肌动-肌球蛋白复合物信号通路,导致血管平滑肌舒张(图 9-19)。

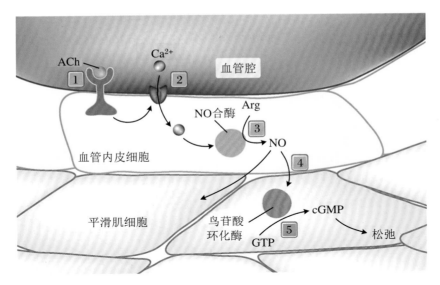

图 9-19　NO 导致血管平滑肌细胞舒张中的作用模式

## 三、二酯酰甘油/三磷酸肌醇与钙调蛋白信使体系

### （一）IP3 与 DAG 的生成与功能

细胞外某些信号分子与相应的受体结合后,通过细胞膜特定的 G 蛋白激活磷脂酶 C（phospholipase C，PLC），催化细胞膜脂质内层的 4,5-二磷酸磷脂酰肌醇（phosphatidylinosital-4,5-biphosphate，PIP2）水解,产生三磷酸肌醇（IP3）和二酯酰甘油（DAG）两种细胞内信使。IP3 是一种水溶性分子,可从胞膜扩散至细胞质中,与内质网膜上的受体结合,使内质网膜上的 IP3 门控 $Ca^{2+}$ 通道开放,$Ca^{2+}$ 从内质网释放入细胞质,启动细胞内 $Ca^{2+}$ 信号传导系统,使细胞产生相应的反应;脂溶性的 DAG 生成后仍留于细胞膜上,在 $Ca^{2+}$、磷脂酰丝氨酸存在的情况下,激活蛋白激酶 C（protein kinase C，PKC），PKC 以磷酸化的方式对多种胞内蛋白质进行修饰,启动细胞的一系列生理和生化反应（图 9-20）。

### （二）$Ca^{2+}$ 在信号转导过程中的作用

$Ca^{2+}$ 在细胞收缩、运动、分泌和分裂等活动中均具有重要的调节功能,该作用主要是通过其浓度的升高或降低来实现的。正常情况下细胞质中游离 $Ca^{2+}$ 的浓度是 $10^{-8}\sim10^{-7}$ mol/L，而细胞外液 $Ca^{2+}$ 浓度 $\geqslant 10^{-3}$ mol/L；当细胞受到特异性信号刺激后,细胞内钙库（内质网）$Ca^{2+}$ 通道或细胞膜上的钙通道开放,胞内 $Ca^{2+}$ 的浓度在瞬间快速升高,可达 $10^{-6}$ mol/L，使细胞内某些酶的活性和蛋白质功能发生改变,产生细胞效应。

### （三）$Ca^{2+}$-钙调蛋白复合物的作用

一般情况 $Ca^{2+}$ 不直接作用于靶蛋白,而是通过细胞内多种能够与 $Ca^{2+}$ 结合且功能复杂的应答蛋白间接发挥作用,钙调蛋白（calmodulin，CaM）是其中最主要的一种。CaM 广泛分布于真核细胞中,相对分子量为 16.7 kD，由一条包含 148 个氨基酸残基的多肽链组成,呈哑铃形构象,含四个结构域,每个结构域可结合一个 $Ca^{2+}$。CaM 本身无活性,当细胞中 $Ca^{2+}$ 浓度超过 $10^{-6}$ mol/L 时,无活性的 CaM 与 $Ca^{2+}$ 结合形成活化态的 $Ca^{2+}$-CaM 复合物,然后激活靶蛋白或靶酶(图 9-21)。

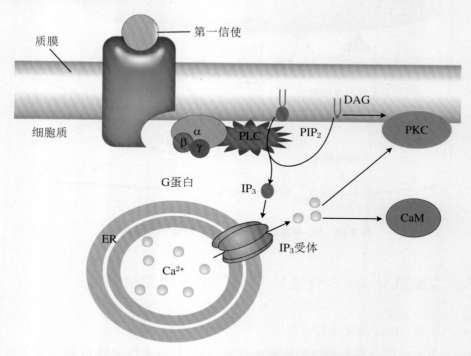

图 9-20　二酯酰甘油/三磷酸肌醇信使介导的细胞效应

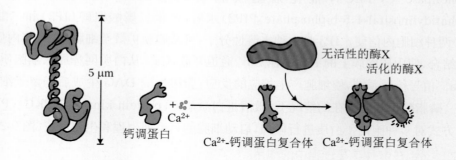

图 9-21　$Ca^{2+}$-钙调蛋白复合体的分子结构及对酶的调节

$Ca^{2+}$-CaM 复合物激活的酶主要包括磷酸化酶激酶(phosphorylase kinase,PhK)、肌球蛋白轻链激酶(myosin light chain kinase,MLCK)及钙调蛋白激酶(CaM kinase,CaM-PK)三种类型。钙调蛋白激酶是特别重要的一类靶酶,动物细胞的许多功能活动都是由钙调蛋白激酶所介导的,如细胞内 $Ca^{2+}$-CaM 复合物浓度升高有利于受精后的胚胎发育、兴奋肌细胞的收缩、神经元的分泌与记忆功能等。

CaM 本身还可通过激活细胞膜上的 $Ca^{2+}$ 泵,调节细胞内的 $Ca^{2+}$ 浓度。$Ca^{2+}$ 也可直接对离子通道进行调节,如活化多种组织细胞膜的 $K^+$ 通道,致使 $K^+$ 顺电化学梯度扩散到细胞外,使细胞膜处于超极化状态。依据细胞类型不同,$Ca^{2+}$ 信号产生的途径与功能存在差异,如神经细胞中,细胞膜钙通道开放是产生 $Ca^{2+}$ 信号的主要途径;而肌细胞中,$Ca^{2+}$ 信号则依赖于内质网钙通道及细胞膜钙通道同时开放;$Ca^{2+}$ 可激活或抑制各种靶酶和运输系统,改变膜的离子通透性,诱导膜融合或者改变细胞骨架的结构与功能。

# 第三节　细胞信号转导的特征

细胞信号转导是多通路、多环节、多层次和高度复杂的可控过程,由前后相连的生物化学反应组成,前一个反应的产物可作为下一个反应的底物或者发动者,通过一系列蛋白质与蛋白质的相互作用,信息可从细胞内的一个信号分子传递到另一个信号分子,每一个信号分子都能够激起下一个信号分子的产生,直至引发代谢酶被激活、基因转录被启动和细胞骨架产生变化等细胞生理效应。许多情况下,细胞作出的生理效应依赖于接收信号的靶细胞对多种信号的整合以及对信号有效性的控制。现将细胞内信号转导的特征概括如下:

1. 信号转导分子的激活机制具有类同性

蛋白质的磷酸化和去磷酸化的特定作用模式是绝大多数信号分子激活并具有可逆性的共同机制,如:原癌基因 Fos 的激活需要丝氨酸和苏氨酸的磷酸化;JAK(詹纳斯激酶)的激活需要酪氨酸的磷酸化,在信息传递过程完成后即可发生去磷酸化,返回静默状态。

2. 信号转导为级联式反应放大的过程

信号转导过程是各个反应环节相互衔接的级联反应过程。细胞外信号通过与膜受体结合,引发细胞内的信号转导和基因调节,经历多次的信号转换后,信号不断放大强化,使少数细胞外的微弱信号分子足以激起一个较显著的细胞生物学反应。如在 cAMP 蛋白激酶途径中,一个信号分子可与多个细胞膜受体结合,活化的受体则可作用于数个 G 蛋白,每一个 G 蛋白又能调节多个效应酶,由此产生大量的细胞内信使并激活蛋白激酶,进一步磷酸化其他靶蛋白,使细胞产生明显的生物学效应(图 9-22)。

3. 信号转导途径具有通用性与特异性

信号转导途径的通用性是指同一条信号转导途径可在细胞的多种功能效应中发挥作用。如相同的受体引发产生不同的细胞内信号分子,激活不同的下游通路;同一个细胞内信号分子 cAMP 不仅可介导细胞外信号对细胞生长和分化产生效应,也可在物质代谢的调节和神经递质的释放等方面起作用。特定的细胞功能需要对信号转导进行精细调节,所以信号转导途径必须具有特异性,其产生的基础是受体的特异性,如生长因子受体的 TPK 活性,能在生长因子刺激细胞增殖的过程中起独特的作用;G 蛋白偶联受体、G 蛋白家族及各种类型的 PKC、TPK,在结构及分布等方面的特异性与多样性,以及它们作用发生的时间,对于信号转导途径的特异性形成均具有一定的影响。

4. 胞内信号转导途径相互交叉

参与信号转导的分子大多数具有复杂的异构体和同工酶,对上游的激活条件要求不同,而对下游底物分子的识别也有差别,使得各条信号转导途径之间能够相互交叉继而相互影

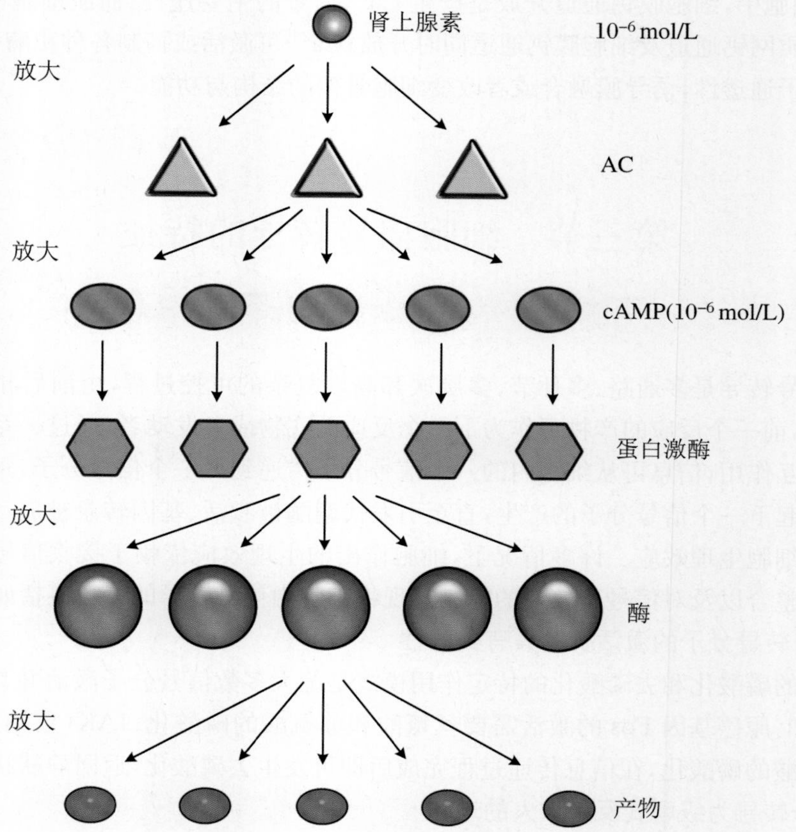

**图 9-22　信号转导级联式放大过程**

响,形成复杂的信号网络,共同协调细胞乃至机体的生命活动,包括以下两种情况:

① 一条信号转导途径的成员可激活或抑制另一条信号转导途径。如促甲肾上腺素与受体结合后,既可以通过 $Ca^{2+}$ -二酯酰甘油/三磷酸肌醇信使体系激活 PKC,还可以因 $Ca^{2+}$ 浓度的升高,激活 AC,促进 cAMP 的生成,进而激活 PKA。

② 不同的信号转导途径可通过同一种效应蛋白或同一基因调控区,彼此协调地发挥作用,从而使细胞对信号进行更精确的相互制约和调控。如 G 蛋白偶联受体可以激活 PLC-IP3/DAG 信号通路,一些酶偶联受体也可以激活这条通路;而 cAMP 途径与 $Ca^{2+}$ -IP3/DAG 信使体系均能使胞内的转录因子 CREB 磷酸化,影响多种基因的转录。

## 思考题

① 简述膜受体的类型、特性和功能。

② 以肾上腺素引起肝糖原分解为例,说明 cAMP 信号转导过程。

③ 试比较 cAMP、cGMP、DG 和 IP3 信号途径的差别。

④ 简述 G 蛋白的本质、结构和作用过程。

**本章概念图**

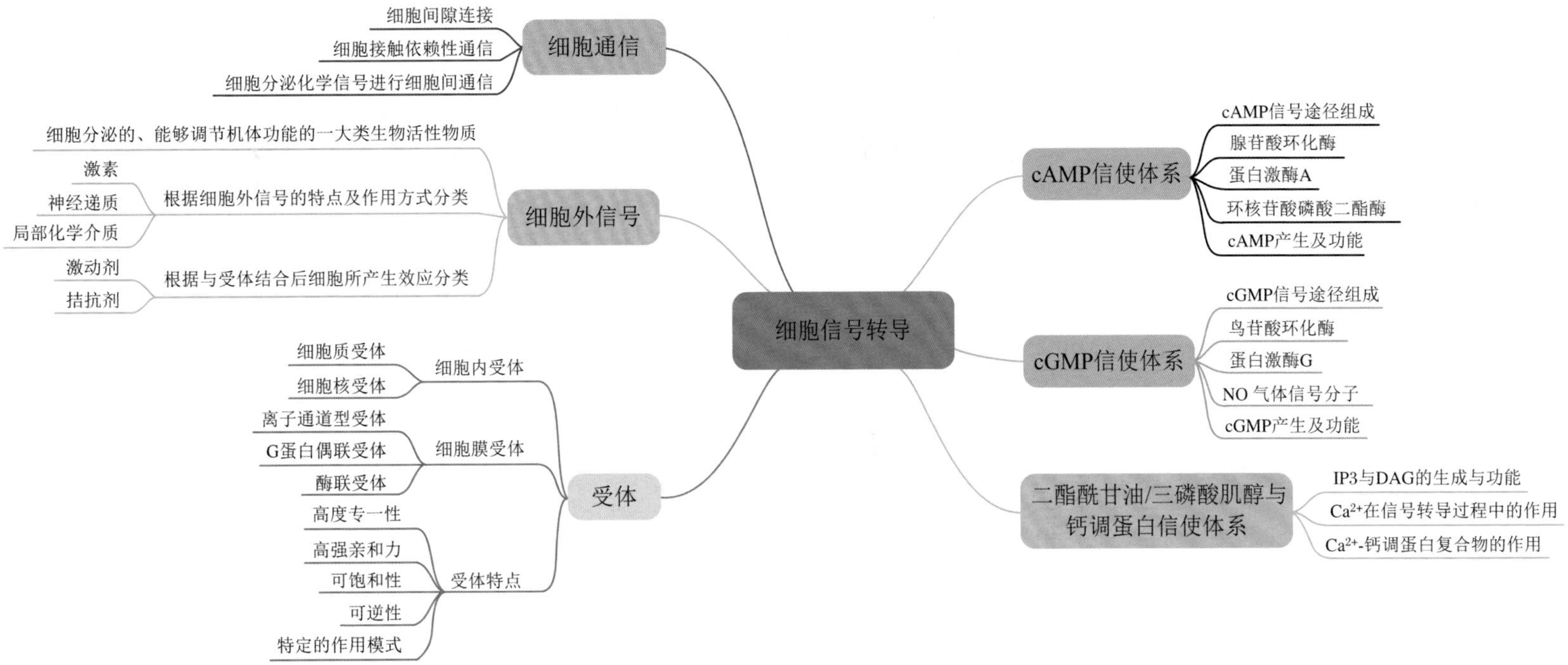

细胞信号转导

细胞通信
- 细胞分泌化学的、能够调节机体功能的一大类生物活性物质
  - 激素
  - 神经递质
  - 局部化学介质
- 细胞接触依赖性通信
  - 细胞间隙连接
- 细胞分泌信号进行细胞间通信

细胞外信号
- 根据细胞外信号的特点及作用方式分类
  - 激动剂
  - 拮抗剂
- 根据与受体结合后细胞所产生效应分类

受体
- 细胞内受体
  - 细胞质受体
  - 细胞核受体
- 细胞膜受体
  - 离子通道型受体
  - G蛋白偶联受体
  - 酶联受体
- 受体特点
  - 高度专一性
  - 高强亲和力
  - 可饱和性
  - 可逆性
  - 特定的作用模式

cAMP信使体系
- cAMP信号途径组成
  - 腺苷酸环化酶
  - 蛋白激酶A
  - 环核苷酸磷酸二酯酶
- cAMP产生及功能

cGMP信使体系
- cGMP信号途径组成
  - 鸟苷酸环化酶
  - 蛋白激酶G
  - NO气体信号分子
- cGMP产生及功能

二酯酰甘油三磷酸肌醇与钙调蛋白信使体系
- IP3与DAG的生成与功能
- $Ca^{2+}$在信号转导过程中的作用
- $Ca^{2+}$-钙调蛋白复合物的作用

（刘长青　白春雨）

# 第十章
## 细胞增殖与细胞周期

细胞增殖（cell proliferation）是指细胞通过生长和分裂使细胞数目增加的过程。细胞增殖是生物体的重要生命特征，是生物体生长、发育、繁殖以及遗传的基础。种族的繁衍、个体的发育、组织再生、机体创伤愈合以及病理组织修复等都离不开细胞增殖。一个受精卵发育为初生婴儿，细胞数目增至 $10^{12}$，长至成年达到 $10^{14}$，成人体内每秒钟仍有数百万新细胞产生，以补偿代谢过程中的损失，如上皮细胞、血细胞、小肠黏膜细胞等的衰老与死亡。对于有性生殖的精子和卵子，来自一种特殊的细胞增殖方式——减数分裂，然后再经过精卵的结合，新的生命由此诞生，细胞增殖也是生命延续的基础。

细胞增殖异常导致机体异常与疾病的发生。如贫血发生的主要原因是造血细胞生成的速率小于血液中细胞死亡的速率；机体局部细胞无休止的分裂就会导致肿瘤发生；若细胞增殖过程中染色体分配异常导致染色体病的发生。

细胞增殖的过程包括生长和分裂两个阶段，细胞生长主要是指细胞体积的增大，表现为各种物质的合成，为分裂做准备，是细胞分裂的物质基础。细胞分裂是指由一个亲代细胞变成两个子代细胞的过程，生长与分裂是一个高度受控的相互连续过程。对于连续增殖的细胞，人们通常将细胞从上一次分裂结束开始到下次分裂结束为止所经历的过程称为细胞增殖周期（cell reproductive cycle），简称细胞周期（cell cycle）。

细胞周期是一个十分复杂而又精确的生命活动过程，细胞周期中的每一事件如细胞生长，DNA 复制、倍增的遗传物质均等地分配到两个子细胞中，胞质分裂等都是有规律、精确地发生，在时间与空间上受到严格调控。为确保细胞周期严格有序地进行，细胞内存在一系列调控机制，在细胞周期的不同阶段有一系列检验点对该过程进行严密监控。如果由于细胞自身或环境因素影响，细胞正常的调控体系受到阻碍，细胞周期进程可能出现异常，如细胞增殖失控就会导致机体肿瘤等疾病发生。

# 第一节　细 胞 分 裂

细胞增殖是以细胞分裂（cell division）的方式进行的，生物界中细胞分裂的主要方式有三种：无丝分裂（amitosis）、有丝分裂（mitosis）和减数分裂（meiosis）。本节分别介绍三种分裂方式的过程及主要特点。

## 一、无丝分裂

无丝分裂（amitosis）是最早被发现的一种细胞分裂方式，是指处于间期的细胞核不经过任何有丝分裂时期，直接分裂为大小大致相等的两部分的细胞分裂方式。早在 1841 年，R. Remak 在鸡胚的血细胞中就观察到了细胞分裂（图 10-1）。1882 年，W. Flemmng 发现其分裂过程有别于有丝分裂，分裂时没有纺锤丝与染色体的变化，因此称为无丝分裂；因为这种分裂方式是细胞核和细胞质的直接分裂，所以又叫作直接分裂（direct division），主要特点是：过程简单、迅速；一般认为无丝分裂是原核生物增殖的主要方式，如变形虫和衣藻等，无丝分裂在真核细胞中也普遍存在。

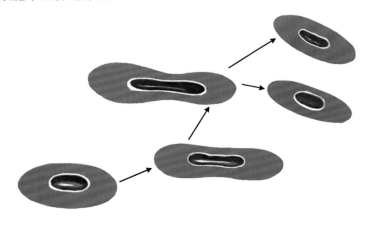

**图 10-1　蛙红细胞的无丝分裂**

## 二、有丝分裂

有丝分裂（mitosis）最早由 E. Strasburger 于 1880 年在植物细胞中发现的，1882 年 W. Fleming 在动物细胞中也观察到这种分裂方式的存在。有丝分裂是高等真核生物体细胞分裂的主要方式。

## （一）有丝分裂的概念

有丝分裂又称间接分裂（indirect division），是指在体细胞分裂过程中，DNA 复制 1 次，细胞分裂 1 次，由一个母细胞形成两个子细胞，子细胞获得与母细胞相同数目的染色体。在分裂过程中有染色体的形成和纺锤丝出现。

有丝分裂过程一般分为间期（interphase）和分裂期（mitosis/division）（有丝分裂间期在本章第二节细胞周期中详细介绍），分裂期的细胞形态发生明显变化，主要包括染色体的形成、纺锤体装配以及染色单体分离、核膜与核仁的解体与重建以及胞质分裂等重要事件。为了讲述方便，人为地把分裂期划分为前期、中期、后期、末期和胞质分裂 5 个时期（图 10-2）。在整个有丝分裂过程中，细胞骨架是核分裂与胞质分裂的主要执行者。

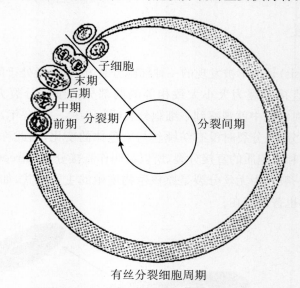

有丝分裂细胞周期

**图 10-2　细胞周期分期**

## （二）分裂期各时期的主要特点

### 1. 前期

前期（prophase）是指自分裂期开始到核膜解体为止的阶段。这个时期细胞变化的主要特征是：染色质凝集成染色体，分裂极确定与纺锤体装配，核膜破裂与核仁消失（图 10-3）。

① 染色质凝集成染色体。在前期开始的时候，染色质纤维在成熟促进因子（maturation promoting factor，MPF）的作用下发生凝集，在光镜下可见染色质不断螺旋折叠成染色线，凌乱地分布在细胞核内，并逐渐变短、变粗，直至变成清晰可见的染色体，随着前期的进行逐渐边集，靠近核膜的边缘。

② 分裂极确定与纺锤体装配。分裂极确定对于细胞正确分裂至关重要。在动物细胞中，分裂极的确定与中心体的复制、分离和纺锤体的装配密切相关。动物细胞中心体又称为微管组织中心，每一中心体由包含一对相互垂直的中心粒及周围无定型的基质构成。中心体与周围呈放射状分布的微管一起被称为星体（astar），在间期复制的两个中心体随着染色质凝集，利用马达蛋白牵引，以星体微管为轨道，逐渐彼此远离，沿细胞核外围移向细胞的两

极,确定分裂极,中心体移动的方向决定细胞最后分裂的方向。

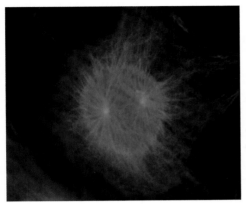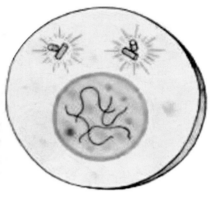

图 10-3　前期细胞形态示意图

纺锤体(spindle)是细胞分裂过程中与染色体分离直接相关的临时装配的细胞器,主要由动粒微管、极微管和星体微管组成,因形如纺锤而得名(图 10-4)。动粒微管是指从中心体发出,另一端与染色体动粒(kinetochore)相连的纺锤丝;极微管是指从中心体发出,伸向另一极的纺锤丝,但并没有真正伸到另一极,通常从两极发出的极微管常在赤道处相互重叠搭桥;星体微管是指中心体周围的星射线。纺锤体装配起始于两个星体的形成和向两极的运动,随着前期末核膜解体,两极的纺锤丝捕获到染色体两侧动粒变成动粒微管时,标志着纺锤体完全形成。

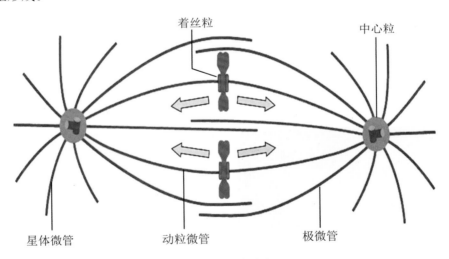

图 10-4　纺锤体示意图

中心体、染色体和纺锤体并称为细胞有丝分裂器(mitotic apparatus),专门执行有丝分裂,对染色体分离、染色体向极移动及遗传物质平均分配到子代细胞等活动起着关键作用;无丝分裂过程没有有丝分裂器的形成,从这个意义上说,有丝分裂是细胞分裂方式长期进化和完善化的表现,是一种更为高等的分裂方式。

③ 核膜破裂与核仁消失。在前期末,由于 MPF 作用,导致核纤层蛋白磷酸化,核纤层

降解,核膜破裂,裂解成许多小泡,游离在细胞质基质中,在核膜重建时,上述小泡会重新融合成新核膜(图 10-5)。与此同时,由于染色质凝集,核仁 rRNA 基因失活,核仁也逐渐缩小,直至解体。

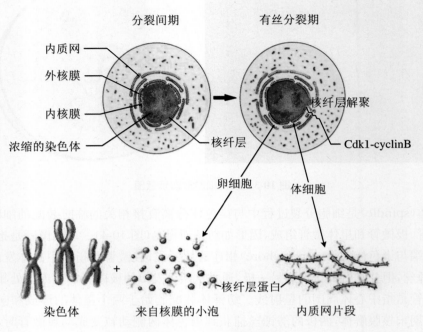

**图 10-5 前期核膜变化**

#### 2. 中期

中期(metaphase)的主要特点是染色体螺旋成短棒状,排列在细胞中央形成"赤道板"(equatorial plate)(图 10-6)。这些染色体在赤道板呈放射状排列,它们不是静止不动的,而是处于不断摆动的状态。中期染色体螺旋化程度最高且最短、最粗,可清晰地看到每条染色体包含两条染色单体,此时最适宜进行核型分析,以及染色体的形态、结构和数目的研究。

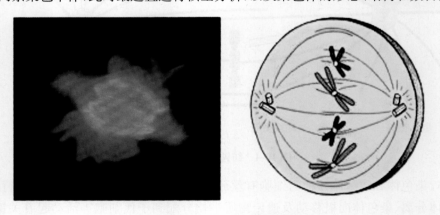

**图 10-6 中期细胞示意图**

染色体向赤道面上的运动过程称为染色体列队(chromosome alignment)。当染色体上的两侧动粒被动粒微管捕获后,细胞是如何将染色体排列到赤道面上的呢?即染色体是如何列队的？染色体列队是有丝分裂过程的重要事件之一，是启动染色体分离并向两个子细胞中平均分配的先决条件。目前对此进行解释的流行学说是牵拉与外推假说（pull and push hypothesis）（图10-7），牵拉假说认为：① 染色体向赤道板方向运动是由于动粒微管牵拉的结果。② 动粒微管越长，拉力越大。③ 当来自两极的动粒微管的拉力相等时，染色体即被稳定在赤道面上。外推假说认为：① 染色体向赤道方向移动是由于星体的排斥力将染色体外推的结果。② 染色体距离中心体越近，星体对染色体的外推力越强。③ 当来自两极的推力达到平衡时，染色体即被稳定在赤道面上。

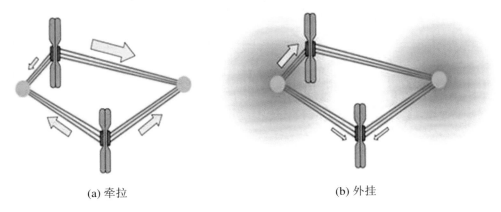

(a) 牵拉         (b) 外挂

**图 10-7 牵拉与外推假说**

3. 后期

后期（anaphase）的发生标志是中期染色体的两条姐妹染色单体在着丝粒处纵裂而分开，分别移向两极（图10-8）。染色体向两极的运动主要依靠纺锤体微管的作用。用破坏微管的药物如秋水仙素处理此时的细胞，染色体的运动会立即停止；去除此药物，染色体并不能立即恢复运动，需等到纺锤体重新装配后才能恢复，由此可见染色单体与纺锤体微管的联系是染色体向两极运动所必需的。

染色体是如何移向两极的呢？目前比较广泛支持的假说是后期 A 和后期 B 两个阶段假说。后期 A：动粒微管变短，产生向极拉力，使染色体向极运动；后期 B：极微管加长，在中央搭桥区相互滑动，产生向极的推力，纺锤体拉长（图10-9）。与此同时，星体微管与细胞膜之间搭桥，进一步将两极之间的距离拉长。此时细胞在外观上较圆球状的中期时较为细长，且细胞中部出现凹陷，意味着胞质分裂已经开始。

4. 末期

两组子染色体到达细胞两极，停止移动，即进入末期（telophase）。到达两极的染色单体去浓缩，解聚成染色质，在每组染色单体周围伴随核纤层蛋白去磷酸化，核纤层与核膜重新组装，形成两个子细胞核（图10-10）。随着染色单体的去浓缩，rRNA 基因重新激活，RNA 合成开始，核仁也可以重新组装。

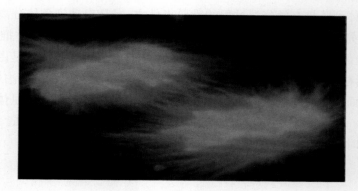

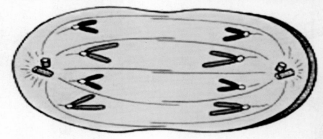

图 10-8　后期细胞示意图

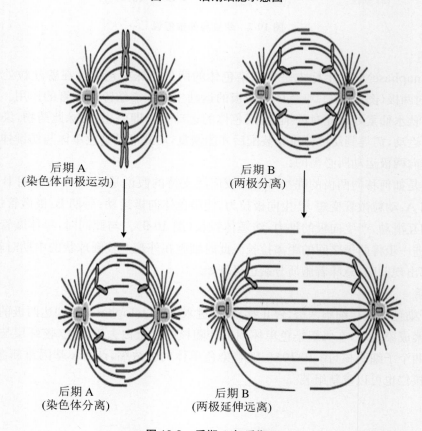

图 10-9　后期 A 与后期 B

5. 胞质分裂

胞质分裂（cytokinesis）是指母细胞胞体一分为二的过程。胞质分裂发生时间：开始于分裂后期，结束于分裂末期。动物细胞的胞质分裂：胞质分裂开始时，在赤道板周围细胞表面下陷，质膜下由微丝形成收缩环（contractile ring），微丝相互滑动，收缩环直径变小，内陷形成分裂沟（furrow），最后缢缩成两个子细胞（图 10-11）。植物细胞的胞质分裂：植物细胞首先形成成膜体（phragmoplast），成膜体的囊泡来自高尔基体，小囊泡不断融合扩大形成质膜，即细胞板（cell plate），将细胞一分为二，最后在细胞板两侧积累多糖，形成新的细胞壁（图 10-12）。

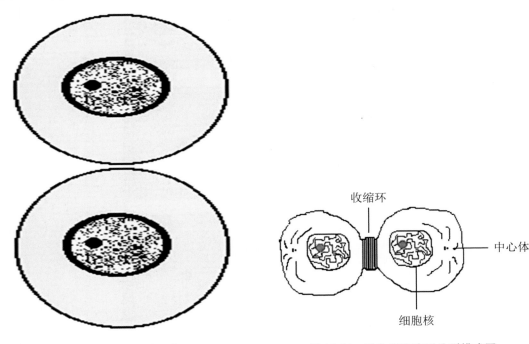

图 10-10 末期细胞示意图

图 10-11 动物细胞胞质分裂模式图

## 三、减数分裂

减数分裂（meiosis）是发生于有性生殖细胞形成和成熟过程中的一种特殊有丝分裂，不同于有丝分裂和无丝分裂，减数分裂仅发生在生命周期的某一阶段，它是进行有性生殖的生物性母细胞成熟、形成配子的过程中出现的一种特殊分裂方式。受精时雌雄配子结合，恢复亲代染色体数，从而保持物种染色体数目的恒定。

（一）减数分裂的概念与分期

减数分裂是有性生殖生物在形成生殖细胞时所进行的一种特殊有丝分裂，分裂过程中，DNA 只复制一次，细胞连续分裂两次，产生染色体数目减半的生殖细胞。

减数分裂过程一般分为减数分裂前间期（简称间Ⅰ）、第一次减数分裂（简称减Ⅰ）、间期（简称间Ⅱ）和第二次减数分裂（简称减Ⅱ）。

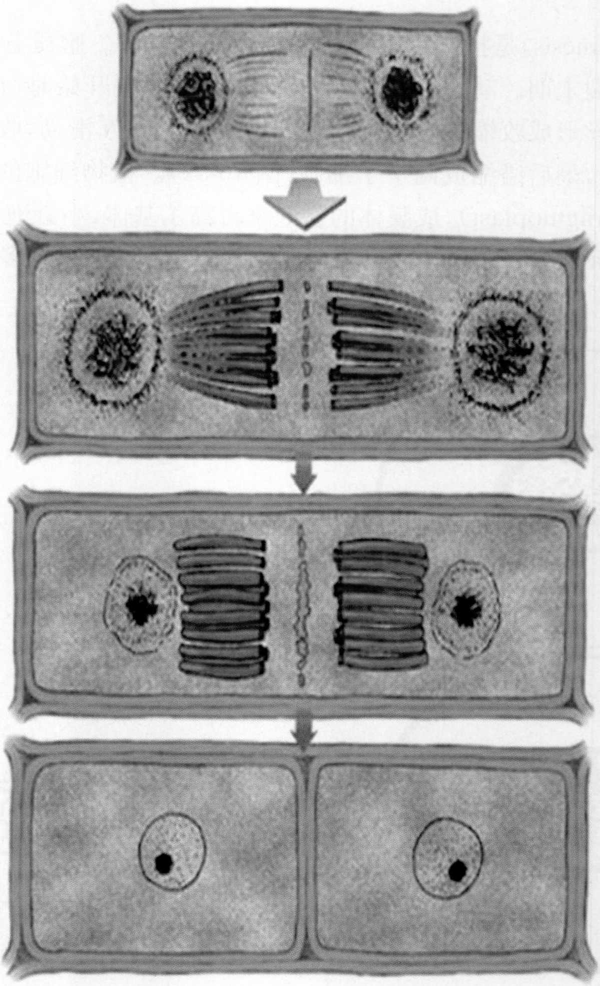

**图 10-12　植物细胞胞质分裂示意图**

减数分裂前的间期即间 I 的主要特点：① 间 I 也可分为 G1 期、S 期和 G2 期。② G2 期是有丝分裂向减数分裂转化的关键时期。③ G2 期具有细胞增殖的限制点。④ 减数分裂的 S 期时间较长，可以合成 99.7%DNA。

（二）第一次减数分裂各期的主要特点

为讲述方便，一般人为将减数分裂 I 又分为前期 I、中期 I、后期 I、末期 I 和胞质分裂 I。减数分裂 I 主要发生同源染色体联会、非姐妹染色体交叉与交换、同源染色体分离与非同源染色体自由组合等重要事件。

1. 前期 I

前期 I 持续时间较长，在高等生物体内，其时间可持续数周、数月、数年，甚至数十年，在这过程中主要进行同源染色体配对和基因重组，同时也合成一定量的 RNA 和蛋白质。根据前期 I 染色体形态变化，一般将前期 I 又划分为细线期、偶线期、粗线期、双线期和终变期。

细线期（leptotene）。此期的主要特点：间期完成复制的染色质开始发生凝集、螺旋与折叠,在光镜下呈细线状;在细线状染色体上出现一系列大小不一的颗粒状结构,称为染色粒;细线状染色体端粒接触斑与核膜相连;此时细胞核较大,核仁明显(图10-13)。

偶线期(zygotene)。此期的染色体进一步凝集,同源染色体(homologous chromosome)联会(synapsis)形成二价体(bivalent)是其最主要的特点(图10-14)。同源染色体是指大小、形态、结构相同,其中一条来自父亲,一条来自母亲的一对染色体。联会是指同源染色体相互靠近配对的过程。二价体是指联会的一对同源染色体。

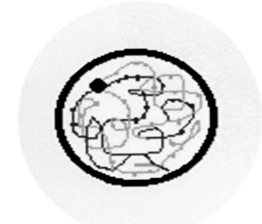

图 10-13 细线期示意图

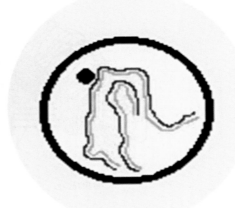

图 10-14 偶线期示意图

同源染色体联会从端粒处开始,同源染色体间出现若干不同部位的接触点,随后这种结合沿着其长轴迅速扩展,直至同源染色体侧面紧密联会。联会复合体(synaptonemal complex,SC)是指联会时同源染色体之间形成的一种临时性的蛋白质复合结构。联会复合体沿同源染色体长轴分布,宽1.5~2 μm,在电镜下可清楚地显示:联会复合体两侧是20~40 nm的侧生成分(lateral element),电子密度较高,两侧的侧生成分之间为电子密度较低的中间区,宽约100 nm,中间区的中央为中央组分(central element),宽约30 nm;侧生成分与中央组分之间有横向排列的粗为7~10 nm的SC纤维,每个SC纤维相距20~30 nm,使联会复合体外观呈梯子状,也有人将SC比喻成一条"拉链"(图10-15)。

联会复合体的主要功能是识别并稳定同源染色体,便于非姐妹染色单体之间的交换和重组。为什么只有同源染色体才能配对联会呢?这是因为不同染色体的侧生成分不一样,只有同源染色体的侧生成分才能相互识别配对。在偶线期发生的另一个重要事件是在间期末合成约0.3%的DNA(称偶线期DNA,即zygDNA),研究发现:若用DNA合成抑制剂抑制偶线期DNA合成,联会复合体的形成将受到抑制。

同源染色体就是借助联会复合体紧密地结合在一起,形成二价体。细胞内有多少对同源染色体就能形成多少个二价体,如人体细胞内有23对同源染色体,在偶线期时,通过联会可以形成23个二价体。

粗线期(pachytene)。配对的染色体进一步凝缩,变短、变粗,在光镜下每条染色体由两条染色单体组成,此时的二价体变成四分体;同源染色体间的非姐妹染色体发生交换形成交叉点(图 10-16)。联会复合体中央出现一些椭圆形、球形或棒状的结节,直径约为 90 nm,称为重组节(recombination nodule),重组节中含有大量与 DNA 重组有关的酶,推测重组节与染色体重组有关。

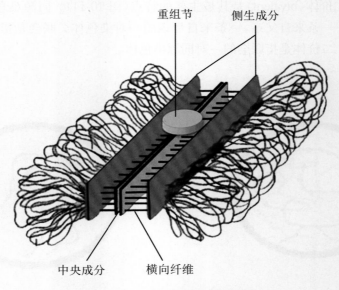

图 10-15　联会复合体结构示意图

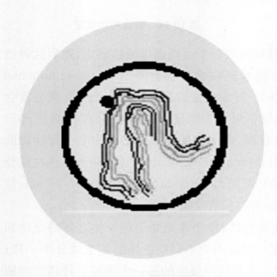

图 10-16　粗线期示意图

此外,在粗线期也合成一小部分尚未合成的 DNA,称为 P-DNA,主要编码与 DNA 剪切和修复相关的酶,在重组过程中发挥 DNA 修复等作用,确保染色体的完整性。粗线期另一个重要的生化活动是合成减数分裂特有的组蛋白,并部分或全部地置换体细胞类型的组蛋白。这种置换可能参与基因的重组过程,或反映出减数分裂前期染色体结构的变化。

双线期(diplotene)。配对的染色体进一步凝缩,联会复合体此时因发生去组装而逐渐解体,紧密配对的同源染色体渐渐相互分离,表现为交叉点逐渐端移(图 10-17)。

双线期一般持续时间较长。如两栖类卵母细胞的双线期可持续近一年,而人类的卵母细胞双线期始于胚胎第 5 个月,持续时间有十几年到四五十年不等,短者结束于性成熟开始,长者延续到生育期结束。

终变期(diakinesis)。染色体高度凝集,显著变粗变短,表现为短棒状结构;交叉继续向染色体端部移行,这个移行过程称为端化(terminalization);核膜、核仁消失(图 10-18)。终变期结束标志前期 I 完成。

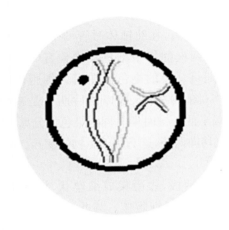

图 10-17 双线期示意图

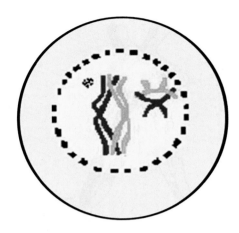

图 10-18 终变期细胞示意图

2. 中期 I

在此过程中,纺锤体完成装配,纺锤体的结构与装配过程与一般有丝分裂过程相类似。核膜破裂标志着中期 I 的开始,纺锤体微管侵入核区,捕获分散于核中的四分体。四分体逐渐向赤道方向移动,最终排列在赤道面上,形成赤道板。与有丝分裂不同的是:每个四分体含有 4 个动粒,其中一条同源染色体的 2 个动粒位于一侧,另一条同源染色体的 2 个动粒位于另一侧(注:有丝分裂每条染色体的 2 个动粒分别位于染色体两侧),从纺锤体一极发出的微管只与一条同源染色体的 2 个动粒相连,从另一极发出的微管则只与另一条的 2 个动粒相连(图 10-19)。

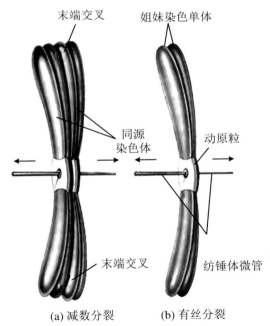

图 10-19 减数分裂与有丝分裂中期染色体排列的区别

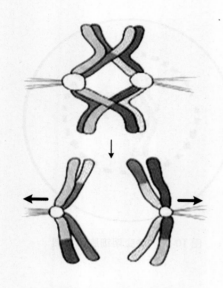

**图 10-20 后期 Ⅰ 示意图**

### 3. 后期 Ⅰ

同源染色体分离,在纺锤体微管的牵引下,分别移向两极,移向两极的每条染色体均含有 2 条染色单体,因此达到每一极的染色体数目为细胞内染色体总数的一半(图 10-20)。所以说后期 Ⅰ 是减数分裂中染色体减半的关键时期。同源染色体分离,非同源染色体随机移向两极,这有利于生物的变异与进化。

### 4. 末期 Ⅰ

染色体移至两极,去凝集成细丝状、核膜重建、核仁形成,形成 2 个子细胞核。与此同时,进行胞质分裂,最终形成两个减数分裂间期子细胞,各含有比亲代细胞减半的染色体。

### (三)间 Ⅱ 期的主要特点

间 Ⅱ 是指两次减数分裂之间的间期,主要特点:有或者无此间期(短暂),不同的生物不一样;染色体解旋为染色质;进行有关蛋白质的合成,但无 DNA 合成。

### (四)第二次减数分裂各期的主要特点

第二次减数分裂主要完成染色单体的分离,其过程与有丝分裂基本相同,过程从略。

在第二次减数分裂结束后,一个亲代细胞共形成 4 个子代细胞,每个子代细胞染色体只有母细胞的一半,称为单倍体(或称为生殖细胞)。在人体中,一个初级精母细胞经过减数分裂获得 4 个精子细胞,最后发育成 4 个精子;一个初级卵母细胞经过减数分裂最终获得 1 个卵细胞和 3 个极体,极体没有功能,很快解体。

减数分裂与有丝分裂有许多相似点,当然也有许多不同之处(图 10-21)。二者的相同点:DNA 都复制 1 次,都有纺锤体出现,都导致细胞增殖。

### (五)减数分裂的意义

减数分裂是有性生殖生物在形成生殖细胞时所进行的一种特殊有丝分裂,分裂过程中,DNA 只复制 1 次,细胞连续分裂 2 次,结果产生染色体数目减半的生殖细胞,再经过受精作用,形成受精卵,染色体数又恢复到体细胞染色体数,这就保证了生命在世代延续中染色体数目的恒定和遗传性状的稳定性(图 10-22);同时,通过减数分裂,同源染色体联会、非姐妹染色单体重组互换以及同源染色体分离,非同源染色体随机组合进入细胞两极,生殖细胞既有效地获得父母双方的遗传物质,保持后代的遗传性,又可以增加更多的变异机会,确保生物的多样性,增强生物适应环境变化的能力,所以说减数分裂是遗传学三大定律的细胞学基础,也是遗传和变异的细胞学基础。

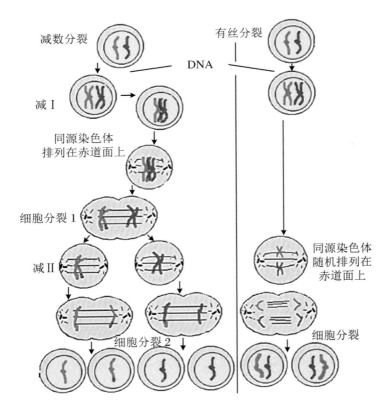

**图 10-21　减数分裂与有丝分裂比较**

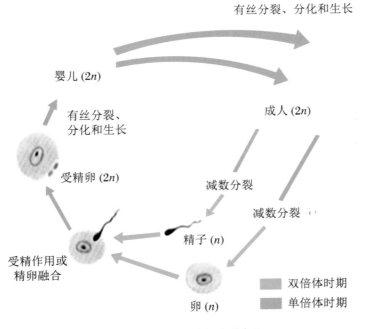

**图 10-22　减数分裂意义**

# 第二节 细胞周期

细胞增殖是通过细胞周期实现的。细胞周期的运转具有高度时空有序性和协同性,包括细胞周期事件发生的严格时序性、遗传物质复制的精确性以及分配均等性等,细胞周期的精确性演进是由一系列复杂的调控系统和各种环境因素综合决定的。如果受细胞某些自身的或环境因素的影响,细胞周期的正常调控体系出现障碍,那么细胞周期进程将会出现异常,细胞增殖失控,导致肿瘤等疾病发生。

## 一、细胞周期的概念与分期

细胞增殖周期(cell reproductive cycle)是指连续增殖的细胞从上一次有丝分裂结束开始,经过体积的增大,物质准备和积累过程,到下一次有丝分裂结束为止所经历的全过程,简称细胞周期(cell cycle)。根据细胞形态变化,一般将细胞周期划分为分裂间期(interphase)和分裂期(mitosis or division)。

20世纪50年代以前,由于研究手段和技术的限制,人们对于分裂间期的细胞生化活动知之甚少,一般把处于分裂间期的细胞视为细胞的静止阶段,当时的认识仅限于光镜下有丝分裂时期细胞形态和染色体形态的变化,认为有丝分裂期是细胞增殖周期中的主要阶段。

1951年,Howard等学者用$^{32}P$标记蚕豆根尖细胞,通过放射自显影技术,研究根尖细胞DNA合成的时间间隔,结果发现:DNA复制不是在有丝分裂期,而是发生在有丝分裂间期某一阶段,人们一般把这个阶段称为DNA合成期(DNA synthesis phase),简称S期。进一步研究发现,在DNA复制期开始前与上一次分裂结束开始之间有一个间隙(gap),在DNA复制期结束到细胞分裂也有个间隙,所以前一个间隙期称为$G_1$期(也称DNA合成前期),后一个间隙期称为$G_2$期(也称DNA合成后期)。据此,Howard于1953年率先提出细胞周期的概念,并将细胞周期划分为4个时期:$G_1$期、S期、$G_2$期和M期(图10-23)。随后,科学家们在各种细胞中普遍证实了细胞增殖周期的4个时期,为后来研究细胞周期变化奠定了理论和方法学基础。这一概念的提出被认为是20世纪50年代细胞生物学领域的重大发现之一。

细胞周期时间(cycle time,Tc)是指细胞增殖过程所经历的时间。细胞周期时间的长短不一,同种细胞之间,细胞周期时间基本相等,不同生物或不同组

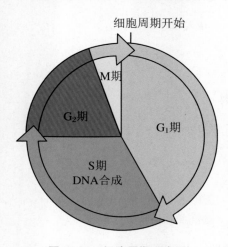

图 10-23　细胞周期示意图

织细胞的周期时间有很大差别。例如,芽殖酵母的细胞周期时间仅为 1.5 h,一般快速增殖的人体细胞,其细胞周期时间约 24 h:$G_1$ 期约 11 h,S 期约 8 h,$G_2$ 期 4 h,而 M 期仅仅只有 1 h。对于高等生物的细胞,其细胞周期时间长短主要决定于 $G_1$ 期时间长短,而 S 期、$G_2$ 期和 M 期的总时间相对恒定,尤其是 M 期持续时间非常恒定,通常为 0.5～1 h。此外,细胞周期时间长短与细胞所处的环境因素也有密切关系,如在一定范围内,温度越高,细胞分裂繁殖速度越快;温度降低,分裂繁殖速度减慢。

## 二、细胞周期各时相的主要特点

细胞周期被划分为 $G_1$ 期、S 期、$G_2$ 期和 M 期,每一时相都有其特定的变化特点。科学家们通过不同的实验方法与手段进行深入研究,基本弄清了细胞周期各时相中发生的生化活动、形态变化特点及其调控机理。在这里重点讲述分裂间期($G_1$ 期、S 期和 $G_2$ 期)的主要特点,M 期的特点已在本章第一节有丝分裂中叙述过,此处从略。

### (一) $G_1$ 期即 DNA 合成前期

$G_1$ 期是指从上一次细胞分裂结束到下一次 DNA 复制之前的间隙,$G_1$ 期是经典细胞周期进入增殖周期中的第一个阶段,在推动整个细胞周期演进中发挥重要的始发作用。

$G_1$ 的第一个特点是细胞体积不断增大,主要进行 RNA 及蛋白质的合成,为进入 S 期做准备。$G_1$ 期又分为 $G_1$ 早期和 $G_1$ 晚期两个阶段:细胞在 $G_1$ 早期合成各种在 $G_1$ 期内所特有的 RNA 和蛋白质,而在 $G_1$ 晚期至 S 期则转为合成 DNA 复制所需要的若干前体物和酶分子,包括胸腺嘧啶激酶、胸腺嘧啶核苷酸激酶、脱氧胸腺嘧啶核苷酸合成酶等,特别是 DNA 聚合酶急剧增高。这些酶活性的增高对于充分利用核酸底物在 S 期合成 DNA 是不可缺少的条件。

$G_1$ 期的第二个特点是 $G_1$ 期时间决定细胞周期时间的长短。$G_1$ 期持续时间变异很大,多数细胞的 $G_1$ 期较长,与细胞需要增加质量有关。但在某些单细胞生物如大变形虫、四膜虫和多细胞生物的某些细胞(如海胆胚胎,小鼠胚胎细胞)则无 $G_1$ 期,中国仓鼠卵巢细胞的变异株无 $G_1$ 和 $G_2$ 期,以致 M 期和 S 期连接在一起。$G_1$ 期的长短之所以变化很大,与 $G_1$ 晚期内存在一个特定时相位点有关,这个位点在酵母中称为起始点(starter point),在哺乳动物细胞中称为限制点(restriction point,简称 R 点)。$G_1$ 期细胞一旦通过 R 点,便能完成随后的细胞周期进程,且不受外界环境的影响。因此,有人认为细胞的生长是在 $G_1$ 期的 R 点上停止的,例如当细胞内环腺苷酸(cAMP)水平增高,细胞密度增加时,可阻止细胞从 $G_1$ 期向 S 期过渡,用嘌呤霉素抑制蛋白质合成或用放射线菌素 D 抑制 RNA 合成,也能延缓细胞从 $G_1$ 期进入 S 期。

$G_1$ 期的第三个特点是由于 R 点存在,细胞进入 $G_1$ 期后有三种前途(或称命运)(图 10-24)。① 连续增殖细胞也称周期中细胞。这种细胞能及时从 $G_1$ 期进入 S 期,并持续保持旺盛的分裂能力。如皮肤生发层细胞,骨髓造血干细胞等。② 暂不增殖细胞。这类细胞进入 $G_1$ 期后不立即转入 S 期,暂时脱离细胞周期,但保留细胞增殖能力,如肝细胞及肾小管上皮细胞等。在某种刺激下(如损伤、手术等),这些细胞可重新进入细胞周期,恢复增殖能力。如肝部分切除术后,剩余的肝细胞迅速分裂。③ 永不增殖细胞。此种细胞进入 $G_1$ 期后,失去分裂能力,终身处于 $G_1$ 期,通过合成功能性蛋白走向分化,直至衰老、死亡,所以这类细胞又称终末细胞(end cell),例如高度分化的神经细胞、肌细胞及成熟的红细胞等。

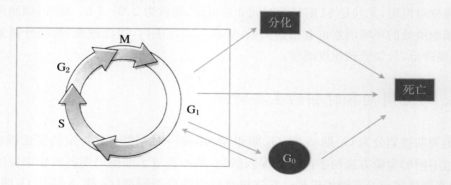

**图 10-24 通过 $G_1$ 期 R 点的调节,$G_1$ 期细胞三种去向**

$G_0$ 期细胞:也称休眠细胞,暂时离开分裂周期而停止分裂,当给予适宜的刺激时又可重新进入细胞周期开始分裂,这类细胞称为 $G_0$ 期细胞。$G_0$ 期细胞的特点为:① $G_0$ 细胞的 DNA 合成与细胞分裂的潜力仍然存在。② 当 $G_0$ 细胞受到刺激后,可恢复增殖能力,进入细胞周期继续分裂。

细胞周期的不同时期对药物敏感性不一样,可以为临床联合用药和设计合理的治疗方案提供依据(图 10-25)。例如,$G_0$ 期的肿瘤细胞对化疗药物不敏感,根据细胞增殖的调控机理,可以利用血小板源生长因子激活 $G_0$ 期细胞,将它们驱入 $G_1$ 期,进入增殖状态,此时放疗、化疗可达到较为理想的治疗效果。

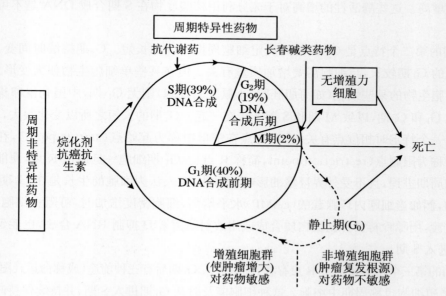

**图 10-25 细胞周期的不同时期对药物敏感性不一样**

### (二) S 期即 DNA 合成期

在这一阶段完成 DNA 的合成以及与 DNA 组装构成染色质等有关的组蛋白的合成。DNA 含量在此时期增加一倍。S 期终结时,每一染色体复制成两个染色单体,生成的两个子代 DNA 分子与原来 DNA 分子的结构完全相同。

另外,在 S 期内还有组蛋白的合成,且只在 S 期合成,DNA 在 S 期增加一倍,组蛋白也增加一倍。组蛋白的合成与 DNA 复制是同步进行的,伴随 DNA 的复制,胞质中组蛋白 mRNA 的转录增大,并在整个 S 期内连续进行,已合成的组蛋白能迅速与新合成的 DNA 结合,形成染色质。

S 期细胞含有一种因素能诱导 DNA 合成,用细胞融合实验证明,$G_1$ 期细胞在与 S 期细胞融合后能加速其核内 DNA 复制的起点启动。DNA 复制具有严格的时序性:S 期不同阶段复制的 DNA 碱基组成是不同的,早期复制的 DNA 富有 GC 碱基,晚期复制的 DNA 富有 AT 碱基,即常染色质比异染色质复制早。

中心粒的复制也在 S 期内完成。具体过程是相互垂直的一对中心粒彼此发生分离,然后各自在其垂直方向上复制形成一个中心粒(图 10-26)。中心粒是细胞内微管的组织中心,在随后的纺锤体装配过程中发挥重要作用。

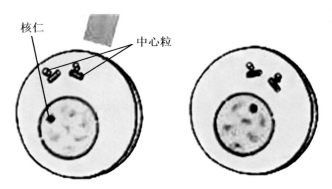

图 10-26　S 期细胞示意图

### (三) $G_2$ 期即 DNA 合成后期

$G_2$ 期是指 DNA 复制完毕到细胞分裂之前的间隙,在这期间,细胞大量合成 RNA、ATP 和微管蛋白,主要为进入有丝分裂进行物质和能量的准备。用放射标记的 RNA 前体和蛋白质前体示踪技术,表明 $G_2$ 期进行着大量的 RNA 和蛋白质的合成(图 10-27)。假如破坏这些合成过程,细胞就不能过渡到 M 期。有研究认为 $G_2$ 期继续完成从 S 期就开始的微管蛋白的合成,为 M 期纺锤丝的组装提供原料。

在 $G_2$ 晚期合成某些特定蛋白如有丝分裂促进因子,该蛋白是 $G_2$ 期向 M 期转化所必需的。

### (四) M 期即有丝分裂期

有丝分裂时期是细胞形态结构发生急速变化的时期,包括一系列核的变化、染色质的浓缩、纺锤体的出现,染色单体分裂以及胞质分裂等过程,使分裂后的子细胞保持遗传上的一致性。M 期分为前期、中期、后期、末期和胞质分裂(相关内容详见本章第一节的有丝分裂)。

M 期虽是形态变化最为显著的时期,但其呼吸作用反而降低,蛋白质合成明显下降,RNA 合成及其他代谢周转停止,这与有丝分裂期所需要的能量和其他基本物质均在间期内合成和贮备好了有关。

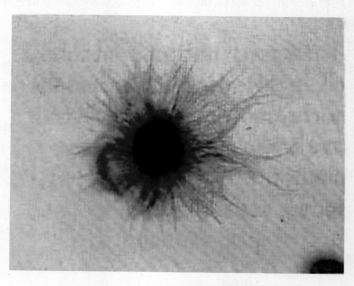

**图 10-27 G₂ 期细胞合成大量微管蛋白**

# 第三节 细胞周期调控

高等生物是多细胞有机体,无论是整体还是局部的细胞增殖都受到精确调控。早在 20 世纪 50 年代,S 期的发现和细胞周期 4 个时相的划分,细胞周期调控研究受到科学家们的重视与关注;进入 21 世纪,细胞周期调控的研究取得多项突破性成果。研究表明:细胞周期主要由周期蛋白(cyclin)和周期蛋白依赖性激酶(cyclin-dependent rinase,CDK)构成的复合物的核心调控,不同种类的周期蛋白与相应的 CDK 结合,构成不同的 cyclin-CDK 复合物调节细胞周期不同时相的精确地演进(图 10-28)。细胞周期不同节点上存在多个检验点的反馈调控机制,确保细胞周期中 DNA 复制和染色体平均分配等关键事件高度准确地完成。

## 一、PCC 现象和 MPF 的发现与鉴定

1970～1974 年,R. T. Johnson 和 P. N. Rao 以 Hela 细胞为材料,同步化培养,分别获得 G₁ 期、S 期、G₂ 期、M 期细胞。然后将 M 期细胞分别和 G₁ 期、S 期、G₂ 期细胞在仙台病毒介导下进行细胞融合,并继续培养一段时间,他们惊奇地发现,与 M 期细胞融合的间期细胞发

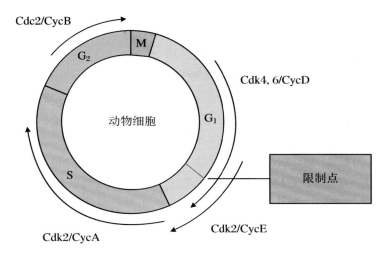

**图 10-28　细胞周期调控示意图**

生了形态各异的染色体凝集，他们将这种现象称之为早熟染色体凝集（premature chromosome condensation，PCC），此种染色体则称为超前凝集染色体。不同时期的间期细胞与 M 期细胞融合，产生的 PCC 的形态各不相同：$G_1$ 期 PCC 为细单线状、S 期 PCC 为粉末状、$G_2$ 期 PCC 为双线状（图 10-29）。染色体超前凝集在其他细胞中也被证实。PCC 现象提示在 M 期细胞中可能存在一种诱导染色质凝集的因子，称为细胞促成熟因子（maturation-promoting factor，MPF）或细胞促分裂因子（mitotic-promoting factor ，MPF）。

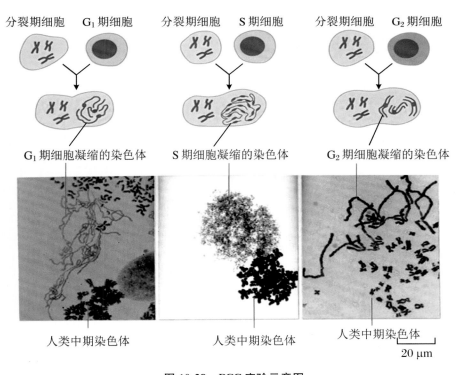

**图 10-29　PCC 实验示意图**

1971 年，Y. Masui 和 C. L. Markert 用两栖类动物非洲爪蟾的卵做试验材料，以精确的胚胎学技能和敏锐的观察力证实，垂体激素和孕酮均不能直接诱导卵母细胞成熟。他们认为孕酮可能是通过作用于卵母细胞的表面，使卵质中诱生出导致减数分裂的因子。后续实验中，他们首先去除爪蟾卵母细胞的卵核，再用孕酮处理这些去了核的第 1 次减数分裂前期的卵母细胞，然后将无核的卵质转移到未成熟的卵母细胞中去。结果发现：这一卵质和从成熟的卵母细胞中抽提的卵质一样，都能诱导胚泡破裂（geminal vesicle breakdown，GVBD），从而提出了成熟卵母细胞中存在一种细胞促成熟因子（图 10-30）。

在 Y. Masui 和 C. L. Markert 工作的启迪下，多位发育和细胞生物学家相继在海星卵母细胞、人 Hela 细胞、酵母和小鼠卵母细胞中都鉴定出了 MPF，并认为该因子在酵母到哺乳动物等真核细胞中都是保守的。

成熟促进因子即 MPF 的提纯及其成分的鉴定：1988 年，科罗拉多大学医学院 Maller 实验室 M. Lohka 和 J. Maller 以及 T. Hunt 从非洲爪蟾卵中纯化出 MPF，并成功鉴定出其成分。哺乳动物 MPF 含有两个亚单位：细胞周期蛋白 B 和细胞周期蛋白 B 依赖性激酶（即 CDK1），其中细胞周期蛋白 B 是其调节亚单位、CDK1 是其催化亚单位，当二者结合时，表现激酶活性（图 10-31）。MPF 在卵细胞成熟、受精及受精卵分裂过程中起关键作用，其活性决定着细胞有丝分裂的进程。

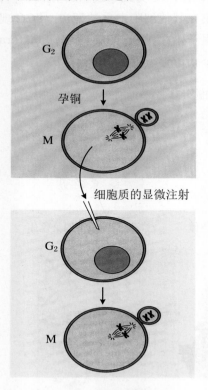

图 10-30　卵细胞提取物注射实验

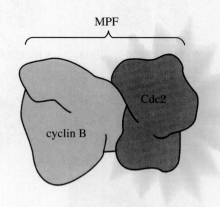

图 10-31　MPF 的结构

## 二、细胞周期素与细胞周期素依赖性激酶

### (一)细胞周期素

细胞周期素(cyclin)是真核细胞中的一类蛋白质,其含量随细胞周期进程呈周期性变化,并与细胞中其他蛋白结合,对细胞周期相关活动进行调节,也称细胞周期蛋白。细胞周期素在 MPF 中起调节亚基作用,激活 CDK,引导 CDK 作用于不同底物。

细胞周期素是英国剑桥大学的 T. Hunt 在研究卵母细胞周期时发现的。其在回顾细胞周期素发现时说:"细胞周期素是一件幸运的发现。1982 年 7 月 22 日,那是一个非常宁静的日子,我纯属出于好奇,做了一个简单的试验。我将 $^{35}$S 标记的蛋氨酸加到受精的和单性发育激活的海胆卵子上,并在一定的时间间隔取样,进行 SDS-PAGE 电泳,比较受精卵和单性发育激活卵中蛋白合成的类型和速率。结果发现,当绝大多数蛋白带随着发育的程度越来越明显,一个早期很明显的蛋白带在 1 h 后消失了。这一结果是完全没有料到的,具有很强的诱惑力。反复的进一步试验表明,这一蛋白的出现和消失呈现出周期性,因而命名为细胞周期素。"

在哺乳动物细胞中,科学家们先后克隆与分离出数十种细胞周期蛋白,分别命名为 cyclinA、cyclinB、cyclinC、cyclinD、cyclinE、cyclinF、cyclinH 等。它们是一个相关基因家族编码的、功能相似的同源蛋白。cyclin 在细胞周期的不同时期表达,从而激活不同时期的 CDK 活性,表现为不同的调节功能。如 $G_1$ 期 cyclin:cyclinD;$G_1/S$ 期 cyclin:cyclinE;S 期 cyclin:cyclinA;M 期 cyclin:cyclinB(也包括 cyclinA)。

不同的细胞周期蛋白在分子结构上存在共同的特点,均含有一段由 100 个左右氨基酸残基组成的保守序列,称为周期蛋白框(cyclin-box),介导 cyclin 与 CDK 结合,进而激活 CDK 活性,激活的 CDK 将靶蛋白磷酸化而产生相应的生物学效应。

周期蛋白在分子结构上的另一个特点是 S 期及 M 期 cyclin 分子近 N 端存在的一段由 9 个氨基酸残基构成的特殊序列,称为破坏框(destruction box),与泛素介导的 cyclinA、cyclinB 降解相关(图 10-32)。$G_1$ 期 cyclinD、cyclinE 分子结构不具备破坏框,但其 C 末端存在一段 PEST 序列,可介导其发生降解。

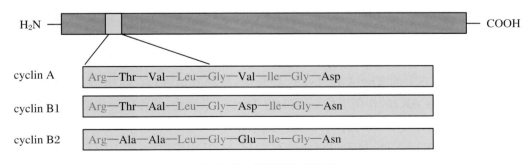

**图 10-32　周期蛋白破坏框**

（二）细胞周期素依赖性激酶

细胞周期素依赖性激酶（cyclin-dependent kinase，CDK）是一类必须与细胞周期素结合才具有激酶活性的蛋白激酶，又称为细胞周期素依赖性蛋白激酶，简称 CDK，活化的 CDK 可将特定蛋白磷酸化，促进细胞周期运行，又称为细胞周期引擎。如将核纤层蛋白磷酸化导致核纤层解体、核膜消失；将 $H_1$ 磷酸化导致染色质的凝缩等。

CDK 属于丝氨酸/苏氨酸蛋白激酶家族，CDK 在细胞周期中连续合成，含量稳定。现已被鉴定的 CDK 主要有 CDK1～8。在细胞周期进程中，cyclin 可不断被合成与降解，CDK 对靶蛋白质磷酸化的作用也因此呈现出周期性的变化（表 10-1）。

表 10-1　主要的 CDK 与 cyclin 配对关系及其作用特点

| 细胞周期素依赖性激酶(CDKs) | 结合的周期蛋白(cyclin) | 激酶复合和物的功能 |
| --- | --- | --- |
| CDK4 | cyclinD1, D2, D3 | $G_1$ 期 |
| CDK6 | cyclinD1, D2, D3 | $G_1$ 期 |
| CDK2 | cyclinE | $G_1/S$ 转换 |
| CDK2 | cyclinA | S 期 |
| CDK1(CDC2) | cyclinA | $G_2/M$ 转换 |
| CDK1(CDC2) | cyclinB | 分裂期 |
| CDK7 | cyclinH | CAK，细胞周期所有时相 |

## 三、$G_2/M$ 期转化、中期向后期转化与 MPF 的关键性调控作用

M 期细胞在形态结构上所发生的变化以及中期向后期的转换均与 MPF 活化相关。研究表明：哺乳动物细胞的 MPF 是由蛋白激酶 CDK1 和周期蛋白 cyclinB 构成的，CDK1 是催化亚单位，cyclinB 为调节亚单位，两者结合表现出蛋白激酶活性。

研究实验表明：CDK1 的活性受到多种因素的综合调节。周期蛋白与 CDK 结合是激活 CDK 活性的先决条件。但是仅周期蛋白与 CDK 结合，并不能使 CDK 激活，还需要其他几个步骤修饰，才能完全表现出激酶活性。

MPF 的激活具体过程：① CDK1 和 cyclinB 形成复合物（$G_2$ 期）。② $G_2$ 期，在 wee1 激酶的作用下，将 CDK1 的 Thr14 和 Tyr15 磷酸化，抑制其活性；在 CDK 活化激酶（CDK-activiting kinase，CAK）的作用下将 CDK1 的 Thr161 磷酸化，这种磷酸化能最大限度激活其活性。此时，CDK1-cyclinB 仍没有活性，为 pre-MPF。③ 在 M 期，wee1 的活性下降；磷酸酶 Cdc25 使 CDK1 的 Thr14 和 Tyr15 去磷酸化，MPF 完成激活（图 10-33）。这种激活机制的优点是：保证 CDK-cyclin 能够不断积累，然后在需要的时候突然释放。

MPF 活化后，使底物蛋白磷酸化，启动细胞从 $G_2$ 期进入 M 期的相关事件，实现其调控细胞周期的作用：组蛋白 $H_1$ 磷酸化，导致染色质凝缩成染色体；核纤层蛋白磷酸化，核

纤层解聚,核膜崩解;p60^c-src磷酸化,使细胞骨架重排(纺锤体装配);核仁蛋白磷酸化,核仁分解。

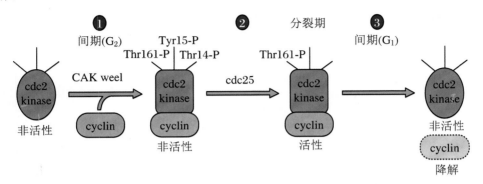

**图 10-33  CDK1 激酶的活化过程**

有丝分裂的退出源于 cyclinB 的降解。在中期当 MPF 活性达到最高时,激活后期促进因子(anaphase promoting complex ,APC)介导 cyclinA、cyclinB 通过"泛素化途径"选择性地被降解,MPF 活性丧失,在前期被 MPF 磷酸化的蛋白质去磷酸化;同时,APC 还介导后期抑制因子(Anaphase Inhibitors:维持姐妹染色单体粘连,抑制后期启动)的降解,促使细胞周期由中期向后期转化。

## 四、细胞周期其他各时相的运转调控

目前已经公认的是,cyclin-CDK 复合物对细胞周期运行起着核心调控作用,被称为细胞周期引擎,类似于中央控制系统(central control system)。不同的周期蛋白与不同的CDK 结合,构成不同的 cyclin-CDK 复合物;不同的 cyclin-CDK 复合物在不同的时相表现活性,因而对细胞周期的不同时期进行调节。如 G_1 期,cyclin D 表达,并与 CDK4、CDK6结合,使下游蛋白磷酸化,启动 G_1 期相关蛋白合成等活动;G_1-S 期,cyclinE 表达,并与CDK2 结合,促进细胞进入 S 期,进行 DNA 复制等活动;在 G_2-M 期 cyclinB 合成,且与CDK1 结合,活化的 CDK1 使底物蛋白磷酸化,表现出分裂的特征。与 M 期相似,细胞周期各个时相的退出,也是通过降解相应的时相周期蛋白 cyclin,导致相应的 cyclin-CDK 复合物失活而退出。

## 五、细胞周期检验点监控细胞周期运行

调控细胞周期中的许多生化事件是按一定顺序,有条不紊地进行,与基因按一定顺序表达密切相关。与细胞分裂有关的基因统称为细胞分裂周期基因(cell division cycle gene,cdc 基因)。这些基因表达的有序性,又受一些控制系统的监测:如酵母细胞在 DNA 合成开始前有启动点(start point);在哺乳类细胞中称为限制点(restriction point,R 点),亦称为检验点(check point)。这些检验点主要检查细胞周期事件的完成情况,确保 DNA 复制和染色体分配的准确性和时序性,控制细胞周期的进程,并使细胞周期适应环境变化和机体发育

的需要。真核细胞周期检验点主要包括：$G_1/S$ 期检验点（又称 DNA 损伤检验点）、S 期检验点（又称 DNA 复制检验点）、$G_2/M$ 期检验点和中/后期检查点（又称纺锤体装配检查点）等（图 10-34）。

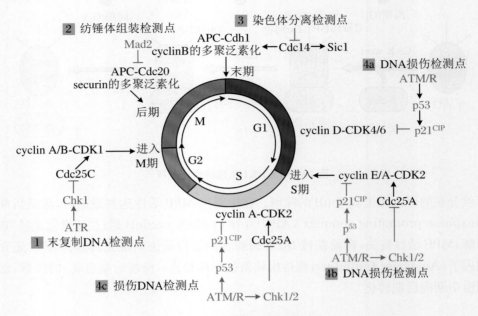

图 10-34　细胞周期检验点

### （一） $G_1/S$ 期检验点（又称 DNA 损伤检验点）

$G_1/S$ 期检验点主要检验分裂后细胞体积是否足够大，$G_1$ 期合成的蛋白质和糖类等是否充足，是否有生长因子调控，DNA 是否损伤、能否启动 DNA 的复制。如果 DNA 出现损伤，$G_1/S$ 检验点可防止 DNA 损伤或突变的细胞进入 S 期。损伤信号的传递由 ATM/ATR，Chk1/Chk2 等信号通路介导，人类 p53/p21 信号通路可启动 SOS 修复。

肿瘤抑制蛋白 ATM、ATR 是感受 DNA 损伤信号的上游因子，当 DNA 受到损伤后二者被激活，多种蛋白质磷酸化，其中磷酸化的 p53 在细胞中聚集，激活 p21 等一系列基因的转录。p21 可抑制 CDK2 活性，并结合到 CDK4 周期蛋白结合物上，抑制对 Rb 磷酸化，低水平磷酸化的 Rb 蛋白使转录活化因子（E2F）不能脱离 Rb 控制，失去转录活化因子的作用，细胞被阻断在 $G_1/S$，DNA 复制受阻。

如果以无生长因子培养法或者其他方法去除生长因子，周期中的细胞通过 $G_1/S$ 检验点的时候进入休眠期。

### （二） S 期检验点（又称 DNA 复制检验点）

S 期检验点是为了确保 DNA 复制完毕才能进入 $G_2$ 期，检验 DNA 在 S 期复制过程中是否受到损伤，如果有损伤，DNA 复制的起点会受到阻碍，复制速度趋于停滞，启动 SOS 修复。

ATM、ATR 由于 DNA 损伤而被激活，由两条路径感受和传递 DNA 损伤信号，结果一方面暂时地可逆抑制尚未起始的复制起始位点，使 DNA 复制速度减慢甚至停止；另一方面是 ATM 激活与 DNA 修复有关的蛋白质促进 DNA 的修复,S 期细胞中损伤 DNA 得到有效修复后才能通过 S 期检验点。

### (三) $G_2/M$ 期检验点

$G_2/M$ 期检验点是决定细胞一分为二的控制点,主要检测 DNA 是否损伤、细胞中合成的物质是否充足、细胞的体积大小,细胞体积大小影响有丝分裂的进行。$G_2/M$ 期检验点的作用是使得细胞有充足的时间将损伤的 DNA 得以修复。

在复制的过程中,损伤没有得到修复,在 $G_2/M$ 检验点依然会启动 SOS 修复,RecA 蛋白上调,LexA 阻碍物被降解。同时激活 ATM 和 ATR 以及下游的 chk1 或 chk2 通过下调 cdc25,上调 weel,最终使 CDK1/周期蛋白 B 的活性受到抑制,导致细胞被阻断在 $G_2/M$ 交界处。另外,p53 和 p21 在 $G_2/M$ 检验点也起重要作用,可能是通过对 CDK1/周期蛋白 B 活性的抑制作用来实现的。

### (四) 中/后期检验点(又称纺锤体组装检验点)

纺锤体组装的检验,检查纺锤体是否正确组装,纺锤丝动粒微管是否正确连接在染色体的着丝粒上,如果没有正确组装,M 期将会延长。染色体的任何一个动粒没有正确连接在纺锤体上都会引起细胞周期中断在有丝分裂中期和后期的交界处。

纺锤体组装检验点的作用是抑制动粒没有正确连接到纺锤体上的染色体,通过抑制 APC 泛素连接酶的活性来抑制姐妹染色体分离,这样有丝分裂中期就延长了,纺锤体有足够时间重新组装,确保其组装正确。

## 六、多种因素影响着细胞周期运转

细胞周期调控除受到 cyclin-CDK 复合物主调控和细胞周期检验点等因素调控外,还受到其他因素的调控。

### (一) 内在因素

癌基因与抑癌基因在细胞内适度表达是细胞生命活动所必需的。其表达产物对细胞增殖和分化起重要的调控作用。癌基因异常表达可导致细胞转化、增殖失控,甚至癌变。例如生长因子与细胞表面的受体结合,促进 $G_0$ 期细胞返回细胞周期,开始细胞增殖。抑癌基因表达产物对细胞增殖起着负调节作用,如 p53 和 Rb 等。p53 是近年来研究较多的人类抑癌蛋白之一,p53 基因突变,增加细胞癌变的概率,现已证实,许多种肿瘤均伴有 p53 基因突变。

### (二) 外在因素

除细胞内在因素外,细胞和机体的外在因素对细胞周期也有重要影响,如多种激素、血清因子、多胺、蛋白水解酶、神经氨酶、cAMP、cGMP 以及甘油二酯(DG)、三磷酸肌醇($IP_3$)和 Ca 信使系统等可激发或抑制细胞的增殖。细胞内 cAMP 浓度增加对细胞增殖有抑制作用,凡能使细胞内 cAMP 增高的因素都能抑制细胞增殖,降低细胞生长速度;反之,凡能使细胞内 cAMP 含量下降的因素都能促进 DNA 的合成与细胞增殖。

外界因素如离子辐射、化学物质作用、病毒感染、温度和 pH 变化等。离子辐射对细胞最直接的影响之一是导致细胞 DNA 损伤。影响细胞周期的化学物质种类繁多,有的可直接参与调节 DNA 代谢,影响细胞周期变化。

细胞周期调控是一个快速发展的研究领域,美国国立卫生研究院前院长、诺贝尔奖得主 H. E. Varmus 于 2000 年曾经预言,21 世纪第一个诺贝尔生理学/医学奖将颁给细胞周期调控领域的科学家。

果然,2001 年 10 月 8 日诺贝尔生理学/医学奖由两位美国科学家 Leland Hartwell、Paul Nurse 和一位英国科学家 Timothy Hunt 获得,表彰他们发现细胞周期调控的关键因子的研究(图 10-35)。Leland Hartwell 的主要贡献是发现了控制细胞周期的基因(CDC 基因),其中一种被称为"START"的基因对控制各个细胞周期的最初阶段具有决定性作用;Paul Nurse 的主要贡献是发现了 CDK;Timothy Hunt 的主要贡献是发现了调节 CDK 的功能物质 cyclin。

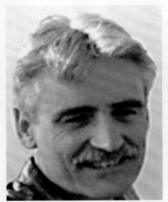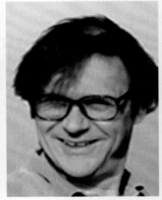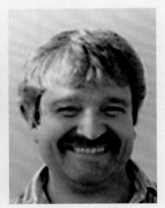

图 10-35　2001 年获诺贝尔生理学或医学奖的科学家们

## 思考题

① 简述有丝分裂各时期的主要变化特点。

② 简述细胞进入 $G_1$ 期后发展方向。

③ 简述有丝分裂器组成及主要作用。

④ 比较有丝分裂和减数分裂的异同点。

⑤ 细胞周期中有哪些主要检验点? 细胞周期检验点的生理作用是什么?

⑥ 查阅文献资料,谈谈你对细胞增殖调控的认识。

## 本章概念图

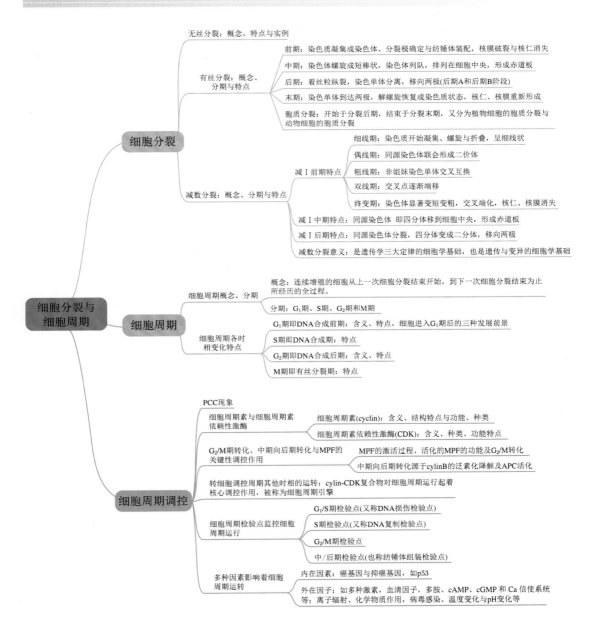

无丝分裂：概念、特点与实例

有丝分裂：概念、分期与特点
- 前期：染色质凝集成染色体、分裂极确定与纺锤体装配，核膜破裂与核仁消失
- 中期：染色体螺旋成短棒状，染色体列队，排列在细胞中央，形成赤道板
- 后期：着丝粒纵裂，染色单体分离，移向两极(后期A和后期B阶段)
- 末期：染色单体到达两极，解螺旋恢复成染色质状态，核仁、核膜重新形成
- 胞质分裂：开始于分裂后期，结束于分裂末期，又分为植物细胞的胞质分裂与动物细胞的胞质分裂

减数分裂：概念、分期与特点

减Ⅰ前期特点
- 细线期：染色质开始凝集、螺旋与折叠，呈细线状
- 偶线期：同源染色体联会形成二价体
- 粗线期：非姐妹染色单体交叉互换
- 双线期：交叉点逐渐端移
- 终变期：染色体显著变短变粗，交叉端化，核仁、核膜消失

减Ⅰ中期特点：同源染色体 即四分体移到细胞中央，形成赤道板

减Ⅰ后期特点：同源染色体分裂，四分体变成二分体，移向两极

减数分裂意义：是遗传学三大定律的细胞学基础，也是遗传与变异的细胞学基础

**细胞分裂**

**细胞分裂与细胞周期**

**细胞周期**

细胞周期概念、分期
- 概念：连续增殖的细胞从上一次细胞分裂结束开始，到下一次细胞分裂结束为止所经历的全过程。
- 分期：G₁期、S期、G₂期和M期

细胞周期各时相变化特点
- G₁期即DNA合成前期：含义、特点，细胞进入G₁期后的三种发展前景
- S期即DNA合成期：特点
- G₂期即DNA合成后期：含义、特点
- M期即有丝分裂期：特点

**细胞周期调控**

PCC现象

细胞周期素与细胞周期素依赖性激酶
- 细胞周期素(cyclin)：含义、结构特点与功能、种类
- 细胞周期素依赖性激酶(CDK)：含义、种类、功能特点

G₂/M期转化、中期向后期转化与MPF的关键性调控作用
- MPF的激活过程、活化的MPF的功能及G₂/M转化
- 中期向后期转化源于cylinB的泛素化降解及APC活化

转细胞调控周期其他时相的运转：cylin-CDK复合物对细胞周期运行起着核心调控作用，被称为细胞周期引擎

细胞周期检验点监控细胞周期运行
- G₁/S期检验点(又称DNA损伤检验点)
- S期检验点(又称DNA复制检验点)
- G₂/M期检验点
- 中/后期检验点(也称纺锤体组装检验点)

多种因素影响着细胞周期运转
- 内在因素：癌基因与抑癌基因，如p53
- 外在因素：如多种激素，血清因子，多胺、cAMP、cGMP和Ca信使系统等；离子辐射、化学物质作用，病毒感染、温度变化与pH变化等

（鲍明升 吴明彩）

# 第十一章
## 细 胞 分 化

多细胞生物体在有性繁殖的前提下,由受精卵经分裂、生长、分化、发育和相互作用形成复杂的生物体。细胞中基因选择性表达介导不同类型蛋白质的合成,这正是细胞分化的关键所在。细胞分化是多细胞生物个体发育的基础与核心事件。在整个生物个体发育过程中,细胞由一个到多个,由一种到多种,由简单到复杂。随着细胞分化程度的增加,细胞类型增多,执行复杂功能的能力增强,这就为生命向更高层次的发展与进化奠定了基础。细胞分化与发育的异常将可能造成出生缺陷或疾病的发生,如肿瘤等。另一方面,细胞分化的可逆性,即细胞分化状态的转变也与再生医学关系密切。干细胞是指具有分裂、分化与自我更新能力的细胞群,它们广泛存在于人体多种组织器官内,在人体发育的各个阶段均会出现。干细胞分化的研究,为疾病的治疗以及组织和器官的再生提供了可能。

## 第一节 细胞分化的基本内容

### 一、细胞分化的概念

由单个受精卵产生的细胞,在形态、结构、生化组成和功能等方面均出现明显差异,形成这种稳定性差异的过程即为细胞分化(cell differentiation)。细胞分化产生不同类型的细胞构成生物体的各组织和器官,执行相应的功能。对于多细胞生物体而言,有序的细胞分化使得细胞种类增多,有控制的细胞增殖使得细胞数量增加。以人为例,成人体内,个体发育过程中通过细胞分化形成200多种不同类型的细胞,而细胞增殖的结果是产生约 $1 \times 10^{14}$ 个细胞(图 11-1)。

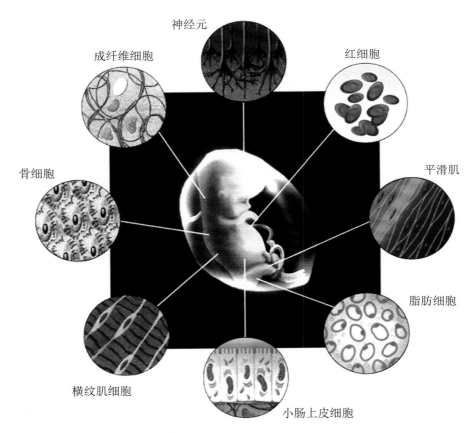

图 11-1　多细胞个体细胞分化产生构成不同组织和器官的各种类型细胞

## 二、多细胞生物的个体发育过程

就多细胞个体来说,细胞分化起始于哪个时期呢? 首先需要梳理一下多细胞生物的个体发育过程,它一般包括胚胎发育和胚后发育两个阶段。胚胎发育包括卵裂、囊胚、原肠胚等几个基本的发育阶段,脊椎动物还要经过神经轴胚期以及器官发生等阶段。胚后发育则是指幼体孵化或从母体分娩之后,经幼年、成年、老年直至衰老、死亡的过程。细胞分化开始于囊胚形成以后,并贯穿于个体发育的全过程。

多细胞生物的卵细胞在受精后立刻进入有丝分裂阶段,这一快速的分裂时期称为卵裂,受精卵(卵裂后形成多细胞)发育为囊胚,随之进入原肠形成期。原肠期产生内、中、外三个胚层。内胚层发育为消化道及其附属器官、唾液腺、胰腺、肝脏及肺泡的上皮成分;中胚层发育为骨骼、肌肉、纤维组织、真皮以及心血管系统和泌尿系统;外胚层则发育为神经系统、表皮及其附属物(图 11-2)。

起源于受精卵的细胞,在个体发育过程中不同类型细胞选择表达的基因有所差异,因此产生各自特异的蛋白质,进而逐渐形成了形态、结构、功能和生化特征各不相同的细胞类群。例如两栖类动物在囊胚形成之前的卵裂球细胞、哺乳动物桑椹胚的 8 细胞期之前的细胞和其受精卵一样,均具备全能性,即能够或可能在特定条件下发育成为完整的个体。然而,在原肠胚形成之后,由于细胞所处微环境的差异,细胞的分化潜能降低,各胚层细胞只能发育为本胚层的组织和器官。此外,存在于成体组织或器官内的各类型的细胞将分化成为特定的功能细胞。由此可见,从受精卵细胞开始,随着个体发育直至形成功能细胞,细胞的分化潜能逐渐变窄。

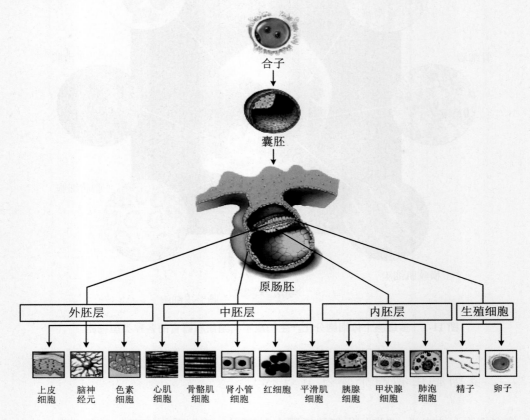

图 11-2    动物胚胎的三胚层细胞的分化去向

## 三、细胞决定与细胞分化

在个体发育过程中,存在这样一种现象,即分化细胞在出现可识别的特征之前就已经确定了未来的发育命运,只能向特定方向分化的状态,此为细胞决定(cell determination)。例如原肠胚内、中、外三胚层形成时,虽然各胚层形态无显著差异,但此时形成各组织器官的区域已经完成了预定,每个预定区决定了它只能发育形成特定的组织、器官和系统。

以两栖类胚胎移植实验为例,原肠胚早期若将预定发育为表皮的供体细胞,移植到另一个胚胎(受体)预定发育为脑组织的区域,供体表皮细胞在受体胚胎中将发育成脑组织,而到原肠胚晚期阶段再行移植,则这一区域仍将发育成表皮。前述实验表明,在两栖类的早期原肠胚和晚期原肠胚之间的某个阶段便发生了细胞决定,一旦发生决定,即使去除了外界因素,细胞仍然按照已经决定的命运进行分化。

细胞的分化方向源于细胞决定,那么又是什么因素决定了胚胎细胞的分化方向? 这一问题目前尚不完全清楚。已有研究发现,有两种潜在因素可能在细胞决定中发挥关键作用:其一是卵细胞的极性与早期胚胎细胞的不对称分裂,其二是发育早期胚胎细胞之间的相互作用。

细胞决定这一现象具有遗传稳定性。以果蝇成虫盘(imaginal disc)细胞的移植实验为例,成虫盘是幼虫体内已决定分化命运但尚未出现分化特征的细胞群团,在幼虫发育过程中,不同的成虫盘细胞可发育为果蝇的腿、翅膀、触角等组织或器官。如果将成虫盘的部分细胞移植到成体果蝇腹腔内,成虫盘细胞可不断增殖并保持未分化状态,即使在果蝇腹腔中连续多次移植(1 800 代)之后,若再将这部分成虫盘细胞移植到幼虫体内,被移植的成虫盘细胞在幼虫发育时,仍能形成相应的腿、翅膀、触角等成体结构。该实验说明果蝇成虫盘细胞的决定状态是稳定的并可被遗传的,这种稳定性和遗传性不因增殖代数的增加而改变(图11-3)。

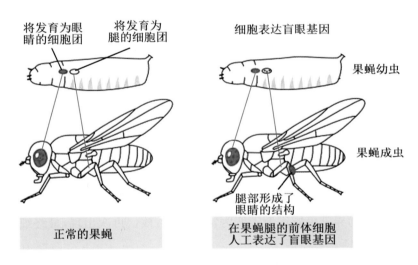

图 11-3　成虫盘细胞的实验

## 四、细胞分裂与细胞分化

细胞分裂和细胞分化是多细胞生物个体发育过程中的两个重要事件,细胞在分裂的基础上发生分化,它们伴随着个体生命活动的全过程,两者之间联系密切。早期胚胎细胞质中转录因子因细胞的不对称分裂而不均等分配至子代细胞中,影响着子代细胞的分化方向。细胞分化发生在细胞分裂的 $G_1$ 期,是一种持久性的生理过程,在多细胞个体一生都进行着,持续补充衰老和死亡的细胞。细胞分裂旺盛时分化变缓,比如肿瘤细胞,其为低分化的增殖失控细胞;反之分化程度较高的终末分化细胞,其分裂频率明显减慢或丧失分裂能力。

### 五、细胞分化的特点

细胞分化具有稳定性、可逆性、持久性、方向性等特点。细胞分化持续发生,贯穿于多细胞生物体的整个生命过程,而细胞决定与细胞记忆制约着细胞的分化方向,此外细胞分化还体现出了时间性和空间性。

#### (一) 稳定性

在正常生理条件下,细胞的分化状态一旦确定就会稳定不变,一般不可逆转到未分化状态或者转变为其他类型的分化细胞。例如,神经细胞在整个生命过程中都保持着其特定的分化状态(形态、结构、生化组成与生理功能等)。细胞分化特征的稳定是个体生命活动的物质基础。

#### (二) 可逆性

一般情况下,细胞分化过程是稳定且不可逆的,然而在某些特定条件下,已分化细胞的基因活动模式也可发生可逆性的变化,使细胞回到未分化状态,或在其他因素作用下,再次分化出现新的分化特征,如特定的形态、结构、生化组成与功能等。细胞分化的可逆性是目前生物医学研究领域的重点关注问题。

**1. 已分化的细胞发生脱分化**

通常情况下,细胞分化过程是不可逆的。然而在特殊状况下,分化的细胞可呈现出不稳定,其基因活动模式也可发生可逆性的变化而又回到未分化状态,这一变化过程称为脱分化(dedifferentiation)。脱分化是细胞通过胞质脱落、细胞自噬、代谢分泌物和残体排除等方式,清除胞质成分、细胞器和有害物质的过程。其结果是细胞质得以净化,细胞体积缩小,细胞核增大,细胞核内的异染色质逐渐转变为常染色质,核仁再次出现,最终细胞将逆转至未分化状态时的细胞前体。

高度分化的植物体细胞可失去分化特性,逆转至未分化状态,成为全能性细胞,即在特定条件下能够再次发育分化为完整植株,这一过程可以在实验室的培养条件下或在营养体的繁殖过程中完成。对于动物和人类而言,体细胞部分脱分化的现象比较常见,如蝾螈肢体再生时形成的胚芽细胞及人类的各种肿瘤细胞等,但是一般情况下,这类体细胞难以完全脱分化而成为全能性细胞。

**2. 特定条件下已分化的细胞可转分化为另一种类型的细胞**

某些高度分化的动物细胞可从一种分化状态转变为另一种分化状态,这种现象称为转分化(transdifferentiation),它包括脱分化以及再分化(redifferentiation)两个过程。

转分化一般发生在胚胎形成的初期,位置相互靠近的组织之间。如在胚胎发育阶段,分布于内胚层中相邻区域的肝脏和胰腺,若少量转录因子的表达与否或表达量存在差异,就有可能导致它们出现不同的发育方向。从分子水平来看,转分化一般因发育关键基因表达水平产生改变而发生。这些关键基因的表达将决定胚胎的各个区域发育成为构成成体的相应的组织或器官。在正常发育过程中,这些不同组合的基因在特定的胚胎区域中受信号诱导而激活,上述组合基因的表达产物将顺次调控后续的基因或基因组合的表达过程,并介导不同组织或器官的产生。

细胞转分化现象能使得已分化细胞形成另一种发育相关的细胞类型。如肾上腺嗜铬细胞,它是一种源于神经嵴的体积较小的细胞,能够分泌肾上腺素。在特定培养条件下,若加入糖皮质激素(glucocorticoid)可以维持该细胞的表型,但若去除甾类激素(steroid hormone),同时在培养基中加入神经生长因子(nerve growth factor,NGF),嗜铬细胞则转分化为交感神经元。交感神经元比嗜铬细胞体积更大,具有轴突状和树突状突起,并能够分泌去甲肾上腺素而不是肾上腺素(图 11-4)。另一个例子是,将离体的横纹肌与相关的细胞外基质共同培养,可以保持横纹肌的状态。若使用相应的酶降解细胞外基质,则体外培养组织内的细胞会形成一个聚合体,其中部分细胞可在短时间内转分化形成平滑肌细胞,体外继续培养,则将形成新类型的细胞即神经元。

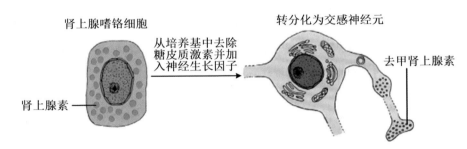

图 11-4  细胞转分化示意图

必须说明的是,无论是动物还是植物,细胞分化的稳定性是普遍存在的,而细胞分化的可逆性,即已分化细胞的脱分化或转分化是在特定条件下发生的。

3. 细胞重编程可改变细胞的分化状态

特定条件下将成熟的终末分化细胞,如多细胞个体的体细胞,逆转为初始的多能甚至是全能性干细胞状态的过程称为细胞重编程(cellular reprogramming)。基于体细胞核移植技术(somatic cell nuclear transfer,SCNT)进行的动物克隆实验(如克隆羊与克隆猴,具体内容见后文)就是细胞重编程的例子。细胞重编程概念的形成和发展,起始于 2006 年日本科学家 S. Yamanaka 和 K. Takahashi 的研究工作。他们运用逆转录病毒载体,将 Oct3/4、Sox2、c-Myc、Klf4 四个转录因子基因导入小鼠皮肤成纤维细胞(fibroblast)中,使得来自小鼠胚胎或成年小鼠的成纤维细胞转变为类似胚胎干细胞(embryonic stem cell,ES 细胞)的细胞群,即表现出多向分化的潜能。一般将通过这种方法获得的多能性细胞称为诱导多能干细胞(induced pluripotent stem cells,iPS 细胞)。随后,其他研究团队运用类似的方法,诱导人的体细胞获得了具有多向分化潜能的 iPS 细胞。

(三)时间性和空间性

在多细胞生物个体发育过程中,细胞既有时间上的分化,也有空间上的分化。分化细胞在不同的发育阶段呈现不同的形态结构和功能,即时间上的分化;同一种细胞的后代,由于其所处的空间位置差异,微环境也不一样,使其可发育成为具备不同形态、结构和功能的细胞,即空间上的分化。在高等动植物个体胚胎发育过程中,随着细胞数目的不断增加,细胞的分化程度更加复杂,细胞间的差异也更加显著,这些细胞分化的时空差异为多细胞个体形成形态和功能各异的多种组织和器官提供了物质基础。

# 第二节  细胞分化的分子机制

真核细胞核内含有该种生物的完整基因组遗传信息,在条件具备时,该祖细胞可分化为各种类型的细胞,并由不同类型的分化细胞逐步发育形成完整个体。在细胞分化过程中,基因组的活动模式起关键作用。多细胞生物体发育过程中,其基因 DNA 并不完全表达,而是按照一定的时空规律,在同一细胞的不同分化阶段或不同细胞内进行差异表达,即基因的选择性表达。一般认为已分化的某类型成体细胞中,所表达的基因仅占该生物体全套基因组总数的 5%左右,其余约 95%的基因沉默不表达。分化细胞可通过基因的失活、丢失、扩增、重排等染色体结构的变化和基因调控的方式来促进或抑制基因组基因的表达。

## 一、基因的选择性表达是细胞分化的普遍规律

人们早期认为,细胞分化是因细胞内某些基因丢失所致。进一步研究发现,细胞分化是基因选择性表达的结果,即一些基因处于活化状态,另一些基因被抑制。由于基因选择性地表达各自特有的特异性蛋白质进而引起分化细胞在形态、结构与功能等方面出现差异。尽管分化的细胞类型千差万别,但究其本质是基因组保持相同而表达的基因不同,从而使细胞在形态结构、生理功能及生物学行为方面产生差异。

细胞分化是通过严格且精确的基因表达调控来实现的,分化细胞所表达的基因组中的基因通常可以分为管家基因、奢侈基因和调节基因等。

管家基因(house keeping genes)是所有细胞中均要表达的一类基因,其产物是维持细胞基本生命活动所必需的。管家基因编码管家蛋白,是各类细胞共有的蛋白质,如膜蛋白、核糖体蛋白、线粒体蛋白等。

奢侈基因(luxury genes)又称组织特异性基因(tissue specific genes),是不同的细胞类型所特异表达的基因,其产物赋予各种类型细胞特异的形态、结构、生化组成与生理功能等。奢侈基因编码奢侈蛋白,这类蛋白对细胞生存无直接影响,是细胞向特殊类型分化的物质基础,如卵清蛋白、胰岛素、血红蛋白、肌动蛋白、分泌蛋白等。

调节基因(regulatory genes)的表达产物能够促进或抑制奢侈基因的表达。

## 二、调控蛋白的组合调控介导奢侈基因的表达

细胞分化过程中,调控蛋白决定组织特异性基因的选择性表达。多细胞生物体,如人体内存在 200 种以上不同类型的细胞,但是研究发现其调控蛋白的种类却较少。细胞可通过调控蛋白组合调控(combinational control)的模式,影响组织特异性基因的选择性表达。即

少量有限的调控蛋白可以组成不同的调控蛋白组合,进而启动为数众多的特异细胞类型的分化调控机制,每种类型的细胞分化是由多种调控蛋白共同调节完成的。如果调控蛋白的数目是 $n$,则其调控的组合在理论上可以启动分化的细胞类型数为 $2^n$(图 11-5)。

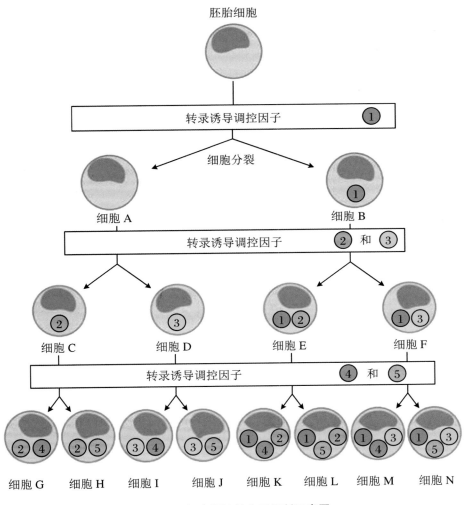

**图 11-5 组合调控的作用机制示意图**

## 三、终末分化细胞的细胞核具有全能性

高等动物和成人体内除部分组织和器官保留有限数量的未分化细胞(干细胞)之外,其余均为终末分化的功能细胞。动物受精卵经卵裂产生的子代细胞的全能性将伴随发育过程而不断变窄,由全能转变为多能直至单能。

细胞全能性(totipotency)是指细胞经分裂和分化后仍具有产生完整有机体的潜能和特性。如前文所述,分化细胞本质是基因选择性表达导致细胞呈现特定的形态、结构和功能,但分化细胞的细胞核内仍保留该生物体的全套遗传信息,在特定条件下,仍具有发育成为完整个体的潜能,这就是分化细胞的细胞核的全能性。动物体细胞克隆实验可以说明高度分化的细胞的胞核仍具有全能性。

### (一)克隆猴实验

1997年,世界上第一只克隆哺乳动物——"多莉"(Dolly)羊诞生。20年后,中国科学家在非人灵长类动物克隆技术方面取得重大突破,2017年11月克隆猴"中中"和"华华"由中国科学院神经科学研究所研究员孙强和博士后刘真为主的团队研制成功。该团队获取猕猴胚胎的成纤维细胞,分离其细胞核,同时获取供体的卵细胞,弃去胞核,保留卵细胞胞质,将成纤维细胞胞核注入卵细胞胞质,形成重组卵细胞,体外培育成为早期胚胎,由母猴代孕并生产"中中"和"华华"(图11-6)。这一成果使得我国在动物克隆技术领域跻身国际领先行列。

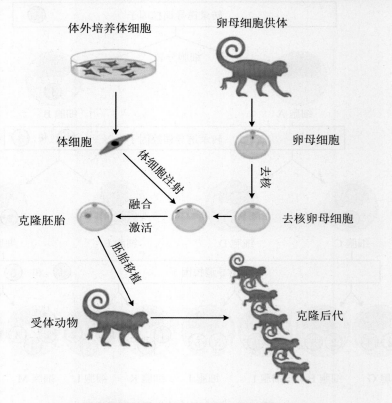

**图 11-6 体细胞核移植技术(SCNT)克隆出猕猴**

### (二)动物体细胞克隆实验

除克隆羊与克隆猴之外,世界上许多实验室已培育出多种体细胞克隆动物如克隆爪蟾、克隆鱼、克隆牛、克隆猪、克隆犬等。这些动物克隆实验表明,已经特化的动物体细胞的细胞核仍保留形成正常个体的全套基因,具有发育成一个有机体的潜能。

# 第三节 细胞分化的影响因素

组合调控导致组织特异性基因的差别表达，是影响细胞分化的直接原因。而这种影响又是多种因素共同作用的结果，这些因素总体来看可归纳为细胞内部特征以及细胞外部环境（细胞间的环境、体外环境）。

## 一、母体效应基因产物的极性分布影响细胞分化与发育的命运

报道表明，成熟的卵细胞中除了储存有大量营养物质和多种蛋白质以外，还含有 20 000 种以上的 RNA，其中 mRNA 占绝大部分。多数 mRNA 与蛋白质结合处于非活化状态，核糖体无法识别，直到受精后才可能被翻译产生蛋白质。而这些 mRNA 在卵细胞中呈现不均匀分布，如一部分分布于动物极，另一部分则可能分布于植物极。受精后，为合成胚胎发育早期所需的蛋白质，这部分隐藏的 mRNA 被激活，因其在卵裂子代细胞中的不均一分布，导致子代细胞的发育命运出现差异。基于此现象，人们提出了决定子（determinant）的概念，决定子是指决定卵裂细胞分化命运的细胞质成分。研究表明，果蝇卵细胞内部存在决定生殖细胞分化方向的细胞质成分即生殖质（germplasm），它即是种质细胞的决定子。

## 二、胚胎细胞分裂时胞质成分的不均等分配影响子代细胞的分化方向

在胚胎发育早期，细胞质成分的分布是不均匀的，其中某些成分的分布存在区域差别。细胞发生分裂时，子细胞所"继承"的细胞质成分并不均等，这种不均一性的胞质成分可以影响细胞核基因的表达，间接决定了细胞的早期分化方向。例如在果蝇感觉器官的发育过程中，numb 基因编码的蛋白是细胞命运的决定因素之一。numb 蛋白在感觉性母细胞的胞质中呈不均等分布，其结果是细胞经第一次分裂，其子代细胞只有其中一个含有 numb 蛋白，获得 numb 蛋白的子代细胞经第二次分裂产生神经元及鞘层细胞。同时，第一次分裂后未获得 numb 蛋白的子代细胞则发育为支持细胞（图 11-7）。由此可见，numb 蛋白对神经元及鞘层细胞的分化产生是至关重要的。

## 三、胚胎细胞之间的相互作用与位置效应

胚胎发育过程中，存在胚胎诱导（embryonic induction）现象，即一部分细胞能够影响并决定与之接近的细胞的分化方向。发挥诱导作用的组织或细胞称为诱导组织或诱导细胞，受诱导组织或诱导细胞作用而发生分化的组织或细胞称为反应组织或反应细胞。最初

Spemann 在胚胎移植（embryonic graft）实验过程中发现了胚胎诱导现象。

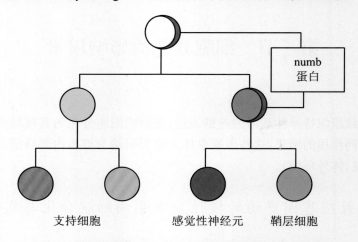

支持细胞　　　　　感觉性神经元　　　鞘层细胞

**图 11-7　早期胚胎细胞不对称分裂影响细胞分化示意图**

　　诱导组织或诱导细胞释放的各种旁分泌信号分子在胚胎诱导过程中发挥重要作用。这些信号分子在诱导组织或诱导细胞周围形成由近及远的浓度梯度，信号分子可结合至反应组织或细胞表面的受体，并向胞内传递信号，通过调控反应细胞的基因表达模式而影响反应细胞的发育和分化方向。这类旁分泌信号分子主要包括成纤维细胞生长因子（fibroblast growth factor，FGF）、Hedgehog 家族蛋白、Wnt 家族蛋白、TGF（tumor growth factor）-β 超家族等。这些旁分泌信号分子在胚胎发育各阶段以及分布于不同位置的胚胎细胞中的表达出现差异，为胚胎发育过程提供了位置信息。

　　胚胎细胞间的胚胎诱导效应是分层次进行的，在原肠胚三个胚层中，中胚层首先完成独立分化，该过程可以诱导邻近的内胚层、外胚层分化形成各自对应的组织、器官。例如，中胚层脊索诱导覆于其表面的外胚层形成神经板，此为初级诱导；随之，神经板向上卷曲形成神经管，其前端进一步膨大形成原脑，原脑两侧突起的视杯可诱导其上方的外胚层形成晶状体，这是次级诱导；晶状体顺次诱导覆于其上方的外胚层分化形成角膜，此为三级诱导（图11-8）。不同胚层细胞通过逐级诱导实现胚胎细胞分化，个体发育过程中，胚胎诱导遵从严格的区域特异性和发育时空的限制。

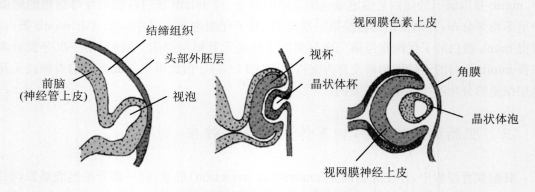

**图 11-8　眼球发育过程中的多级诱导作用**

胚胎细胞间的相互作用不仅表现出诱导效应,而且还存在细胞分化的相互抑制作用,即在胚胎发育过程中已分化的细胞对毗邻细胞向同一方向分化而产生的抑制作用。例如,在含蛙心组织碎片的培养液中置入发育中的蛙胚,该胚胎将受到抑制不能形成正常的心脏。这表明,已分化的细胞可能分泌某种成分,进而抑制邻近细胞向其相同方向进行分化,这种成分称之为抑制素(inhibin)。胚胎发育过程中还存在另一种抑制现象,向同一方向分化的胚胎细胞,如果其中一个细胞将要向某个特定方向分化,那么,这个细胞在发生分化的同时也产生另一个信号进而抑制另一个细胞的分化,这种现象被称为侧向抑制(lateral inhibition)。正是由于胚胎发育过程中存在诱导分化和抑制分化这两种调节机制,才能确保胚胎发育得以有序进行,使发育的器官间能够加以区分,避免重复。

此外,细胞所处的位置差异对细胞分化的命运有显著的影响。实验发现,改变细胞所处的位置可以直接影响细胞的分化方向,这种现象称为位置效应(position effect)。嵌合体实验发现,如果将2个8细胞期的小鼠胚胎合并,当其中一个标记胚胎植于另一个胚胎中间时,则标记胚胎形成内细胞团,未标记的胚胎形成滋养外胚层;反之则标记胚胎形成滋养外胚层,未标记的胚胎形成内细胞团(图11-9)。

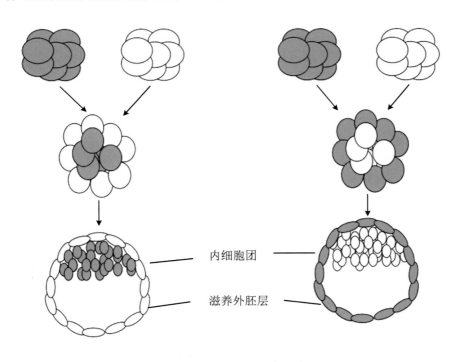

图11-9 小鼠胚胎融合实验

## 四、激素调节细胞分化

近端组织相互作用可以通过胚胎诱导效应来实现,但是随着多细胞个体发育的复杂程度增加以及体积的逐渐增大,机体对细胞分化的控制需要在远距离条件下实现,而且要对远距离靶细胞所出现的变化作出应答。在这种情况下,激素发挥了关键作用,在生物界激素影响细胞分化较为常见。例如蜕皮激素刺激昆虫的变态发育,甲状腺素促进两栖动物的变态发育,性激素刺激哺乳类动物第二性征的出现等。变态是指动物从幼体变为成熟个体的发育过程中,其形态结构和生活方式发生显著差异。

　　激素对细胞分化的诱导作用是通过基因调控来实现的。在脊椎动物中存在两大类激素:脂溶性的小分子甾类激素(如蜕皮素、性激素等)和水溶性的多肽激素(如胰岛素、干扰素、抑素等)。甾类激素可透过靶细胞膜进入细胞质内,结合至特异性的受体分子。激素-受体复合体活化后进入细胞核,进而调控相应的基因表达。甾类激素调控基因表达包括两个阶段:初级反应阶段,甾类激素直接刺激少数特殊基因转录,该阶段发生迅速;次级反应阶段,初级反应阶段的基因产物再顺次调控其他基因的表达过程,对初级反应起级联放大作用。水溶性的多肽激素分子因体积较大,往往无法直接穿过靶细胞的质膜。因此,这类激素可作为胞外信号分子与靶细胞质膜的表面受体结合,通过信号转导过程,在胞内产生第二信使(如 cAMP、cGMP、IP3 等),激活细胞质内的蛋白激酶系统,被激活的蛋白激酶会进一步影响细胞核内基因的表达过程。

### 五、环境对细胞分化的影响

　　物理的、化学的和生物的环境因素均可对细胞分化与发育产生重要影响。例如重力在一定程度上能够影响两栖类动物受精卵的背-腹轴决定。环境因素对性别决定与分化的影响在低等脊椎动物尤为明显,环境能够影响基因的表达模式,进而影响动物的性别分化。例如,孵化温度可以影响某些爬行动物的性别决定,在这类动物受精卵发育的某个时期,温度是性别分化的决定因子,即在低温与高温孵化条件下,个体的性别会不相同。此外还发现碘缺乏可干扰人类的正常发育,如造成人的甲状腺肿、身体与精神发育迟滞等。环境因素影响细胞分化与发育的机制是目前生物医学研究的热点领域之一。该领域的研究成果,将可能为环境因素所引起的出生缺陷和发育畸形等提供新的防治策略。

# 第四节　干　细　胞

　　在正常人体内,生理状态下,每秒约有 600 万个新生红细胞替代相同数量的死亡红细胞;胎儿与幼年期等阶段,皮肤不断扩展,此外,人的皮肤一生中也在持续更新,肠黏膜上皮每周即更新一次;在机体损伤等特殊情况下,骨骼肌、肝脏等也可以通过再生的形式进行修复。因此,机体必然存在一群具有保持分裂和分化能力的细胞即干细胞。

### 一、干细胞的概念

　　干细胞(stem cell)是具有自我更新、高度增殖和多向分化潜能的细胞群体,即这些细胞可通过分裂维持自身细胞的特性和大小，又可进一步分化为各种组织细胞，从而在组织修复、细胞分化以及个体发育等方面发挥关键作用。

## 二、干细胞的分类

通常根据干细胞所处的发育阶段以及干细胞的分化潜能对其进行分类。

(一) 依据干细胞的来源分类

依据干细胞的来源可以将其划分为胚胎干细胞和成体干细胞。

1. 胚胎干细胞

胚胎干细胞(embryonic stem cell，ESC)是指来源于受精5～6天的胚泡(blastocyst)中未分化的细胞。受精卵经卵裂(分裂8～16个细胞之前)所产生的每一个细胞都具有全能性，该阶段，若将任一个细胞移植入子宫内，都有可能发育成为一个完整的个体，即胚胎干细胞的全能性。目前已建立了经典的获取胚胎干细胞的方式。1998年，Science杂志报道了James A. Thomson在威斯康星大学领导一个研究小组从人胚胎组织中培养出了干细胞株，他们使用的方法是：人卵体外受精后，将胚胎培育到囊胚阶段，提取内细胞团，建立细胞株。经测试这些细胞株的细胞表面标志物和酶活性后，证实它们就是胚胎干细胞(embryonic stem cells，ES细胞)。1998年，PNAS杂志报道了John D. Gearhart在约翰斯·霍普金斯大学领导另一个研究小组也从人胚胎组织中建立了干细胞株，他们使用的方法是：从受精后5～9周人工流产的胚胎中提取原始生殖细胞( primordial germ cell )，由此培养的细胞株，证实其同样具有多能干细胞的特征，即胚胎生殖细胞(embryonic germ cells，EG细胞)。

2. 成体干细胞

成体干细胞(adult stem cell，ASC)是指来源于机体组织或器官中的未分化细胞。成体干细与胚胎干细胞类似，具有体外自我更新的能力，在条件适宜时，可能分化形成形态、功能各异的子代细胞。但是与胚胎干细胞相比较，成体干细胞的分化潜能有限，一般为单胚层的多能干细胞或单能干细胞。同时，目前研究发现，成体干细胞具有可塑性，即在特定条件下，成体干细胞可能逆转分化，成为类似于胚胎干细胞一样的具有多向分化潜能的干细胞。目前已发现多种成体干细胞，如造血干细胞、间充质干细胞、神经干细胞、皮肤干细胞、肠干细胞等。

接下来简单介绍发现最早、研究最多、目前运用最为广泛的造血干细胞。

造血干细胞(hematopoietic stem cells)是来源于血液、骨髓、脐带血等组织的一群原始造血细胞，它们能够自我更新并能够分化形成一些组织特化细胞，它们能从骨髓中游离出来进入血液循环，可发生正常的程序性死亡。

造血干细胞移植(hematopoietic stem cell trans-plantation，HSCT)是以造血干细胞为基础的一种临床疾病治疗手段。首先对患者进行大剂量放、化疗或其他免疫抑制剂等预处理，清除患者体内的肿瘤细胞、恶性克隆细胞或异常造血干细胞，然后移植正常的异体或自体造血干细胞，为患者重建正常的造血和免疫功能，从而达到治疗目的。造血干细胞移植是自 20 世纪 60 年代逐渐发展起来的一种医疗技术,由于最初是通过抽取供体骨髓而获得造血干细胞,所以又称为骨髓移植。造血干细胞移植技术可运用于多种疾病的治疗,如白血病、再生障碍性贫血及其他严重血液病、严重血液功能缺陷病、急性放射病、部分恶性肿瘤等。目前,人们已能够通过一些药物将骨髓中的造血干细胞动员到外周血中,通过血细胞分离仪器收集造血干细胞,因此又称为外周血干细胞移植。在临床疾病治疗中应用造血干细胞对供体无任何不良的影响,尤其来源于围生期的造血干细胞,其数量丰富,细胞活性远高于骨髓和外周血干细胞,病毒感染风险较低,受体移植后发生移植物抗宿主病风险相对较低,同时其分离与储存亦较为便利,是较为理想的造血干细胞资源。

### (二)依据干细胞的分化潜能分类

依据分化潜能可将干细胞划分为全能干细胞(totipotent stem cell),多能干细胞(pluripotent stem cell)和单能干细胞(unipotent stem cell)。

全能干细胞是指具有发育成完整机体能力的细胞,主要是桑椹胚 8 细胞期以前,如受精卵卵裂早期的细胞。多能干细胞是指仅具有发育成本胚层组织的潜能细胞,主要是指三胚层期的细胞。单能干细胞是指经过器官发生,各组织细胞命运最终确定,仅具有分化成为本胚层的一种或几种细胞类型的干细胞。个体发育过程中细胞分化的规律是逐渐"单能化",即细胞逐渐由"全能"到"多能",最后走向"单能"的趋势。

## 三、干细胞的特点

干细胞具有以下主要特点:它们属于非终末分化细胞,即终生保持未分化或低分化特性,维持多向分化潜能;干细胞具有增殖与分裂能力,可以进行自我更新;干细胞能够连续分裂,同时也可以长时间维持静止状态;干细胞在机体内的数量和位置相对恒定。

## 四、干细胞的应用前景

近年来,由于干细胞在再生医学上的重要意义,它已成为目前生命科学和医学研究的热点领域。干细胞相关研究在重症疾病的治疗、组织工程、基因治疗等方面具有重要的意义,并且对于基因定位与分析、发育生物学模型、新药开发与药效分析等领域也具有同等重要的意义,已有的研究进展昭示着干细胞的广阔应用前景(图 11-10)。

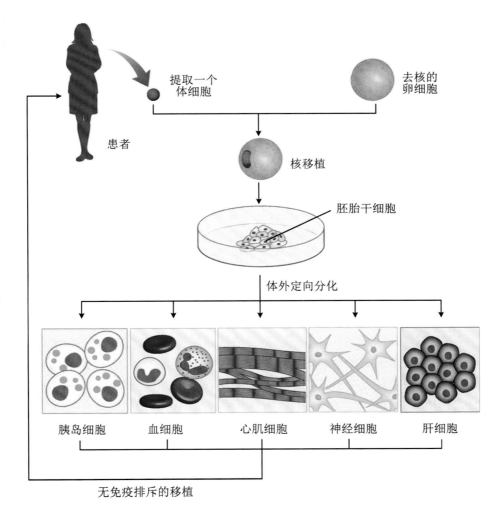

**图 11-10　克隆组织或器官的设想**

# 第五节　细胞分化与医学

　　如前文所述,细胞分化异常可能会导致疾病的发生,如肿瘤等与细胞分化关系密切。此外,细胞分化的可塑性是再生医学的重要基础。接下来以肿瘤和再生医学为例,简述细胞分化的医学意义。

## 一、细胞分化与肿瘤

　　肿瘤细胞和胚胎细胞的许多生物学特性较为相似,均具有未分化和低分化特征。肿瘤细胞仅具有少量的与来源组织细胞相似的分化特点,甚至完全丧失。恶性程度高的肿瘤细胞,其呈现迅速增殖细胞的形态结构特征,如细胞核较大、核仁数目多,核膜和核仁轮廓清楚。电镜结构特点是:细胞质呈低分化状态,可见大量的游离核糖体和部分多聚核糖体;高尔基复合体不发达;微丝排列杂乱;细胞间连接变少。低分化或未分化的肿瘤细胞丧失正常分化细胞的功能,如胰岛细胞瘤不能够合成胰岛素,结肠肿瘤不分泌黏蛋白,肝癌细胞不合成血浆白蛋白等。从细胞分化角度分析肿瘤,认为肿瘤细胞的一个重要生物学特性即是分化障碍,肿瘤被认为是一种分化疾病,是因为正常基因功能受控于异常的表达程序所致。细胞分化是一种定向的、受精确程序控制的过程,其关键在于按照一定的时空顺序基因选择性地被激活或抑制。通常情况下,终末分化细胞丧失增殖能力,而肿瘤细胞在一定程度上缺乏分化成熟细胞的特征和相应的功能,不具备某些终末分化细胞的特点,并可能缺乏对正常分化调节机制的应答。因此,恶性肿瘤被认为是细胞分化和胚胎发育过程中的一种异常结果。

恶性肿瘤细胞的最显著特征是增殖分化失控,缺失正常程序化的增殖分化机制。研究表明,高浓度的分化信号可以减缓肿瘤细胞的增殖速度,促进其发生分化,并可能走向正常的终末分化。这种诱导分化的信号分子被称为分化诱导剂,可以分为来自体内的或人工合成的。分化诱导剂对肿瘤的分化诱导作用为肿瘤治疗提供了新的思路。

人们一直在思考,肿瘤细胞一旦形成,是否能够逆转回到正常细胞?过去的观点认为,肿瘤细胞形成之后便永远是肿瘤细胞,但是肿瘤诱导分化现象的发现,打破了这一观点。肿瘤诱导分化疗法的主要特点是不直接杀死肿瘤细胞,而是采用化学诱导剂诱导肿瘤细胞发生分化,使之形成正常或接近正常的细胞,恢复其来源组织内的细胞的分化特征,如形态、结构功能等。分化诱导剂种类较多,较早研究的分化诱导剂有二甲基亚砜、丁酸、甲基甲酰胺等。研究最广泛且取得了一定临床治疗效果的分化诱导剂主要是维甲酸类物质,如视黄醛、视黄醇等。另外尚有一些细胞因子和酶类及化疗药物等也具有诱导肿瘤细胞分化的作用,如维生素 $D_3$ 及其同类物、DNA 甲基转移酶抑制剂、嘌呤及嘧啶同类物等。除此之外,还有其他的大量诱导分化剂,但是真正运用于临床肿瘤治疗的药物却很少,大部分仅停留在基础研究层面,有些药物可能在体外实验时呈现出良好的效果,但是动物实验却收效甚微。虽然目前尚存在较多需要解决的问题,但是肿瘤诱导分化剂仍具有较为光明的应用前景。

## 二、细胞分化与再生医学

再生(regeneration)是指生物体的整体或部分组织器官因受外力作用形成创伤或出现部分丢失,在残余结构的基础上又生长出与丢失部分结构和功能相类似的组织或器官,这一修复过程称为再生。再生的基础是细胞的再分化(re-differentiation),在再生的过程中,部分细胞需要发生脱分化,然后发生再分化,以产生新的组织或器官。

除肝脏之外,人类不能够再生其他的器官。由于再生损伤组织在医学上的重要意义,许多科学家希望参照低等生物的再生机理,运用生物方法再生人体损伤的肢体、组织或器官,以补充或恢复其原有的自然状态和功能。在这一研究基础上,再生医学应运而生,即运用机体细胞,通过组织工程技术制作新的细胞、组织或器官,以修复损伤的部位,达到恢复其自然状态的研究。

再生医学的内涵较为广泛,包括组织工程、细胞工程和细胞因子治疗、基因治疗、微生态治疗等。再生医学的技术基础是获得优质的干细胞,当需要进行组织或器官修复时,在体外通过运用细胞分裂和分化因子促进干细胞增殖和分化,以再生所需组织或器官,进而用于治疗。再生医学研究是多学科的综合,如生命科学、材料科学、组织工学以及社会伦理等问题,近年来,随着干细胞、动物克隆技术等领域的迅猛发展,再生医学在损伤修复、组织或器官移植等方面的价值越来越受到人们的重视。

## 思考题

① 何谓细胞分化? 为什么说细胞分化是基因选择性表达结果?
② 影响细胞分化的因素有哪些?
③ 干细胞是如何分类的?
④ 胚胎干细胞在人类疾病治疗中具有什么样的重要意义?

## 本章概念图

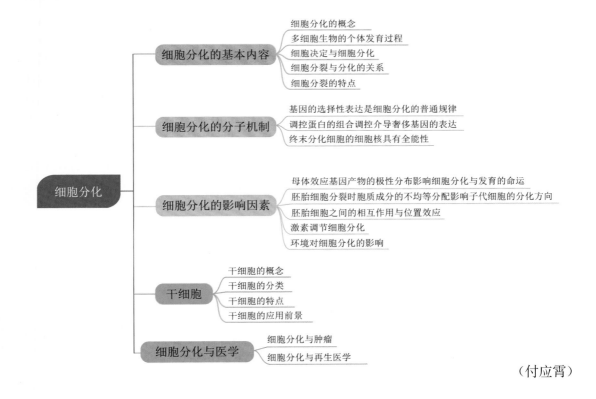

（付应霄）

# 第十二章
# 细胞衰老与细胞死亡

　　高等动物大多数细胞一生都经历了由未分化到分化、分化成熟到衰老、衰老到死亡的过程，每时每刻都有细胞衰老、死亡，同时又有增殖和新生的细胞进行补偿。细胞衰老与细胞死亡是生物界的普遍规律，是一种不可抗拒的生理现象，也是维持组织机能和形态所必需的。人体内存在 200 多种不同的细胞类型，它们的寿命也各不相同，例如，红细胞的寿命仅 120 天，肝细胞的寿命约为 18 个月，神经元的寿命与机体寿命大致相同。

　　在健康的机体中，细胞的生死总是处于一个良性的动态平衡中，如果这种平衡被破坏，人就会患病。若该死亡的细胞没有死亡，就可能导致细胞恶性增殖，形成肿瘤；若不该死亡的细胞过多地死亡，比如受艾滋病毒的攻击，不该死亡的淋巴细胞被诱导发生凋亡就会破坏人体的免疫机能，使机体极易受到病原体感染，所以细胞增殖与细胞衰老、死亡对生物体具有同等重要的意义。总之，为了机体的健康，细胞不但要有计划的"生"，也要有计划的"死"。因此，随着人类社会的进步和科学技术的发展，阐明细胞衰老与死亡的机理，一直是细胞生物学研究乃至生命科学研究领域的重要热点之一，对于揭示生命的奥秘和延缓个体的衰老具有重要的意义。

# 第一节　细　胞　衰　老

　　个体衰老在某种程度上可以认为与细胞衰老有关，但也不尽相同。所以很多研究者利用体外培养细胞作为模型来研究衰老现象，但由于体外环境与体内环境的差异，即使现在对于细胞衰老的机理性问题取得一定的进展，而对人体衰老的机制仍知之甚少。衰老和死亡是生命的基本现象，衰老过程发生在生物界的整体水平、种群水平、个体水平、细胞水平以及分子水平等不同的层次。

## 一、细胞衰老的概念

细胞衰老（cellular aging，cell senescence）又称细胞老化，是指随着时间的推移，细胞在正常条件下发生的细胞生理功能衰退和增殖能力减弱，以及细胞形态发生改变并趋向死亡的现象。主要表现：对外界环境变化的适应能力降低和维持细胞内稳态能力的降低。

### （一）细胞衰老与机体衰老既有区别又有联系

机体衰老是指绝大多数生物性成熟以后，随着年龄的增加，机体形态结构和生理功能呈现退行性变化，并伴随着生殖能力下降和死亡率升高等不可逆的生物学现象。个体衰老和细胞衰老都是生物体正常的生命现象，机体衰老以细胞总体的衰老为基础，但对多细胞生物来说，细胞的衰老与机体的衰老是两个不同的概念。

细胞衰老与机体衰老的区别：对单细胞生物体来说，细胞的衰老就是个体的衰老；对多细胞生物体来说，个别细胞，甚至机体局部细胞衰老、死亡不影响机体的寿命，而机体衰老也并不代表所有细胞的衰老，如 70 岁老人的生精细胞仍可以活跃地发生。

机体衰老与细胞衰老之间又有着密切的联系：细胞衰老是机体衰老的基础，而机体衰老是组成个体细胞总体走向衰老的结果，所以阐明机体衰老机制必须从细胞衰老机制研究入手。

### （二）机体内各类细胞的寿命不同

构成机体组织器官不同类型细胞的寿命具有明显差异，可根据细胞寿命不同将细胞分为三类：① 细胞的寿命接近于动物的整体寿命，如神经元、脂肪细胞、肌细胞等。② 缓慢更新的细胞，其寿命比机体的寿命短，如肝细胞、胃壁细胞等。③ 快速更新且寿命较短的细胞，如皮肤的表皮细胞、红细胞和白细胞等。细胞寿命除与细胞的种类有关，也受到内外环境条件的影响。

### （三）细胞增殖的 Hayflick 界限

细胞在体外培养（in vitro）条件下的寿命与在体（in vivo）细胞一样，也具有一定的寿命。"细胞的增殖能力是否存在极限"这一议题在生物学研究史上曾引发广泛争议。法国外科医生，诺贝尔奖获得者 Alexis Carrel 认为，体外培养的细胞是能够永生不死的，如果它停止增殖是因为培养条件不适宜。1961 年，美国生物学家 Leonard Hayflick 首次在 *Experimental Cell Research* 杂志上报道了体外培养的人成纤维细胞增殖分裂能力具有极限，并首次提出了细胞水平上"衰老"现象，即 Hayflick 界限（Hayflick life span Hayflick limitation）。他利用来自胚胎和成体的成纤维细胞进行体外培养，发现胚胎的成纤维细胞分裂传代 50 次后进入生长停滞状态；而来自成年组织的成纤维细胞只能培养 15～30 代就开始出现生长停滞。

Hayflick 界限是关于细胞增殖能力和寿命是有限的观点，细胞至少是培养的二倍体细胞，细胞不是不死的，而是有一定寿命的，它们的增殖能力不是无限的，而是有一定的界限，这就是 Hayflick 界限。Hayflick 等还发现，动物体细胞的体外增殖能力与物种的寿命和供体年龄有关。二倍体细胞的衰老是由细胞本身决定的，决定细胞衰老的因素在细胞内部，不是外部的环境，是细胞核而不是细胞质决定了细胞衰老（见图 12-1）。癌细胞或永生化细胞系是不正常细胞,其染色体数目或形态已经不同于原先的细胞,可不受 Hayflick 界限限制。

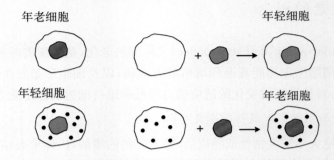

图 12-1　体细胞杂交试验验证细胞核决定细胞衰老

## 二、细胞衰老的特征

细胞衰老是细胞生理、生化发生复杂变化的过程,主要表现在对环境变化的适应能力降低,以及维持细胞内环境稳定能力的降低。细胞衰老可归纳为细胞形态结构和生化方面的改变两大特征。

### (一) 细胞衰老的形态学特征

衰老细胞的形态学特征变化主要表现在细胞皱缩、膜通透性和脆性增加、核膜内陷和细胞器数量特别是线粒体数量减少,胞内出现脂褐素等异常物质沉积,最终出现细胞凋亡或坏死。具体体现在以下几个方面:

① 细胞核增大,染色深,核膜内折,染色质固缩化。

② 细胞皱缩,原生质失水,细胞体积变小。

③ 细胞膜不饱和脂肪酸被氧化,磷脂含量降低,胆固醇含量升高,导致与膜脂之间以及脂蛋白之间的交联流动性降低,通透性、脆性与黏度增加。

④ 细胞器结构数量发生改变:高尔基体破碎;内质网膨胀,有解体的趋势;线粒体变大并且数量减少。

⑤ 细胞质中,色素积聚、空泡形成,糖原合成减少、脂肪积聚。

### (二) 细胞衰老的生物大分子改变

衰老细胞会出现脂类、蛋白质和核酸等细胞成分损伤,细胞合成的减少,代谢能力降低,主要表现在以下几个方面:

① 核酸的变化:复制与转录受到抑制;有个别基因会异常激活;端粒 DNA 丢失,mtDNA 特异性缺失;DNA 氧化、断裂、缺失和交联;甲基化程度降低;mRNA 和 tRNA 含量降低。

② 蛋白质的变化:蛋白质合成速率降低;蛋白质发生糖基化、氨甲酰化、脱氨基等修饰反应,导致蛋白质的稳定性下降;衰老细胞的自由基造成蛋白质肽键断裂,交联变性、功能下降。

③ 酶分子的变化:活性中心被氧化,金属离子如 $Ca^{2+}$、$Zn^{2+}$、$Mg^{2+}$、$Fe^{2+}$ 等丢失,酶分

子的二级结构、溶解度和等电点发生改变,导致酶失活;但与细胞衰老有关的β-半乳糖苷酶(senescence-associated β-galactosidase,SA-βgal)活性增强(图 12-2)。

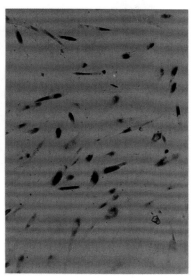

(a) 年轻成纤维细胞, 极少表达
β-半乳糖苷酶

(b) 衰老成纤维细胞β-半乳糖
苷酶活性明显增强

**图 12-2　衰老成纤维细胞 β-半乳糖苷酶活性增强**

## 三、细胞衰老学说与分子机制

由于细胞衰老是十分复杂的生物学特征,受到多种因素包括外界环境因素和细胞内部因素的影响,关于细胞衰老的机制仍然是假说众多,总体可以分为遗传论学派与差错学派,遗传论学派包括遗传决定学说、端粒钟学说等,差错学派包括自由基学说、代谢废物积累学说等。

### (一) 遗传决定学说

遗传决定学说认为细胞衰老是遗传决定的自然演进的程序化过程,一切细胞均有内在的预定程序决定其寿命,而细胞寿命又决定于种属寿命的差异,外部因素只能使细胞寿命在限定范围内变动。控制个体生长发育和细胞衰老的基因都在特定时期有序地开启和关闭,如果此类基因表达出现异常,将对细胞乃至个体寿命产生重要影响。如在人类,有两个典型的病症:一个是患婴幼儿早衰症(Hutchinson-Gilford syndrome)的儿童,患儿很早就出现明显的衰老症状,12~18 岁即过早夭折,该病是由于编码核膜蛋白的 LMNA 基因突变所引起的,为常染色体隐性遗传疾病;另一个是成人早衰症(Werner's syndrome),患者平均 39 岁时出现衰老,47 岁左右生命结束,引起该病的原因与 DNA 解旋酶 WRN 基因功能有关,迄今为止,已在人和动物体内发现了多个与衰老有关的基因,根据其功能,可分为衰老基因和抗衰老基因两大类(图 12-3)。衰老基因在细胞衰老时,表达水平显著高于年轻细胞,如:MORF4 基因、p16 基因;抗衰老基因也称长寿基因(longevity gene),如:WRN 基因、Klotho

基因和 SIRT1 基因。因此科学家推测，衰老在一定程度上是由遗传因素决定的。

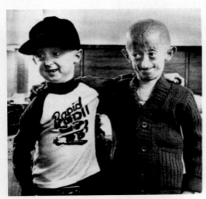
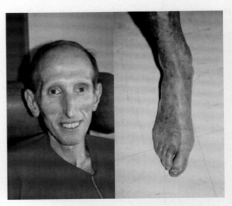

(a) 婴幼儿早衰症　　　　　　　　　(b) 成人早衰症

图 12-3　婴幼儿早衰症与成人早衰症患者

### (二) 端粒钟学说

端粒(telomere)是染色体末端由简单的串联重复序列组成的一种特殊结构,如人的染色体端粒由 TTAGGG/CCCTAA 重复序列组成,依靠端粒酶催化合成。端粒酶是一种由 RNA 和蛋白质组成的核糖核蛋白酶,可使端粒长度增加,常见于生殖细胞和肿瘤细胞等细胞中,而正常的体细胞中则缺乏端粒酶或端粒酶活性很低。端粒钟学说的主要观点是:细胞分裂过程中,由于端粒不能被 DNA 聚合酶完全复制而逐渐变短,当端粒长度缩短到一定阈值时,就达到了 Hayflick 界限,细胞就进入衰老过程。

端粒钟学说是由 C. Harley 等于 1990 年提出,他们用人工合成的 $(TTAGGG)_3$ 作为探针,测定了不同年龄段的人成纤维细胞中的端粒长度,结果发现端粒长度随年龄增长而下降,端粒长度也随细胞分裂次数的增加而下降,在此研究基础上形成了细胞衰老的"有丝分裂钟"学说,或称"端粒钟学说"(图 12-4)。在 1998 年,W. E. Wright 等提供了更令人信服的证据,他们将人的端粒酶(hTRT)基因转染至正常人二倍体视网膜色素上皮细胞和成纤维细胞,结果表明表达端粒酶的转染细胞分裂旺盛,端粒长度明显增加,β-半乳糖苷酶活性显著降低,而且表达端粒酶的细胞寿命比正常细胞至少增加 20 代。此外,对克隆羊 Dolly 出现提前衰老的研究发现,其细胞中端粒的长度较同龄羊缩短20%。这些研究表明,端粒长度的确与衰老存在密切的关系,而端粒缩短诱发的细胞衰老又称为复制性衰老(replicative senescence)。在端粒和端粒酶保护染色体方面研究取得突出成绩的三位美国科学家 Elizabeth Blackburn、Carol Greider 和 Jack Szostak 荣获 2009 年诺贝尔生理学或医学奖。

### (三) 自由基学说(氧化性损伤学说)

1956 年,美国学者 Harman 最早提出脑外伤后自由基损伤的理论(Free radical theory),该理论认为活性氧基团导致细胞损伤和衰老,随后不断发展。在正常条件下,人体内自由基的产生有两方面:一是环境中的高温、辐射、化学物质等引起产生的外源性自由基;二是体内各种代谢反应产生的内源性自由基,内源性自由基是主要来源,产生的主要途径有:① 线粒体氧化磷酸化呼吸链电子泄漏产生。② 过氧化物酶体的多功能氧化酶(MFO)

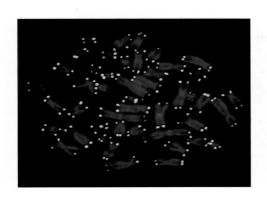

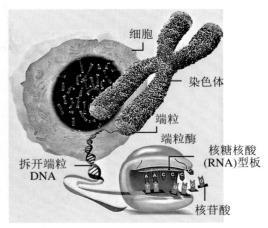

(a) 荧光原位杂交(FISH)技术显示染色体
两端的黄色部分就是端粒结构

(b) 端粒与端粒酶结构

**图 12-4 端粒与端粒酶**

催化底物羟化产生。

自由基学说的核心内容是:生物体代谢过程中产生的活性氧基团或分子(ROS:超氧自由基、羟自由基、$H_2O_2$)含有未配对电子,具有高度反应活性,力图得到电子,可引发链式自由基反应,使质膜中的不饱和脂肪酸氧化,造成膜内酶活性破坏、膜蛋白变性、膜脆性增加、膜结构发生改变;将蛋白质中的巯基氧化而造成蛋白质发生交联、变性,酶失活;使 DNA 链断裂、交联、碱基羟基化、碱基切除等,从而对 DNA 造成损伤,引起细胞衰老(图 12-5)。有学者认为在衰老的原因中,99% 是由自由基造成的。老年人皮肤上的老年斑就是自由基对细胞破坏的见证。

正常细胞内存在清除自由基的防御系统,主要包括酶系统:超氧化物歧化酶(SOD),过氧化氢酶(CAT),谷胱甘肽过氧化物酶(GSH-PX),此类酶具有抗氧化功能,可增加寿命,延缓衰老;非酶系统:维生素 E、醌类物质等电子受体。W. C. Orr 和 R. S. Sohal,将铜锌超氧化物歧化酶(copper-zinc superoxide dismutase)基因导入果蝇,使转基因株具有 3 个拷贝的 SOD 基因,其寿命比野生型延长 1/3。

(四) 代谢废物累积学说

代谢废物累积(waste product accumulation)学说是指由于细胞代谢功能下降,一方面不能将代谢废物及时排出细胞外,另一方面又不能将其降解与消化,这样代谢废物越积越多,在细胞中占据的空间越来越大,影响细胞代谢废物的运输,以致阻碍细胞正常的生理功能,最终引起细胞衰老。如哺乳动物脂褐质的沉积,脂褐质是一些长寿命的蛋白质,能够同 DNA 与脂类共价缩合形成巨交联物,而次级溶酶体是形成脂褐质的场所,但由于脂褐质结构致密,既不能被彻底水解,又不能排出细胞,结果在细胞内沉积增多,阻碍细胞的物质交流和信号传递,最终导致细胞衰老(图 12-6)。

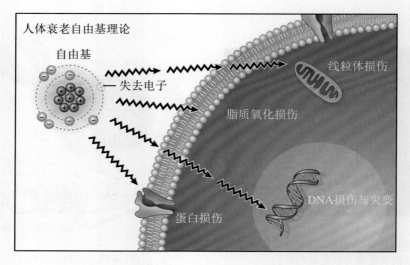

**图 12-5　引发细胞衰老的自由基理论示意图**

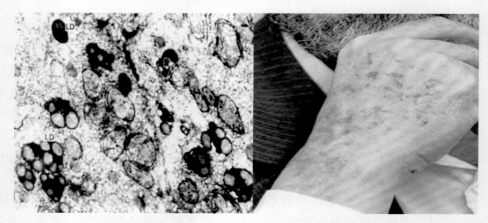

(a) 电镜下代谢废物脂褐质聚集　　　　　　　(b) 老年斑堆积

**图 12-6　细胞代谢废物聚集示意图**

# 第二节　细 胞 死 亡

　　细胞死亡（cell death）是指细胞生命不可逆的走向终结的现象。但细胞死亡并非与机体死亡同步，并不是说只有机体死亡之后才会出现细胞死亡，在正常组织中，常发生"正常"的细胞死亡，它是维持组织机能和形态所必需的，与细胞增殖、分化、衰老一样都是细胞生命活动的重要特征，具有重要的意义。1997 年，美国科学情报研究所（ISI）提出 SCI（Science Citation Index）收录论文最集中的三个领域分别是：细胞信号转导（signal transduction）、细胞凋亡(Cell apoptosis)、基因组与后基因组学(Genome and post-genomic analysis)。2002年,两位英国科学家 Sydney Brenner、John Sulston 与美国科学家 Robert Horvitz,因在细胞程序性死亡方面的研究获诺贝尔生理学或医学奖。

引起细胞死亡的原因很多,细胞死亡的方式主要包括 3 种:细胞坏死(necrosis)、细胞凋亡(apoptosis)与自噬性细胞死亡(autophagic cell death),这三种方式的特征、机制与生理意义各不相同。

## 一、细胞坏死

### (一) 细胞坏死的概念及原因

细胞坏死(necrosis)是指在外来致病因子作用下,细胞生命活动被强行终止所致的病理性、被动性的非正常死亡过程。细胞坏死发生于病理情况下,超过细胞可以承受的强度或阈值的环境因子引起的死亡,这些环境因子可以是物理的,如高温与超低温、高渗与低渗、射线等;也可以是化学的,如酸、碱、化学毒物;还可以是生物的,如细菌、病毒与病原体的感染等。

### (二) 细胞坏死的特征

细胞坏死初期表现为:细胞质膜通透性增加,线粒体和内质网肿胀、崩解,空泡化,蛋白质颗粒增多,核发生固缩或断裂,染色质形成串状片断。细胞质蛋白变性、凝固或碎裂,嗜碱性核蛋白降解,细胞质呈强嗜酸性,故坏死组织或细胞在苏木精/伊红染色切片中,胞质呈均一的深伊红色,原有微细结构消失。

细胞坏死后期阶段:细胞质膜破裂,细胞内容物流出,引起周围组织炎症反应。细胞坏死过程中染色质不发生凝集,DNA 随机被降解,琼脂糖凝胶电泳时呈现弥散性分布,俗称"拖尾现象"。

长期以来细胞坏死被认为是一种被动的死亡方式,近期研究表明,细胞坏死也可能是细胞"程序性死亡"的另一种形式,当细胞凋亡不能正常发生而细胞必须死亡时,细胞坏死作为细胞凋亡的替补方式发生。例如分裂旺盛的细胞的 DNA 被持续损伤导致 DNA 修复蛋白多聚二磷酸腺苷-核糖聚合酶(PARP)被活化,使细胞内烟酰胺腺嘌呤二核苷酸($NAD^+$)大量减少,进而导致糖酵解作用被抑制,细胞内 ATP 水平下降,而快速分裂的细胞需要大量氨基酸和脂肪酸以构建子代细胞,因此无法利用氨基酸和脂肪酸氧化产能维持胞内 ATP 水平,结果 DNA 损伤引发的 ATP 水平急降导致细胞坏死。而分裂迟滞的细胞抵抗 DNA 损伤的能力较强,说明细胞坏死过程可能是信号转导引发的细胞程序性死亡行为。

## 二、细胞凋亡

### (一) 细胞凋亡的概念

1965 年,澳大利亚病理学家 John Kerr 观察到在肝组织局部缺血的情况下,大鼠肝细胞连续转化为小的圆形原生质团,电镜观察发现这些原生质团是由质膜包裹的细胞碎片、细胞器和浓缩的染色质组成,当时将这种现象命名为"固缩性坏死"。后来逐步研究发现,死亡细胞内溶酶体保持完整,死亡细胞从周围组织中脱离并被吞噬,不会引起炎症反应,并于1972年提出了细胞凋亡的概念(apoptosis)。Apoptosis来自希腊语,意思是花瓣或树叶凋零,强调细胞凋亡的死亡方式是自然生理学过程,是受基因调控的主动的生理性细胞自杀行为,迅速成为20世纪90年代以来生命科学研究的一大热点。

细胞凋亡又称细胞编程性死亡(programmed cell death,PCD),是指细胞在一定的生理或病理条件下,主动的、由基因决定的自动结束生命活动的过程。细胞凋亡现象普遍存在于人类及多种动植物中,是多细胞生物个体正常发育、维持成体组织结构不可缺少的部分,贯穿于生物全部的生命活动中。例如哺乳动物神经系统的发生过程,在脊椎动物发育早期,先产生过量的神经元,但后来近一半的神经元发生凋亡,只有那些与靶细胞(如肌肉细胞、腺体细胞)建立起良好的突触联系,并充分接受了靶细胞分泌的存活因子的神经元才保留了下来。

### (二) 细胞凋亡的特征

#### 1. 细胞凋亡的形态学特征

典型的动物细胞凋亡的发生过程,在形态学上可分为三个阶段:细胞凋亡的起始阶段,凋亡小体的形成与凋亡小体被吞噬。

#### (1) 细胞核的变化

凋亡细胞的核DNA在核小体连接处断裂成大小不等的核小体片段是细胞凋亡的重要特点。断裂的核小体片段向核膜下或中央部异染色质区聚集,浓缩成新月状染色质块,沿核膜分布[图12-7(b)],染色质进一步聚集,核纤层解体使核膜在核膜孔处断裂,向内包裹高度凝集固缩的染色质形成核碎片或核残片。

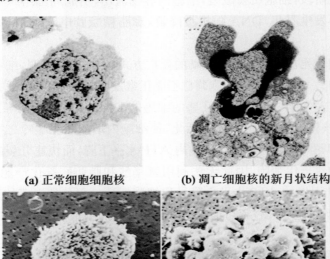

(a) 正常细胞细胞核      (b) 凋亡细胞核的新月状结构

(c) 正常细胞表面形态      (d) 凋亡细胞凋亡小体的形成

图 12-7  电镜下凋亡细胞的形态结构

（2）细胞质的变化

凋亡细胞的细胞质因脱水发生明显浓缩，细胞器也发生不同程度的改变。凋亡早期，可见细胞内线粒体增大，嵴增多，继而出现空泡化。核糖体与内质网脱离，内质网囊腔膨大，并逐渐与细胞质膜融合。细胞骨架由疏松有序变得致密而紊乱，影响细胞凋亡的过程。

（3）细胞膜的变化

凋亡细胞表面原有的特化结构，如微绒毛、细胞突起、细胞间连接以及一些与细胞连接相关的蛋白质等逐渐消失；细胞膜起泡，但细胞膜仍保持完整，没有失去选择通透性，位于细胞膜内侧的磷脂酰丝氨酸则从细胞膜内侧翻转到细胞膜表面，可能与凋亡细胞的清除过程有关。

（4）凋亡小体的形成与吞噬

核染色质断裂为大小不等的片段，与某些细胞器（如线粒体）聚集一起，为反折的细胞质膜所包围，通过发芽、起泡等方式在细胞表面产生了许多泡状或芽状突起，逐渐形成单个的凋亡小体［图 12-7(d)］。凋亡小体逐渐被邻近细胞或吞噬细胞吞噬，在溶酶体内被消化分解（持续 4～9 h），整个过程细胞质膜保持完整，细胞内容物不会渗漏到细胞外环境，因而不会引起炎症反应。

2. 细胞凋亡的生化特征

（1）细胞核 DNA 片段化

凋亡细胞内源性核酸内切酶（endonuclease）在核小体连接部位特异地切割 DNA 链，形成长度为 180～200 bp 整数倍的寡聚核苷酸片段，提取凋亡细胞基因组 DNA 进行琼脂糖凝胶电泳时，表现出特征性的 DNA 梯状条带（DNA ladder）（图 12-8）。而细胞坏死时，DNA随意断裂为长度不一的片段，琼脂糖凝胶电泳呈"弥散状"。凋亡细胞的 DNA 梯状条带仍被作为细胞凋亡最典型的生化特征之一。

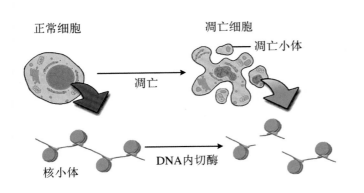
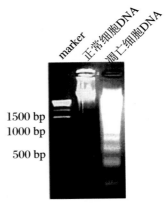

(a) 凋亡细胞DNA内切酶活化切割核小体连接部位　(b) 细胞凋亡形成180～200 bp 整倍性DNA片段

图 12-8　凋亡细胞核 DNA 凝胶电泳呈现梯状条带

（2）细胞凋亡中的蛋白酶级联反应

研究表明细胞凋亡的起始以及发生、发展一系列过程，主要是通过多种蛋白酶控制的，蛋白酶级联切割是凋亡最关键的过程,蛋白酶的作用是细胞凋亡机制的核心部分。现已鉴定控制凋亡的蛋白酶主要有:半胱天冬酶(caspase)家族或分裂素及钙蛋白酶(calpain)等。这些蛋白酶是细胞凋亡的执行者,构成级联反应,灭活细胞凋亡抑制物,阻断 DNA 修复,促进核纤层降解,破坏核结构,破坏细胞骨架,促进凋亡小体形成。

(3)细胞质 $Ca^{2+}$ 浓度的变化

研究表明细胞质中的 $Ca^{2+}$ 浓度与细胞凋亡密切相关,通过细胞内 $Ca^{2+}$ 库释放以及细胞外 $Ca^{2+}$ 内流使细胞质中 $Ca^{2+}$ 浓度持续升高,参与凋亡信号的转导并启动凋亡;另外,细胞凋亡早期阶段 BCL-2 家族促凋亡蛋白成员 Bak 与 Bax 促进内质网释放 $Ca^{2+}$,上调线粒体中 $Ca^{2+}$ 的浓度,导致细胞色素 c(cytochrome c,cyt c)释放到细胞质中,启动细胞凋亡线粒体起始内源途径,活化 caspase,诱导细胞凋亡。

(4)线粒体在细胞凋亡中的作用

细胞凋亡时,线粒体发生一系列显著的变化:① 线粒体呼吸链受损,能量代谢受到破坏,导致细胞死亡。② 在线粒体进行氧化磷酸化的过程中,4%～5%氧没有形成水,而是产生活性氧类物质(reactive oxygen species,ROS),ROS 是细胞凋亡的信使分子和效应分子,诱发细胞凋亡。③ 细胞色素 c 释放,细胞凋亡促进 cyt c 从线粒体膜间隙释放到细胞质中,结合并激活 caspase9,活化的 caspase9 激活效应凋亡蛋白酶 caspase3,引发细胞凋亡反应。④ 线粒体渗透转变孔(MPTP)通透性增高,细胞内 $Ca^{2+}$ 浓度增加,造成 MPTP 开放,导致线粒体呼吸链解偶联,造成细胞凋亡早期的决定性变化,可见线粒体在细胞凋亡过程中起重要的作用。

(三)细胞凋亡与细胞坏死的区别

细胞凋亡是一种主动的、由基因决定的细胞自杀过程,其性质与细胞坏死完全不同,两者属于截然不同的细胞学现象。细胞坏死是指细胞受到激烈的物理、化学刺激或严重的病理性刺激后,引起的细胞损伤和死亡,细胞膜和细胞浆中细胞器的质膜发生破裂,细胞浆外溢,细胞解体并引起周围组织发生炎症反应。然而,细胞凋亡时,细胞膜始终保持完整,胞膜内陷时将细胞内容物包被成囊状小体(凋亡小体),被周围吞噬细胞吞噬,不引起炎症反应(表 12-1)。

表 12-1 细胞凋亡和细胞坏死的主要区别

| 区别点 | 细胞凋亡 | 细胞坏死 |
| --- | --- | --- |
| 死亡起因 | 生理或病理性 | 病理性变化或剧烈损伤 |
| 组织分布 | 单个散在细胞 | 大片组织或成群细胞 |
| 细胞膜 | 保持完整 | 破损 |
| 染色质 | 凝聚在核膜下呈半月状 | 呈絮状 |
| 细胞器 | 无明显变化 | 肿胀、内质网崩解 |
| 细胞体积 | 固缩变小 | 肿胀变大 |
| 凋亡小体 | 有,被邻近细胞或巨噬细胞吞噬 | 无,细胞自溶 |

续表

| 区别点 | 细胞凋亡 | 细胞坏死 |
|---|---|---|
| 基因组 DNA | 有控降解,电泳图谱呈梯状 | 随机降解,电泳图谱呈涂抹状 |
| 蛋白质合成 | 有 | 无 |
| 基因活动 | 受基因调控 | 无基因调控 |
| 炎症反应 | 无,不释放细胞内容物 | 有,释放内容物 |

### (四) 细胞凋亡的生物学意义

细胞凋亡对于多细胞生物个体发育的正常进行、自身组织器官细胞平衡的保持以及抵御外界各种因素的干扰等方面,都具有重要的生物学意义。

1. 清除参与个体发育过程中的多余细胞

细胞凋亡是维持个体正常生理过程所必需的,在胚胎发育的过程中,幼体器官的缩小和退化,特定区域的多余细胞发生凋亡,有利于器官的形态形成,保持器官的大小与状态的稳定。如人脑神经元在发育过程中约 95% 细胞发生凋亡;当所支配的肌肉相对恒定后,约 50% 脊髓背根的运动神经元凋亡[图 12-9(a)];胚胎肢端发育成指(趾)的过程[图 12-9(b)]。

2. 机体内细胞的自然更新

机体内细胞的自然更新有利于清除无用细胞,个体发育形态发生时,一些遗迹随发育而凋亡,如人胚的尾芽和鳃的定期消亡、蝌蚪退尾[图 12-9(c)];有利于清除完成正常使命的衰老细胞如人血红细胞、动物表皮细胞、胃肠道细胞等。

3. 生理性保护机制

清除体内有害、受损或危险的细胞,而不对周围细胞产生危害,如参与免疫系统调节,清除被病原体感染的细胞和肿瘤细胞,作为自身的一种保护机制。

4. 维持器官、组织细胞数目相对平衡

成熟动物个体中,通过细胞凋亡和细胞增殖速率来维持组织器官细胞数量的稳定。细胞凋亡和细胞增殖是一个相反的过程,细胞增殖低下或凋亡过盛,引起器官萎缩;肿瘤的发生既与细胞增殖过度有关,又与细胞凋亡不足有关。

### (五) 细胞凋亡的检测方法

凋亡细胞具有明显的形态学与生理生化特征,常用的检测方法如下:

1. 形态学观测

利用各种方法对细胞染色,在光镜、电镜下检测其形态学特征。例如:① 台盼蓝被活细胞、凋亡细胞拒染,但可将坏死细胞染成蓝色。② 借助苏木精-伊红染色、Giemsa 染色、孚尔根染色、DAPI 染色、AO/EB 染色等,可通过普通或荧光显微镜观察动物细胞的细胞核及染色体形态变化特征(图 12-10)。③ 扫描电镜与透射电镜可观察凋亡细胞的细胞核、染色体、凋亡小体、细胞表面结构、细胞器的变化特征。

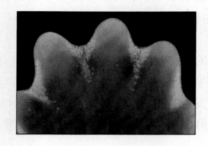
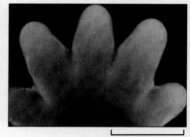

(a) 发育中神经细胞的凋亡

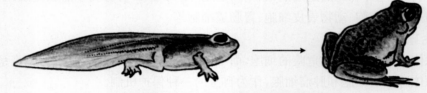

(b) 哺乳动物手指和脚趾在发育早期是连在一起的，指(趾)间的蹼通过细胞凋亡被清除，使单个指(趾)分开

(c) 幼体的蝌蚪向成体发育过程中尾部细胞的凋亡

图 12-9　细胞凋亡的事例

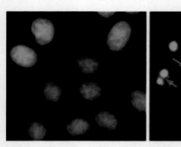
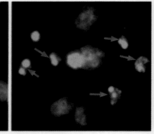

(a) DAPI染色显示染色质凝集，红色箭头指示　　　(b) AO/EB双染显示凋亡细胞，绿色
凋亡小体形成　　　　　　　　　　　　　　　　　箭头指示正常细胞，黄色指示凋
　　　　　　　　　　　　　　　　　　　　　　　亡细胞，红色指示死亡细胞

图 12-10　凋亡细胞核及染色体凝集检测

### 2. DNA 电泳

凋亡细胞特异性核酸内切酶活化，造成核小体连接处被特异性切割，染色质 DNA 降解为 180~200 bp 及其整数倍的片段，而凋亡细胞基因组 DNA 凝胶电泳时呈现出 DNA 梯状条带，这是目前鉴定细胞凋亡的最简便和可靠方法之一。

### 3. DNA 断裂原位末端标记法（TUNEL 测定法）

末端脱氧核苷酸转移酶介导 dUTP 缺口末端标记，可以对凋亡细胞的核 DNA 损伤产生的断裂缺口处 3′—OH 进行原位标记，借助可观测的标记物（如荧光素）对凋亡细胞核或者凋亡小体进行原位标记，用荧光显微镜观察。这种方法的优点是可准确定位凋亡细胞，灵敏度高；缺点是缺乏专一性，但可结合形态学观察法予以判断。

### 4. 彗星电泳法（comet assay）

将单个细胞悬浮于琼脂糖凝胶中，经裂解处理后，在电场中短时间电泳，并用荧光染料染色，凋亡细胞中因有 DNA 降解片断，在电场中泳动快，使细胞核呈彗星拖尾式图案，正常细胞无 DNA 断裂的细胞核在泳动时保持圆球形，这是一种快速而简便检测细胞凋亡的方法（图 12-11）。

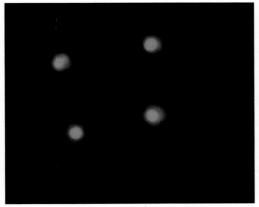 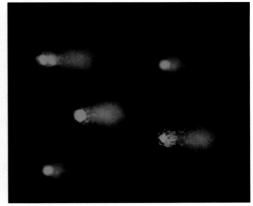

(a) 正常细胞的核无DNA断裂泳动时保持圆球形　　(b) 凋亡细胞细胞核呈现出慧星式图案

**图 12-11　彗星电泳法检测细胞凋亡**

### 5. 流式细胞仪分析

根据凋亡细胞 DNA 断裂和丢失，采用碘化丙啶（PI）使 DNA 产生激发荧光，用流式细胞仪检出凋亡的亚二倍体细胞，从而与正常完整的二倍体细胞进行比较，同时又能观察细胞的周期状态。

### 6. 检测细胞膜成分变化

细胞凋亡早期，位于细胞膜内侧的磷脂酰丝氨酸（PS）迅速翻转到细胞膜外侧，使得 PS 暴露在细胞膜表面，可以用 PS 与带荧光标记的抗凝血剂 Annexin V 的相互作用检测外翻的 PS（图 12-12）。

此外，还可以利用凋亡细胞其他生理生化变化来进行检测，例如检测 caspases 的激活、cyt c 的释放、线粒体膜电位的变化与 $Ca^{2+}$ 浓度等。

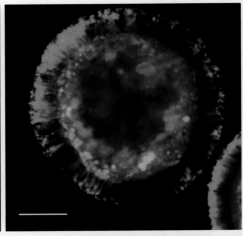

(a) 正常或凋亡早期卵母细胞，磷脂酰丝氨酸　(b) 凋亡卵母细胞，磷脂酰丝氨酸外翻明显增
　　外翻仅有少量绿色荧光　　　　　　　　　　多，FITC与PI染色深

**图 12-12　Annexin V-FITC 与 PI 双染检测卵母细胞细胞凋亡**

由李向臣博士惠赠

## 三、自噬性细胞死亡

细胞自噬(autophagy)最早由 T. P. Ashford 和 K. R. Porten 于 1962 年利用电子显微镜在人肝细胞中观察到一种自食(self-eating)现象，是生物进化过程中被优先保留下来的一种维持细胞稳态的生理机制，其功能异常与许多疾病的发生发展密切相关。日本科学家大隅良典因在细胞自噬机制方面研究取得的成就，荣获 2016 年诺贝尔生理学或医学奖。

### (一) 细胞自噬的定义

自噬 autophagy 源于古希腊语，是"auto"（自我）与"phagy"（吞噬）的结合，顾名思义就是细胞的自我消化。细胞自噬是指溶酶体与双层膜包裹的大分子物质和细胞器融合，在膜包囊泡中降解自身物质的生物学过程。正常动物细胞为维持细胞内环境的动态平衡，需要不断降解功能失常或不需要的细胞结构，如各种蛋白质、细胞器以及各种细胞质组分。通常，寿命较短的蛋白质如细胞周期蛋白通过泛素-蛋白酶体系统进行降解；而寿命较长的蛋白质及细胞结构通过细胞自噬途径，由溶酶体进行降解。

在自噬过程中，细胞中出现双层膜包裹的泡状结构，包裹着部分或整个细胞质、细胞器，形成自噬体(autophgosome)（图 12-13），其双层膜来自内质网或细胞质中的膜泡，自噬体与溶酶体结合形成自噬溶酶体。在自噬溶酶体中，待降解的物质首先在水解酶的作用下分解成氨基酸和核苷酸等，再进入三羧酸循环，产生小分子和能量，最后被细胞所利用，实现细胞本身的代谢需要和细胞器的更新。

研究表明，正常细胞中细胞自噬持续地以较低速率进行，特殊情况下，如动物细胞发育的特殊阶段或代谢压力胁迫时会大量发生。长期以来，细胞自噬被认为是细胞的自救行为。但近年来发现，过量细胞自噬也能导致自噬性细胞死亡，并证明细胞自噬的发生受多种基因的调控，如 ATG（autophagy-related gene）基因、蛋白激酶基因和磷酸酶基因等。

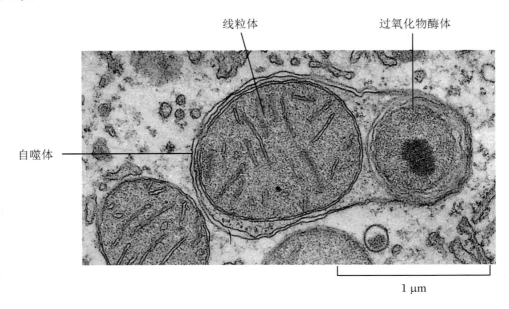

**图 12-13  细胞自噬体结构**

电镜下观察到的自噬体，自噬体内含有一个线粒体和一个过氧化物酶体

（二）细胞自噬分类

根据细胞内底物运送到溶酶体方式的不同，哺乳动物细胞自噬可分为 3 种主要类型：巨自噬（macro-autophagy）、微自噬（micro-autophagy）和分子伴侣介导的自噬（chaperone-mediated autophagy）。巨自噬是自噬形式中最普遍的一种，细胞内的可溶性蛋白和变性坏死的细胞器被非溶酶体来源的双层膜结构包裹，形成自噬泡，并被自噬泡携带到溶酶体中降解加工；微自噬是由溶酶体膜直接包裹底物，再与溶酶体融合降解，如长寿命蛋白的降解；分子伴侣介导的自噬首先由细胞质中的分子伴侣 Hsc73 识别底物蛋白分子的特定氨基酸序列（如 KFERQ）并与之结合，分子伴侣-底物复合物与溶酶体膜上的受体结合后，转运到溶酶体内，被溶酶体酶降解，整个过程不需要囊泡的参与，进入溶酶体腔中的底物在水解酶作用下分解为其组成成分，被细胞再利用。因此，自噬可被认为是真核细胞中广泛存在的降解或再循环系统。

（三）细胞自噬的发生过程

细胞自噬的发生过程主要包括 4 个阶段，即自噬的诱导、自噬体形成、自噬体与溶酶体融合和自噬体内容物被降解。发生自噬的细胞质中出现许多游离双层膜结构，称为自噬前体。自噬前体逐渐形成杯状凹陷，包裹细胞质或损伤/衰老的细胞器（如线粒体、内质网等），形成自噬体（图 12-14）。然后与溶酶体融合成自噬溶酶体，在自噬溶酶体中，其内含物被水解酶重新降解成各自底物(如氨基酸、核苷酸等),供细胞重新利用。

有多种基因产物参与到细胞自噬的发生过程。目前已经鉴定出几十种自噬相关基因(autophagy-related gene,ATG),ATG 家族蛋白彼此形成复合物,在细胞自噬的各个阶段发挥作用,是细胞自噬过程中的关键执行因子。在哺乳动物自噬体形成的过程中,由 Atg3、Atg5、Atg7、Atg10、Atg12 参与的 Atg 复合蛋白过程和 LC3(microtubule-associated protein 1 light chain 3,MAP1-LC3)泛素化过程起着至关重要的作用。自噬体形成的早期阶段,由 Atg12-Atg5-Atg16L 形成的复合物与其外膜结合,促进前自噬体的伸展扩张;胞浆可溶性的 LC3-Ⅰ蛋白开始被泛素化修饰成 LC3-Ⅱ,并向膜上募集定位。当双层膜结构的自噬体即将形成环状闭合结构或刚刚闭合时,Atg5 复合物便从膜上脱离下来,只留下膜结合形式的 LC3-Ⅱ定位于自噬泡膜上。因此,LC3-Ⅱ含量的多少与自噬体数量的多少成正比,LC3-Ⅱ蛋白表达水平或 LC3-Ⅱ/LC3-Ⅰ 的比值可以用来衡量细胞自噬水平。

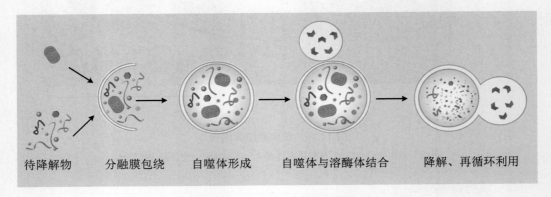

**图 12-14　细胞自噬过程示意图**

（图中文字）待降解物　　分融膜包绕　　自噬体形成　　自噬体与溶酶体结合　　降解、再循环利用

## 思考题

① 细胞衰老的特征是什么?

② 什么是 Hayflick 界限?

③ 细胞凋亡的概念、形态特征及其与坏死的区别是什么?

④ 细胞凋亡在有机体生长发育中有什么重要意义?

本章概念图

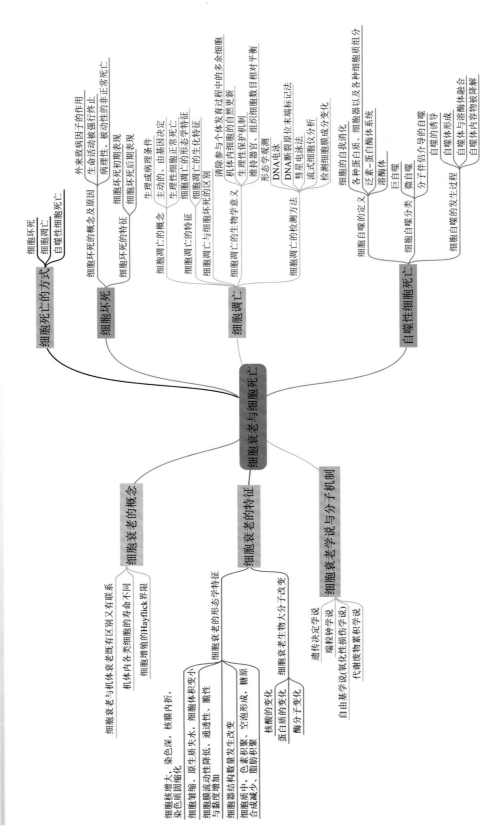

细胞死亡的方式
- 细胞坏死
- 细胞凋亡
- 自噬性细胞死亡

细胞坏死
- 细胞坏死的概念及原因
  - 外来致病因子的作用
  - 生命活动被强行终止
- 细胞坏死的特征
  - 病理性、被动性的非正常死亡
  - 细胞坏死初期表现
  - 细胞坏死后期表现

细胞凋亡
- 细胞凋亡的概念
  - 生理或病理条件
  - 主动的、由基因决定
  - 生理性细胞正常死亡
- 细胞凋亡的特征
  - 细胞凋亡的形态学特征
  - 细胞凋亡的生化特征
- 细胞凋亡与细胞坏死的区别
- 细胞凋亡的生物学意义
  - 清除参与个体发育过程中的多余细胞
  - 机体内细胞的自然更新
  - 生理性细胞死亡、组织细胞数目相对平衡
  - 维持器官、维持音、
- 细胞凋亡的检测方法
  - 形态学观测
  - DNA电泳
  - DNA断裂原位末端标记法
  - 彗星电泳法
  - 流式细胞仪分析
  - 检测细胞膜成分变化

自噬性细胞死亡
- 细胞自噬的定义
  - 细胞的自我消化
- 细胞自噬分类
  - 各种蛋白质、细胞器及各种细胞质组分
  - 泛素-蛋白酶体系统
  - 溶酶体
  - 巨自噬
  - 微自噬
  - 分子伴侣介导的自噬
- 细胞自噬的发生过程
  - 自噬的诱导
  - 自噬体形成
  - 自噬体与溶酶体融合
  - 自噬体内容物被降解

细胞衰老与细胞死亡

细胞衰老的概念
- 细胞衰老与机体衰老既有区别又有联系
- 机体内各类细胞的寿命不同
- 细胞增殖的Hayflick界限

细胞衰老的特征
- 细胞衰老的形态学特征
  - 细胞核增大、染色质浓、核膜内折、
  - 染色质固缩化
  - 细胞皱缩
  - 原生质失水、细胞体积变小
  - 细胞膜流动性降低、通透性、脆性
  - 与黏度增加
  - 细胞器结构数量发生改变
  - 色素积聚、空泡形成、糖原
  - 细胞质中、合成减少、脂肪积聚
- 细胞衰老生物大分子改变
  - 核酸的变化
  - 蛋白质的变化
  - 酶分子变化

细胞衰老学说与分子机制
- 遗传决定学说
  - 端粒钟学说
- 代谢废物累积学说
- 自由基学说（氧化性损伤学说）

（刘长青 陆涛峰）

# 参 考 文 献

[1] 陈誉华.医学细胞生物学[M].6版.北京:人民卫生出版社,2018.

[2] 陈誉华.医学细胞生物学[M].5版.北京:人民卫生出版社,2013.

[3] 翟中和,王喜忠,丁明孝.细胞生物学[M].4版.北京:高等教育出版社,2011.

[4] 翟中和,王喜忠,丁明孝.细胞生物学[M].3版.北京:高等教育出版社,2007.

[5] 易静,汤雪明.医学细胞生物学[M].上海:上海科学技术出版社,2009.

[6] 胡以平.医学细胞生物学[M].北京:高等教育出版社,2009.

[7] 杨恬.医学细胞生物学[M].北京:人民卫生出版社,2011.

[8] 杨抚华.医学细胞生物学[M].6版.北京:科学出版社,2011.

[9] 罗深秋.医学细胞生物学[M].北京:科学出版社,2011.

[10] 蔡绍京,霍正浩.医学细胞生物学[M].2版.北京:科学出版社,2012.

[11] 科学技术名词审定委员会.细胞生物学名词[M].2版.北京:科学出版社,2009.

[12] 韩贻仁.分子细胞生物学[M].3版.北京:高等教育出版社,2007.

[13] 葛均波,徐永健,王辰.内科学[M].9版.北京:人民卫生出版社,2018.

[14] 周春燕,药立波.生物化学与分子生物学[M].9版.北京:人民卫生出版社,2018.

[15] 刘林,魏余辉,刘文静,等.快速原子力显微镜技术在细胞生物学中的应用新进展[J].南方医科大学学报,2018,38(8):931-937.

[16] 杨治河,闫丽,李红林,等.现代显微成像技术及其在细胞生物学中的应用[J].解剖学报,2018,49(6):147-152.

[17] 陈扬.细胞外囊泡研究进展[J].中国细胞生物学学报,2019,41(2):36-44.

[18] Alberts B,Johnson A,Lewis J,et al. Molecular Biology of the Cell[M].6th ed. New York:Garland Science,2015.

[19] Lodish H,Berk A,Kaiser C A,et al. Molecular Cell Biology[M]. 8th ed. New York:W. H. Freeman and Company,2016.

[20] Karp G C. Cell and Molecular Biology:Concepts and Experiments[M]. 6th ed. Hoboken:John Wiley and Sons,Inc. ,2010.